目で見てわかる
移動・移乗の介護

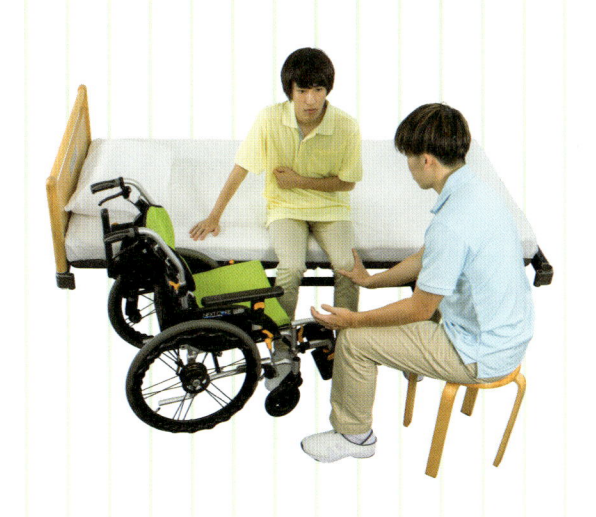

成美堂出版

はじめに

「体にかかる負担を減らしたい」という思いを抱えるみなさんへ

日々、介護業務に従事されているみなさんは、

● **移動・移乗の介護をするときの、体にかかる負担を減らしたい**
● **腰痛のリスクをできるかぎりなくしたい**

などの思いを抱えているのではないかと思います。その思いはよくわかります。とても大事なことです。

とくに移乗は、1日の中で何度も行うので、腰痛のリスクがもっとも高い業務といわれています。しかし、正しい運動学の知識と適切な介助方法を理解すれば、腰痛のリスクはほぼゼロにできます。

介護者の身体的負担を減らすと同時に、利用者の自立にもつながる新しい方法

これまでの移乗介助に関する解説書や介護福祉士養成テキストでは、「介護職員が利用者の正面に立ち、中腰の姿勢で利用者の移乗を介助する方法」がよく紹介されてきました。この方法は運動学的に見ると、適切で

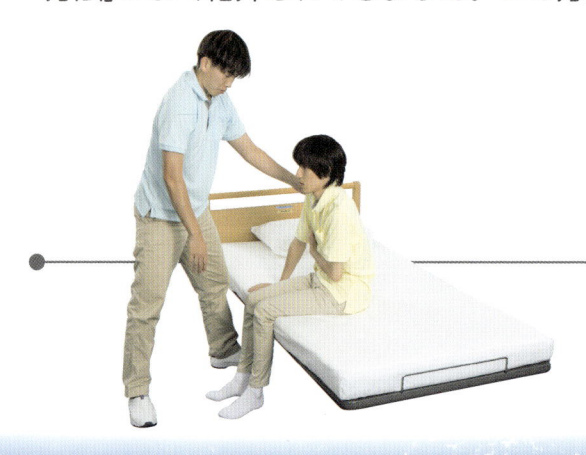

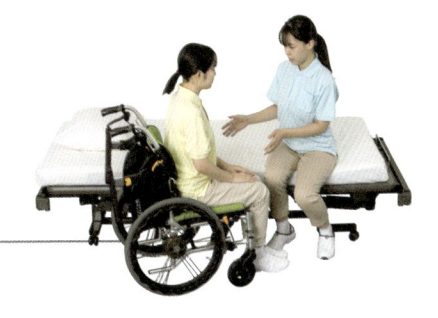

はありません。誤解をおそれずにいえば、そのような介助方法が腰痛の大きな原因となっています。

　本書では、**運動学の理論に基づいた従来のものとは異なる新しい介助方法**を解説しています。これは、介護者の体にかかる負担を減らすのはもちろん、利用者にとっても"自立につながる適切な方法"です。
　また、利用者の現存機能を活用するための適切な説明（口頭指示：バーバルコマンド）も盛り込んでいます。

> ## すでに介護の現場で働いている方はもちろん、
> ## 介護職を目指している方にもおすすめ

　本書は写真とイラストを多く用いて、だれでもできる介護技術として、わかりやすく解説しています。**介護の現場で働いているみなさまはもちろん、介護職員向けの研修用テキストや介護福祉士養成校での教科書としても、あるいは家族介護者の方々にも大いに役立つ内容だと、自信をもっておすすめできます。**

　本書が介護に携わる多くの方々の一助になれば幸いです。

古川 和稔

大切にしてほしい **7** つの**心がまえ**

介護の現場では、介護を必要とする人（利用者）の日常生活を支えるために、さまざまな場面で移動・移乗の介助が行われています。ところが、よかれと思ってやっている介助であっても、利用者のためにも、介護者のためにもなっていないことがあるかもしれません。

たとえば、9人の利用者がいるグループホームで考えてみましょう。現時点では、杖や補助具があれば「歩いて移動できる人」も、加齢や疾患の程度が進むにつれて、介護レベルは確実に上がっていきます。

一方、介護施設には法律で人員配置基準が定められていますが、利用者の介護レベルが上がったからといって、介護職員を人員配置基準以上に増やせる施設は多くないでしょう。

つまり、**利用者の人数は同じでも、個々の介護レベルが上がることで、介護者の負担は大きくなっていくのです。**

介護の大前提は、利用者が望む生活を送れるように支援していくことです。適切な介助や補助具があれば「歩ける」利用者を、介護者の都合で「車いすにのせて移動させる」ことが常態化すると、どうなるでしょうか。利用者の身体機能を低下させてそのQOLを下げるだけでなく、介護者の将来的な介護負担を増やす要因になるでしょう。

そうならないように介護者にとっても、利用者にとっても、よりよい移動・移乗の介護を、この本でいっしょに見つけていきましょう。

利用者が9人いるグループホームの例

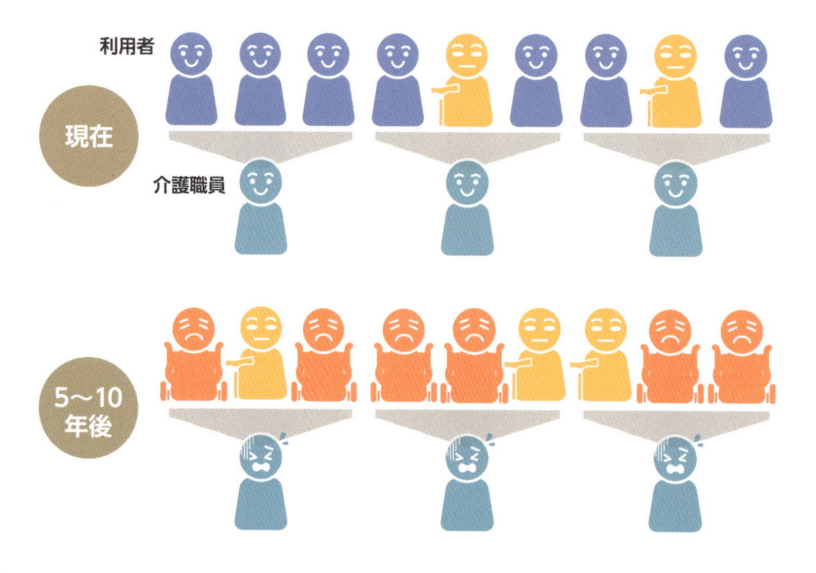

利用者

現在

介護職員

「時間効率」や「過度な安全」を重視したケアを続けると…

5〜10年後

人数は変わらないまま、全体の介護レベルが上がって、介護負担がふくらんでしまう!!

"誰のため"の介助なのかを考えよう

　介護者には、利用者の体の状態を見て、どこまで介助するかを決める力が求められます。難しいのは、その「見立て」が適切に行えているかどうかでしょう。

　腰痛などに悩まされる介護者は少なくありませんから、「介護者にとって体に負担のかからない介助方法」を追求することは大事です。ただし、それによって利用者の自立度が下がり、介護レベルが上がることにつながるならば、そこは考えなければなりません。**今、利用者が「しているADL（日常生活活動）」はもちろんのこと、ほかに「今はしていないけれど、できるADL」があるのであれば、できるだけ自分でやってもらうようにすることが大切です。**「しているADL」を「できるADL」のレベルまで引き上げていくことこそが、「自立を目指した支援」です。

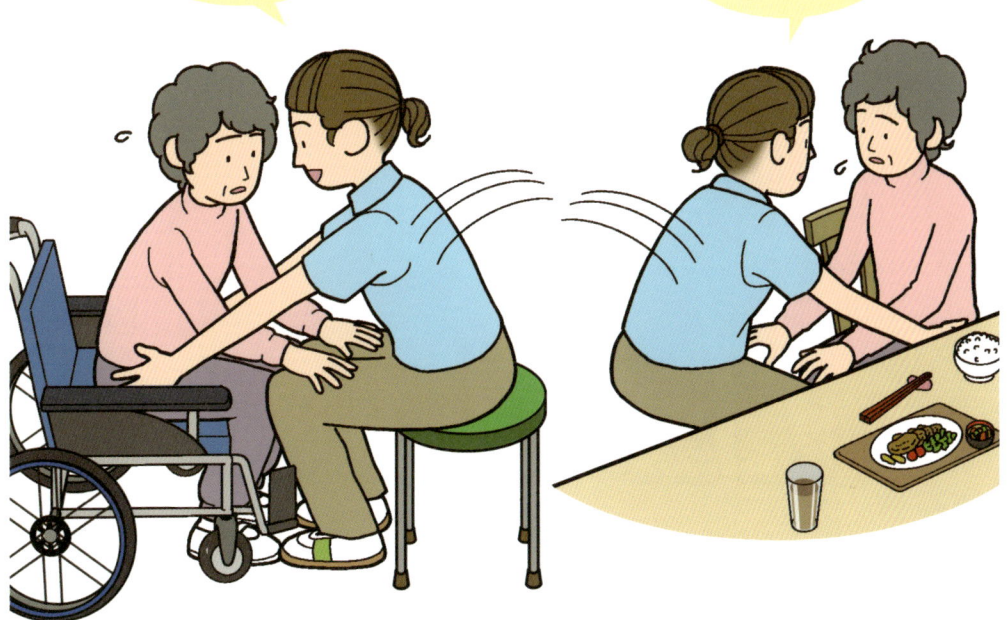

介護者の都合に合わせたケアではなく、利用者の自立につながるケアにしていきたい。

その人に合った 介助方法 を見つけよう

　介護士向けのテキストなどで紹介されている介助技術には、利用者の体の状態が考えられていないことが多い印象があります。

　たとえば、「立つことはもちろん、お尻を浮かすことすら困難な利用者」を体ごと抱え上げて移乗させるのは、どう考えても身体的に無理があります。**テキストどおりにはできず、利用者のズボンや体をつかんで無理やり引っ張り上げていることもあるのではないでしょうか。**そのようなやり方は、介護者はもちろん、利用者にとっても心身への大きな負担となります。

　利用者の身体機能をアセスメント（評価）し、現存機能を活用した介助を行っていくことが大切です。**現存機能をうまく活用すれば、利用者の身体機能の維持・向上だけでなく、生活への意欲も引き出すことにつながります。**介護者の負担も減るので、腰痛などにもなりにくくなります。

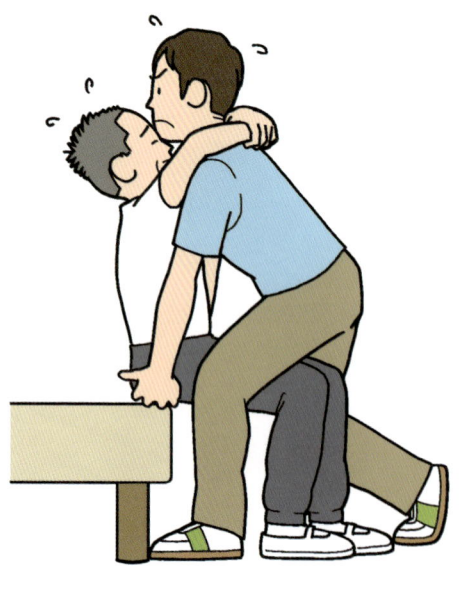

お尻をつかんで強引にもち上げるなどの介助は、どちらにとっても負担が大きい。

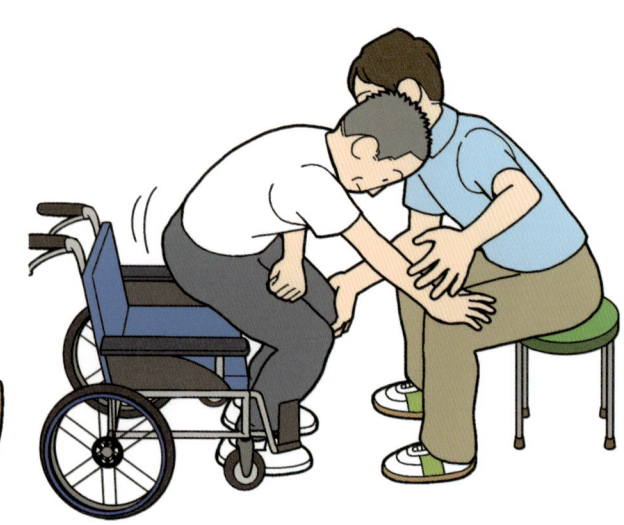

自力でお尻を少し浮かせられるなら、ひざ折れのケア（→ P.94）だけすれば、本人の力で移乗できることも。

「何でも手助けする」が
最短・最速とはかぎらない

　介護の現場は食事の時間、入浴の時間、レクリエーションの時間と、こまかくスケジュールが決められていて、いくら介護者が一人ひとりの利用者としっかりと時間をかけて向き合いたいと思っていても、ままならないことが多いかもしれません。できるだけ効率よくケアを行っていきたいと考えるのはごく自然なことです。

　ただし、介護者が手を出したほうが早いからと、利用者が「できること」にまで手を出してしまうと、利用者のもっている機能を低下させてしまうだけでなく、頑張ろうとする意欲までも奪ってしまいかねません。**この本で紹介する介助技術は、ポイントややり方を覚えさえすれば、介助にかかる時間は今までとさほど変わらないでしょう。むしろ、時短になることもあるはずです。**この本の介助技術をぜひ身につけて、利用者に寄り添ったケアを心がけてください。

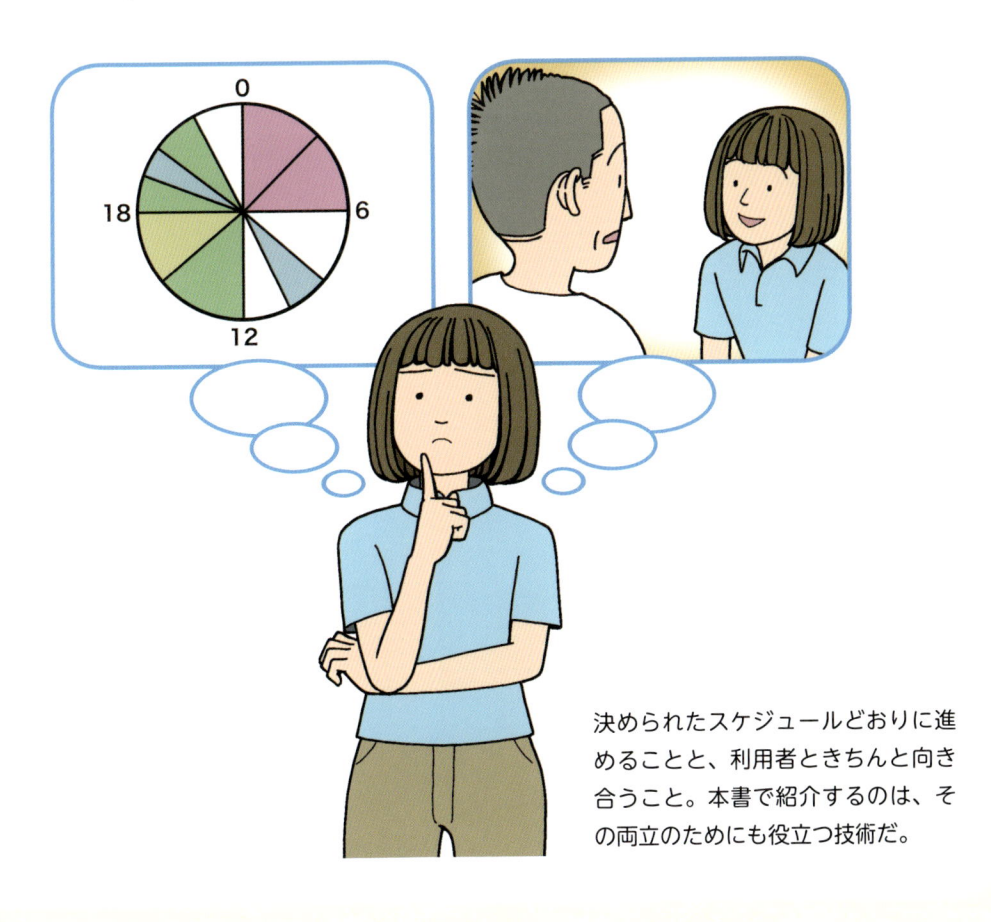

決められたスケジュールどおりに進めることと、利用者ときちんと向き合うこと。本書で紹介するのは、その両立のためにも役立つ技術だ。

車いすを"安易に"使わないようにしよう

　立位の保持や歩行に不安があると、「安全のため」という理由からちょっとした移動にも車いすを使いがちです。

　高齢者は加齢とともに筋力が衰えて、歩行や姿勢保持などの運動機能が低下し、それぞれが抱えている病気や障害の状態も相まって、転倒のリスクが高くなります。実際、高齢者の転倒は、大腿骨や背骨の骨折につながりやすく、それによって寝たきりになる危険性もあります。ですから、「安全に利用者を移動させる」という意味において、車いすが便利な移動ツールであることは間違いありません。

　ただし、安易に使いすぎると、利用者の歩行による運動機会を奪うことにもつながります。**歩行は、「移動する」ということだけでなく、筋力維持やさまざまな生理機能の低下を予防するのに最良の方法でもあるのです。**「転倒を防ぐ」ことと引き換えに多くのものを失う可能性があると理解したうえで、車いすの使用を判断することが必要です。

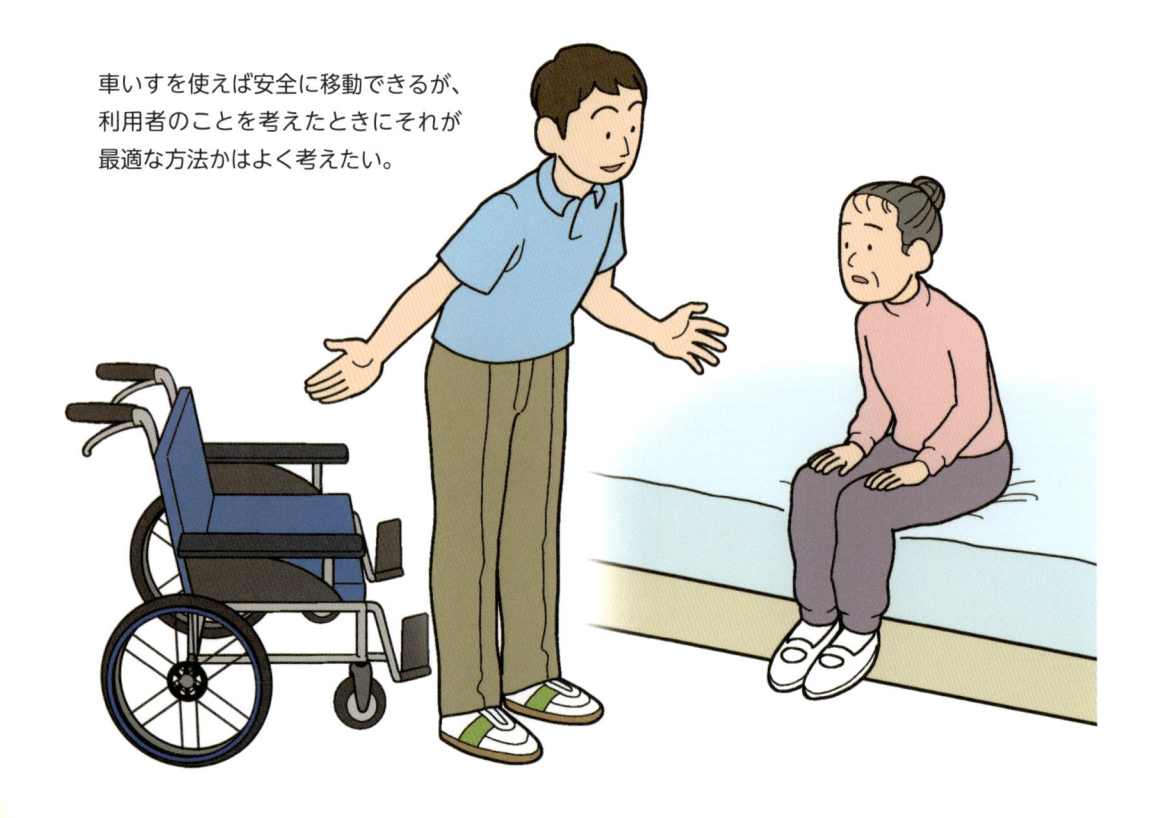

車いすを使えば安全に移動できるが、
利用者のことを考えたときにそれが
最適な方法かはよく考えたい。

覚醒を促すための "声かけ"を意識しよう

　移動・移乗の介護において、利用者の身体機能を把握することは必要不可欠です。くわえて、その根底にある「覚醒水準」にも気を配りましょう。立ち上がりでも、歩行でも、食事でも、覚醒水準が低い状態で行うと、大きな事故につながるおそれがあるからです。

　高齢者の場合、体力の低下や認知症、服薬などが原因で、日中もウトウトとした状態でいるという人もいます。そこで、「覚醒水準を上げるように声をかける」ことが大切です。たとえば、名前をしっかりと呼ぶとか、会話ができる状態であれば、相手の興味を引くような話題を投げかけるといったことでもいいかもしれません。

　利用者の覚醒水準が上がっていることを確認したうえで、「これから何をするのか」「どういう動きをしてもらいたいか」を伝えて、行動の準備をしてもらいましょう。声かけには、利用者の不安をとり除くなどの効果もありますので、こまめに話しかけてください。

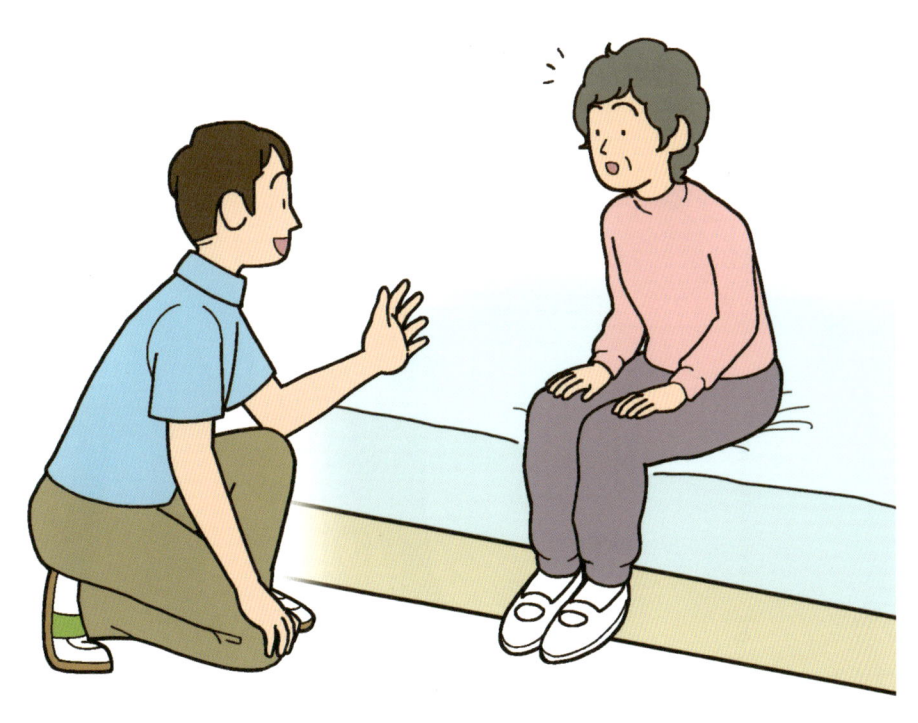

利用者の名前を呼んだり、興味のある話題を投げかけたりするなどして、動く前に覚醒水準を上げる。

「福祉用具（補助具）」を使って
負担を減らそう

　利用者が自力で動けない場合には、全介助によって移動・移乗を行います。全介助を必要とする利用者については、麻痺がある（片麻痺、半身不随など）、機能的に動かない部位がある、痛みが強い、意思疎通が難しいなど、体の状態をより丁寧に把握する必要があります。

　そのうえで、どうすれば「より安全に、ラクに移動・移乗を行うことができるか」を考えていきましょう。そこで役に立つのがさまざまな福祉用具（補助具）です。

　手軽に活用できるスライディングシートやスライディングボードをはじめ、利用者の体に合わせて用意する杖や歩行器、施設によっては立位補助機やリフトなどを備えているところもあるでしょう。それぞれの用途や使い方を正しく理解し、いつでも使えるようにしておきましょう。

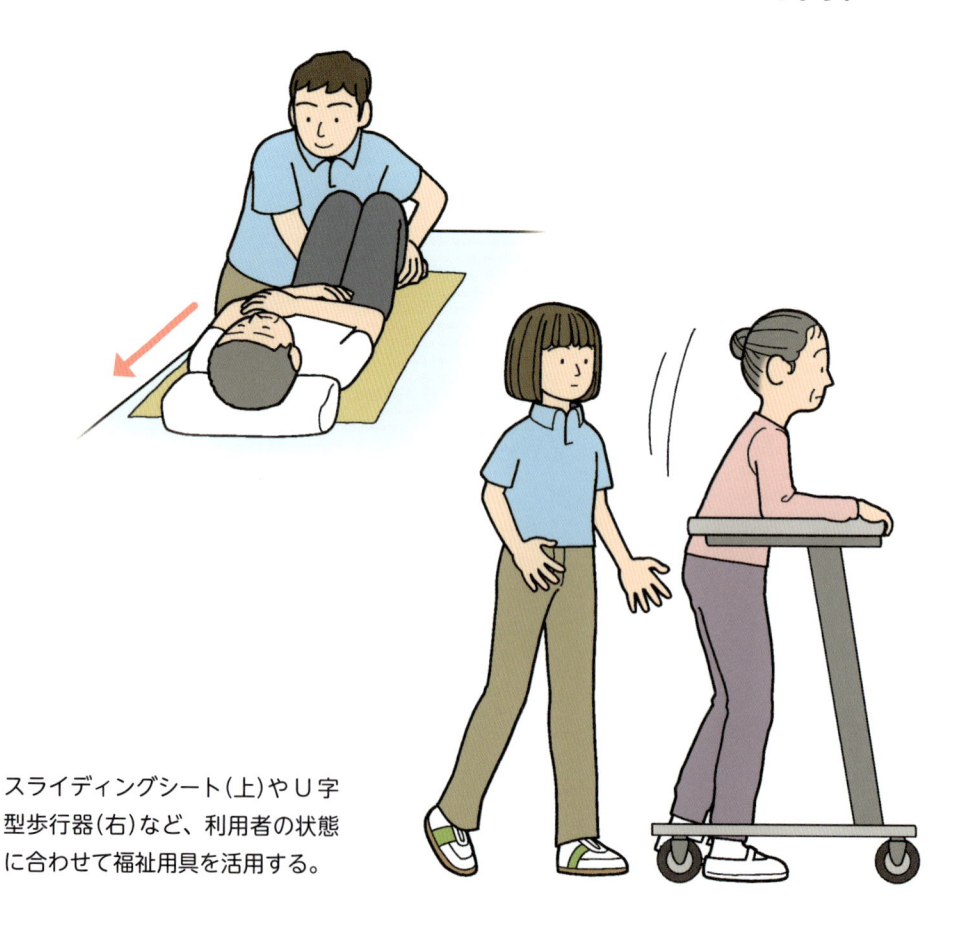

スライディングシート（上）やU字型歩行器（右）など、利用者の状態に合わせて福祉用具を活用する。

利用者のモチベーションを "ほめて"引き出そう

「できなかったことが、できるようになる」──誰でもこれを実感できたとき、うれしく幸せな思いを感じます。利用者も同じです。

逆にいえば、「なかなか歩けるようにならない」など、頑張っているのに報われない日々が続くと、意欲はたちまち萎えてしまいます。高齢者は加齢や病気などによる身体機能の低下を実感していますから、つい「できないこと」にとらわれて落ち込みやすくなります。

そこで、利用者が少しずつでも進歩していることを客観的なデータとともに示してみましょう。そして、どんな些細なことでも「できるようになったこと」があれば、「頑張りましたね！ すごいことですよ！」と努力を認めることが大切です。

また、家族がよろこんでくれることがモチベーションになっているという人であれば、利用者のご家族へのフィードバックも効果的です。それを聞いたご家族から利用者本人への声かけやそのときの表情で、さらに利用者のモチベーションが引き出されます。そうした利用者のモチベーションを引き出す介護を目指しましょう。

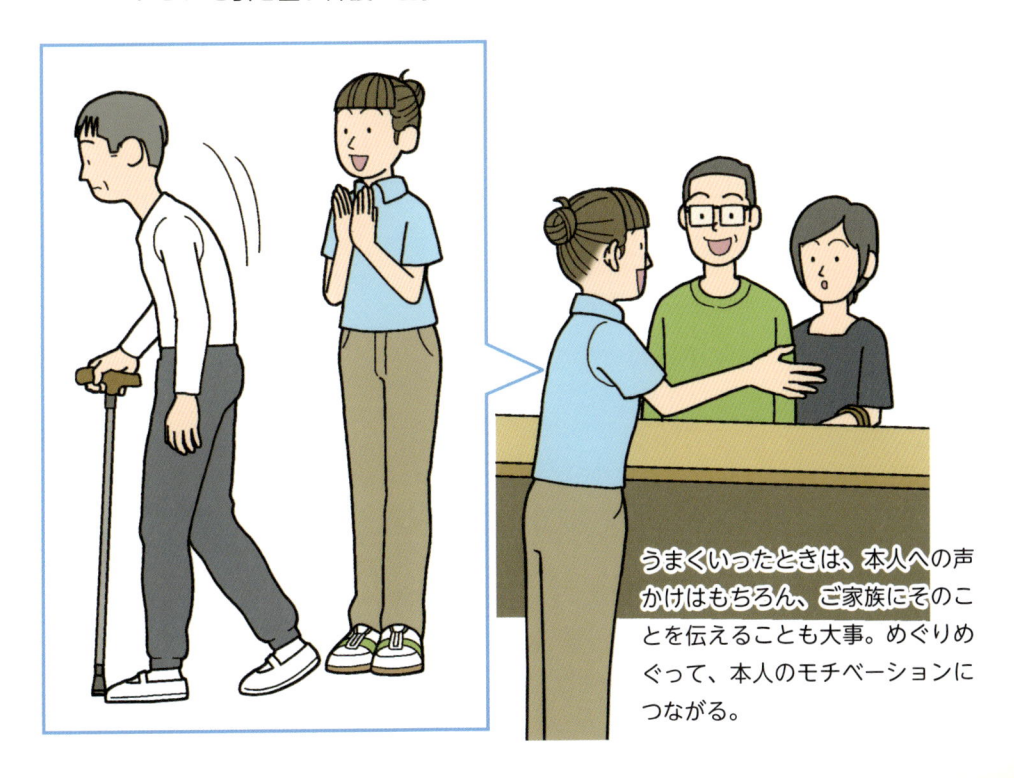

うまくいったときは、本人への声かけはもちろん、ご家族にそのことを伝えることも大事。めぐりめぐって、本人のモチベーションにつながる。

本書の見方と使い方

この本では、移動・移乗の介護を行う際に知っておいてほしい基礎知識と、具体的な介助技術を紹介しています。介助技術は写真などを使って、下記のようにわかりやすく解説しています。

この本が目指すもの

この本では、利用者の「自立支援」を目指すうえで、利用者の現存機能を生かし、その維持・向上を手助けするための介助技術を紹介します。

利用者自身の力でできることは自分で行ってもらい、できない部分に対し、適切な介助を行う

そこで、この本で紹介する各介助技術は、

自立動作 ➡ 動作評価＆一部介助 ➡ 全介助の

3段階を基本として紹介しています

自立動作

自分の力だけでできる場合の自然な動き方を紹介します。この一連の自立動作において、身体機能などの理由で利用者自身の力ではできない部分がある場合に、部分的な介助を行います（→動作評価＆一部介助のページへ）。

自立動作
一部介助
全介助

3段階のうち、「自立動作」の解説ページであることを表示。

目で見てわかる

矢印や補助線で、解説を補足しているから「目で見てわかる」。

動きの解説

StartからGoalまでの動きについて、写真と短い文章でわかりやすく解説。

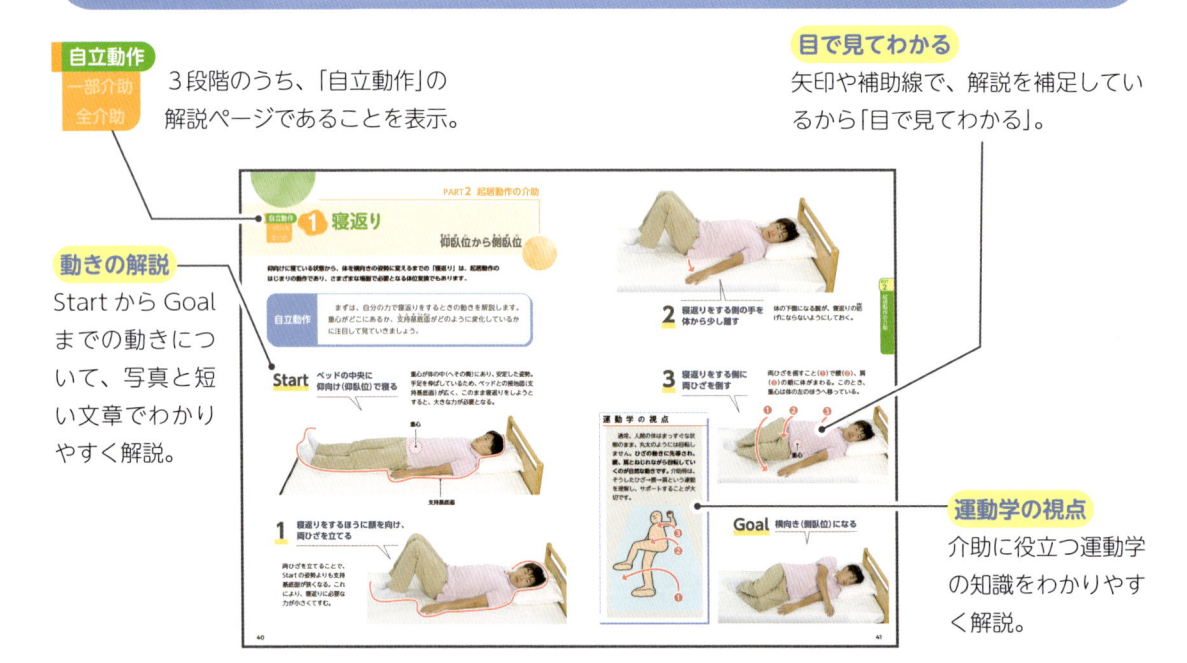

運動学の視点

介助に役立つ運動学の知識をわかりやすく解説。

⚠️ 介護者が自立動作を理解したうえでバーバルコマンド（口頭指示）を行えば、利用者が自分の力を使い、介助なしで動けるようになることもあります！

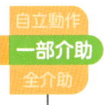

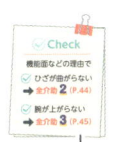

動作評価 & 一部介助 利用者の力でできること、できないことを確認し、できない部分に介助を行う流れを紹介します。 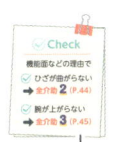 に当てはまる場合には、全介助が必要となる場合があります（→**全介助のページへ**）。

自立動作
一部介助
全介助

3段階のうち、「動作評価＆一部介助」の解説ページであることを表示。

このCheckに当てはまる場合、「全介助」ページで紹介する介助方法へ。

動作評価
「Check」として、動作評価の項目を提示。利用者に声かけをし、1つずつ確認しながら進めていく。

自力でできる **利用者**
動作評価を行い、利用者自身の力でできる場合の、利用者の動き方を説明。

自力でできない **介護者**
動作評価により、利用者自身の力でできない場合の介助方法を説明。

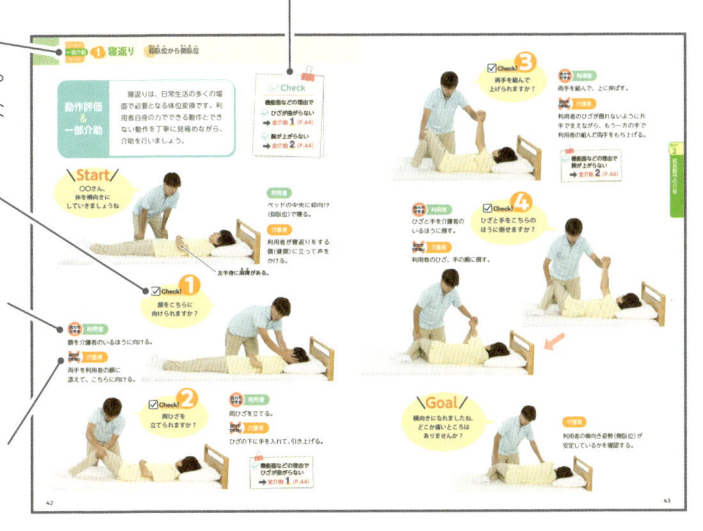

全介助 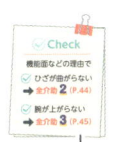 に当てはまる場合などで、全介助を行う流れを紹介します。ただし、「全介助」ページの介助方法でも、利用者自身の力でできる部分は利用者自身に動いてもらいましょう。

自立動作
一部介助
全介助

3段階のうち、「全介助」の解説ページであることを表示。

声かけ
利用者に対して行う声かけを、具体的なセリフで紹介。

Point!
より的確に、より安全に介助を行うためのアドバイスを紹介。

動きの解説
Start から Goal までの動きについて、写真と短い文章でわかりやすく解説。

この本の特徴

1

理学療法の知見をふまえた、介護者にも利用者にもやさしい介助技術がわかる！

　理学療法士が専門とする運動学に基づいた移動・移乗の介助技術について、ポイントを押さえれば誰でもできるように、丁寧にわかりやすく解説しています。介護者にかかる体の負担も小さく、利用者へのストレスも少ない、自然な体の動きを前提とした介助技術をぜひ身につけてください。

2

介護とリハビリ、両方の現場を知る著者が執筆！

　介護の専門家である介護福祉士と、リハビリテーションの専門家である理学療法士の資格をもち、両方の現場を知る著者が移動・移乗の介助技術を解説しています。介護分野にとどまらず、理学療法分野の面からも、利用者の一番そばにいる介護職が知っておくと役立つ移動・移乗の介助技術を学べます。

3

利用者のもっている力を生かして、自立につなげていく介助がわかる！

　この本で目指しているのは、「利用者の自立を支援する介助」です。[自立動作]で自然な動きを理解したうえで、利用者の体の状態をチェックするのがポイントです。[動作評価]で体の状態をチェックし、利用者ができることは自分でやってもらうように促し、できない部分を[一部介助]もしくは[全介助]でサポートすることで、利用者の望む生活をかなえていくことができる（QOL が向上する）構成になっています。

PART 1

移動・移乗の介護の基本

移動・移乗の介護において大事なのは、利用者の「自立支援」を意識した介助を行うことです。運動学と生理学の基礎を知り、日々の介助を通じて、利用者の ADL（日常生活活動）の維持・向上をはかっていきましょう。

PART1の内容

❶ 移動・移乗の介護で役立つ「運動学」
❷ 移動・移乗の介護で役立つ「生理学」
❸ 「している ADL」と「できる ADL」

1　移動・移乗の介護で役立つ「運動学」

介護士は、運動学の基礎的な知識を身につけておくことも必要です。利用者の体の状態を理学療法士らと共有し、相談する場合にも、こうした知識は役立ちます。

ボディメカニクスの8原則を活用する

　人間の体がどう動くか、効率よく力を発揮するためにはどうすればよいかというボディメカニクスを身につけておくことが、安全かつ負担の少ない介助につながります。ボディメカニクスの8原則は、**おもに「介護者の体の使い方」を示しています。**

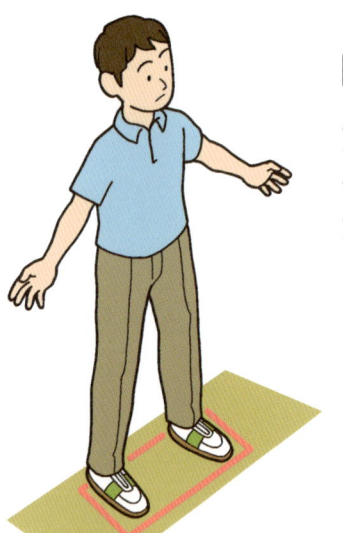

原則1

支持基底面を広くする

体を支えている底面を支持基底面という。
支持基底面が広いほど、安定する。

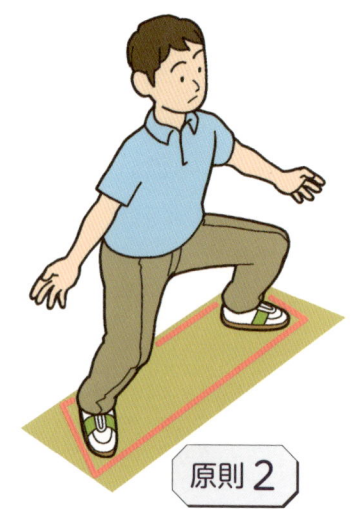

原則2

重心を低くする

ひざを曲げて重心を低くすると、さらに安定する。

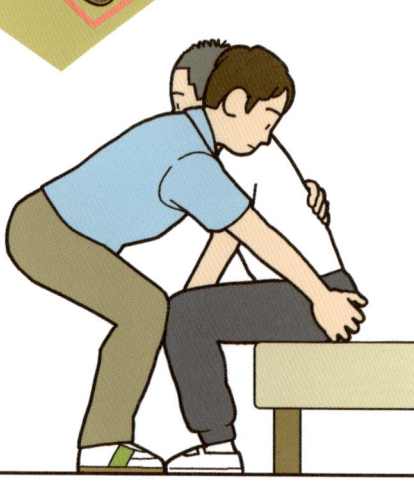

原則3

重心を近づける

介護者と利用者の重心を近づけると、力が伝わりやすくなる。

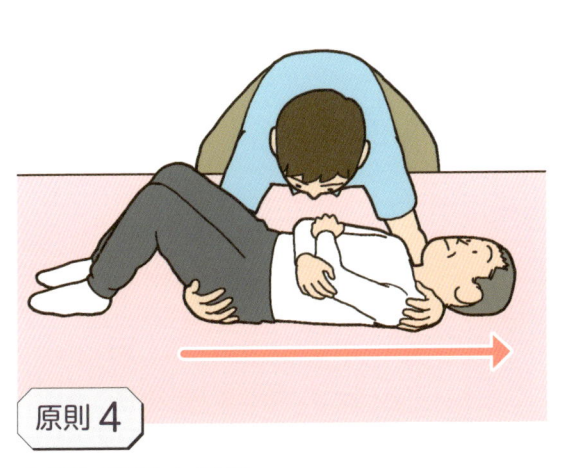

原則 4

水平に移動させる

水平移動では重力の影響が少なくなるので、もち上げるよりも小さな力で動かせる。

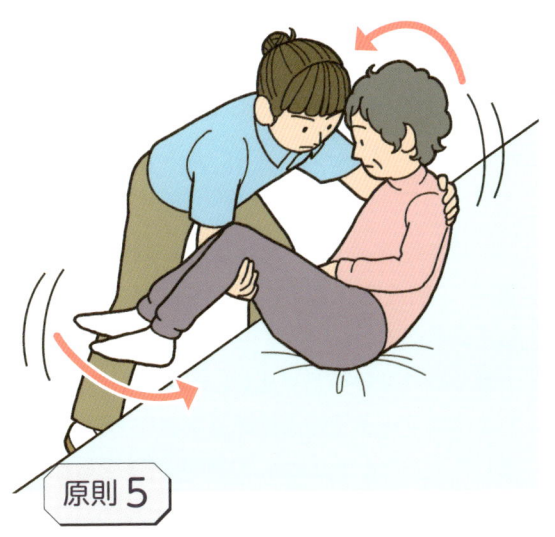

原則 5

体を小さくまとめる

体を小さくまとめると摩擦が少なくなったり、力のモーメントが小さくなったりするため、動かしやすくなる（→ P.27）。

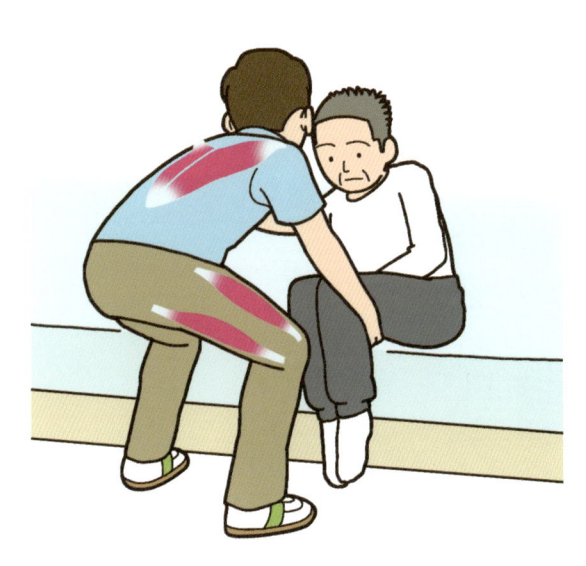

原則 6

大きな筋肉を使う

腕だけでなく、背中や脚など大きな筋肉を同時に使うことで、体への負担を抑えられる。

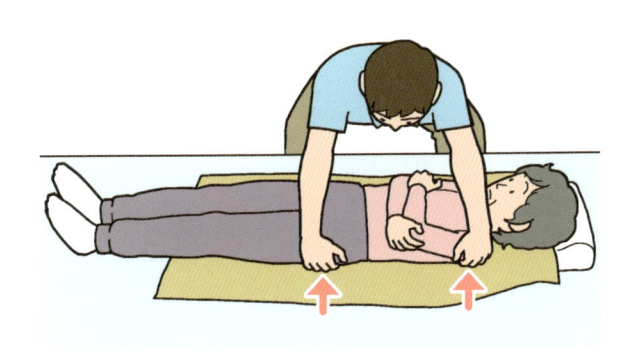

原則 7

手前に引いて動かす

押すよりも、手前に引き寄せるほうが力を発揮しやすい。

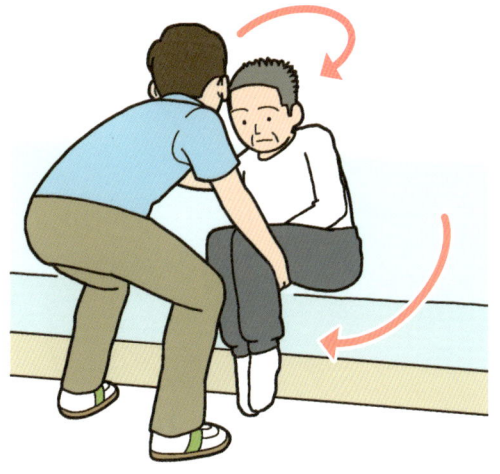

原則 8

てこの原理を利用する

てこの原理を利用すると、小さな力で大きなものを動かせる。

カギ1 人にとっての「自然な動き」を理解する

ここからは、ボディメカニクスの8原則に「利用者」の視点をプラスして、さらに詳しく解説していきます。

まだ歩けない赤ちゃんが、成長とともに歩けるようになるまでの運動発達を右ページに示しました。このように人は、段階的に「できる動作」を増やしていきます。

自立を目指す介助では、この流れを参考に「できない動作」を「できる動作」にしていくことで、1段階ずつステップアップさせていくのが基本です。

ただし、高齢者の場合、「自力で立つことができなくても、立たせてもらえれば、歩くことはできる」というケースがあり得ます。

また、動作のやり方を忘れているだけということもよくあります。**その場合、動作のやり方をバーバルコマンド（口頭指示）によって具体的に伝えると、利用者自身の力でできるようになることがあります。**

バーバルコマンドによって利用者に体を動かしてもらうためには、介護者が「自然な体の動き」を理解しておくことが大切です。

バーバルコマンドの例

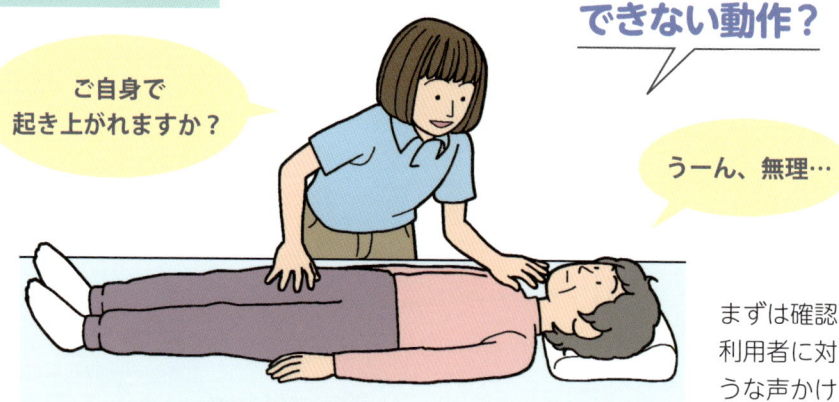

できない動作？

ご自身で
起き上がれますか？

うーん、無理…

まずは確認のために、利用者に対し、このような声かけをする。

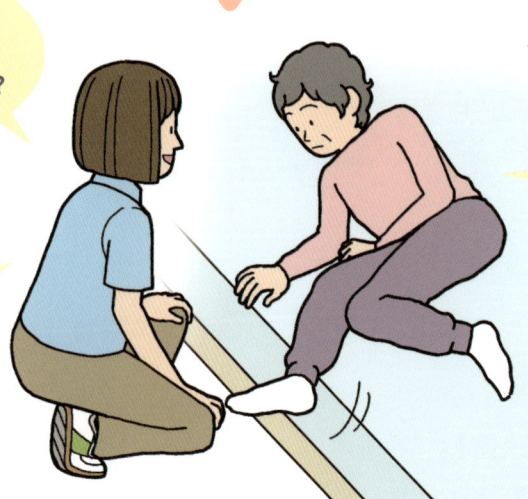

できる動作！

手のひらとひじを
ベッドについて、
上体を起こせますか？

両足をベッドから
下ろせますか？

あっ、できる

できないと思っていた動作でも、このようなバーバルコマンドによって具体的に伝えることで、利用者自身の力でできる場合がある。

こどもの運動発達

こどもは、次の流れで1ステップずつ「できる運動」を獲得していく。
高齢者介護にも、この考え方を活用することができる。

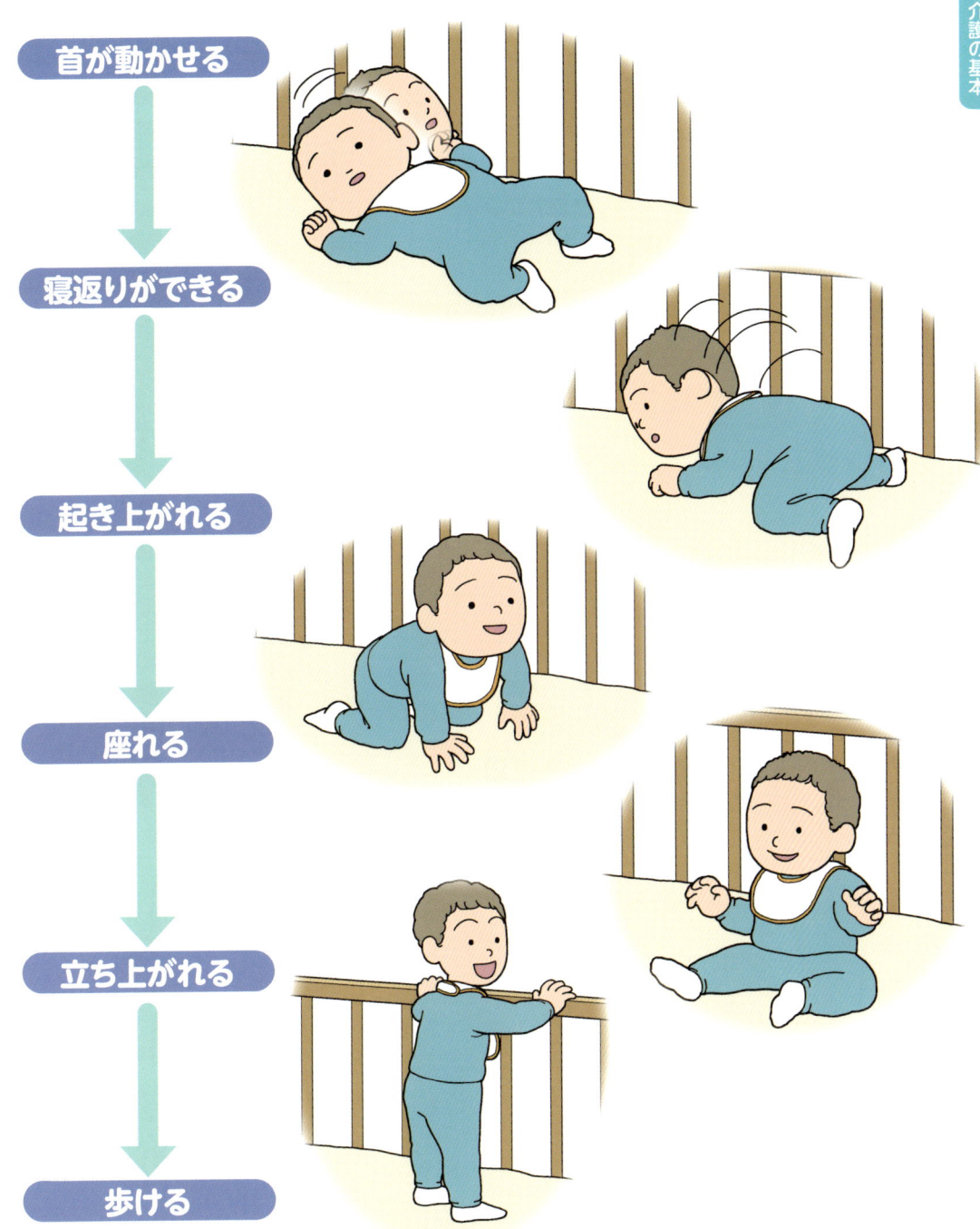

首が動かせる

寝返りができる

起き上がれる

座れる

立ち上がれる

歩ける

　もし利用者が「歩けない」という場合、「自力で寝返りができるか」→「自力で起き上がれるか」と運動
発達の順番にアセスメントしていき、「できない動作」を「できる動作」にしていくことで、次につなげる。
ただし、高齢者の場合、自力で立ち上がれなくても、立ち上がりの介助をしてもらえれば、歩くこと
はできるというケースもある。利用者の状態をよく見極めて対応したい。

カギ2 重心がどこにあるかを意識する

　介護者と利用者のどちらにも負荷の少ない介助を行うためには、重心・重心線・支持基底面を意識することが大切です。

　体の重心は、まっすぐに立っているときには、ちょうどへその下あたりにあります。重心を通る垂直線（重心から真下に下ろした線という説明もある）を重心線といいます。**姿勢を支持するための基盤となっている支持基底面の中に重心線が落ちているとき、その姿勢は安定しています。** 反対に、重心線が支持基底面から外れるとバランスがくずれやすくなり、転倒につながります。

重心が支持基底面を外れると、立位保持が難しくなる！

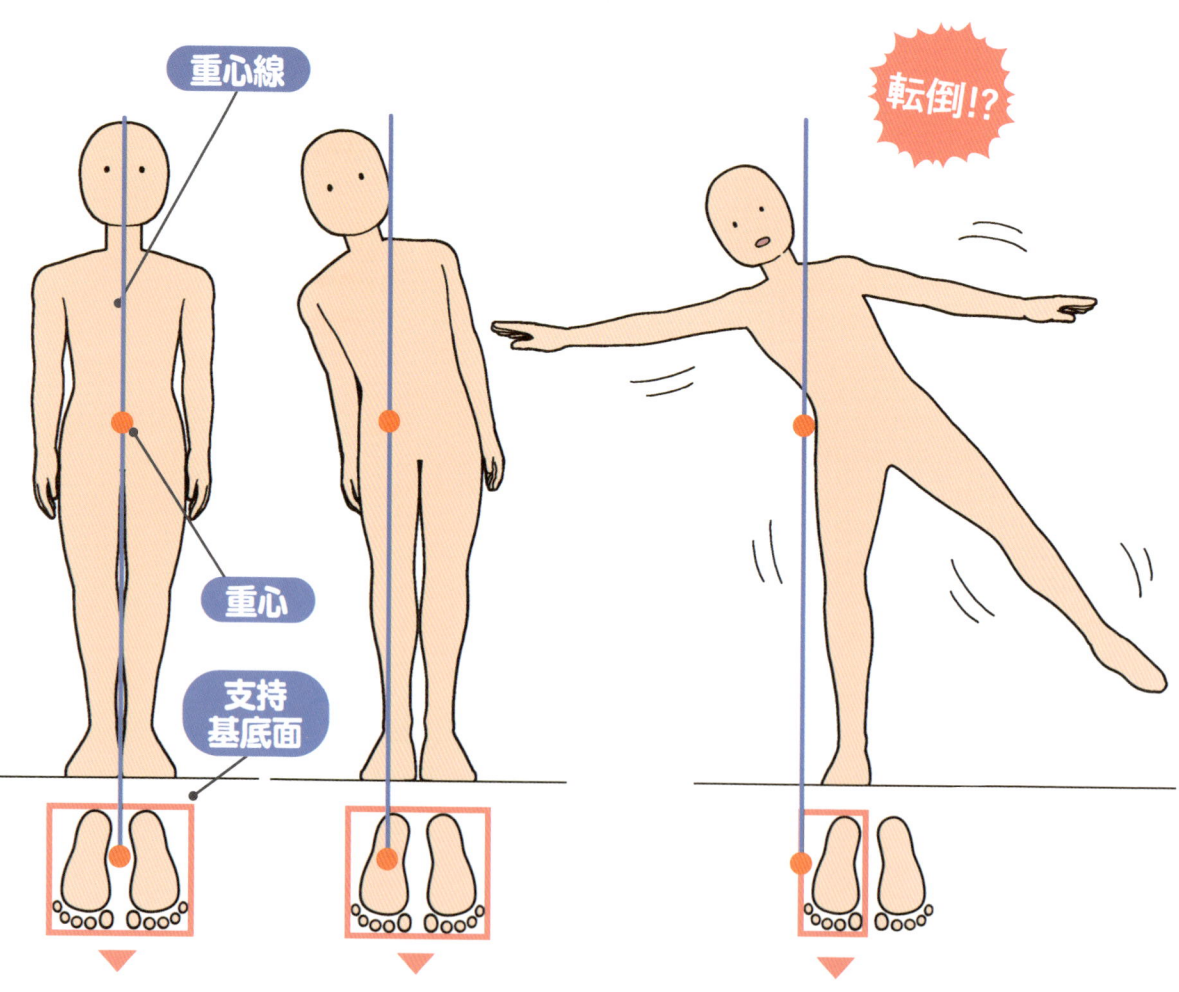

重心線

重心

支持基底面

転倒!?

重心が支持基底面の中にあり、立位が安定している。

重心がやや右側に傾いても、支持基底面の中にあるので、立位を保てる。

重心がさらに右側に傾き、支持基底面から外れそう。立位保持が難しくなる。

ボディメカニクスの 8 原則の活用例

ボディメカニクスの 8 原則（→ P.20）を介護士と利用者の動きに重ねて確認してみよう。

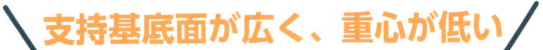

支持基底面が広く、重心が低い

足を揃えて立つよりも、両足を大きく開いて腰を落とした姿勢のほうが安定する。

重心

Point! 介助の際、**両足を前後左右の対角線上に大きく開く**と、姿勢を安定させるだけでなく、重心の移動可能な範囲を広げることにもなる。

重心を近づける

介護者の重心と利用者の重心を近づけたほうが安定感がアップし、重さを感じにくくなる（ただし、写真の場面の場合、利用者がおじぎをしながら重心を前方に移動できるスペースを確保しておく必要がある）。

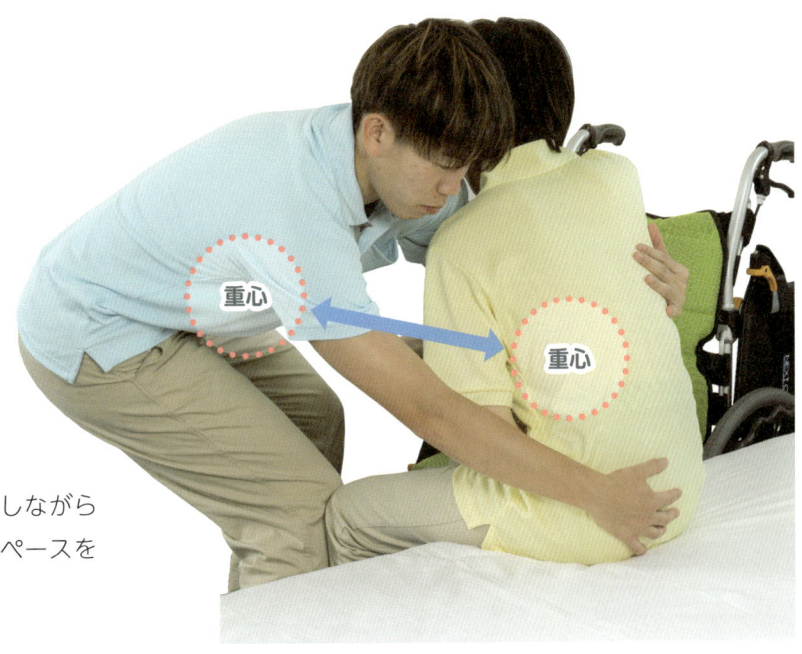

重心

重心

カギ3 体を小さくまとめて動かす

ベッドに仰向けで寝ている利用者の体を移動させるとき、手足を伸ばしたままの状態ではなく、腕を組んだりひざを立てたりして体を小さくまとめます。**これは、ベッドとの接地面をできるだけ小さくするためです。接地面が小さくなると、摩擦（抵抗）が小さくなるので動かしやすくなります。**体位変換の際、スライディングシート（→ P.68）を使うのも、ベッドと利用者の体とのあいだに生じる摩擦を軽減するためです。さらに、力のモーメントが小さくなることも、体を動かしやすくなる理由の1つです（→右ページ）。

接地面が小さくなると、摩擦も小さくなる

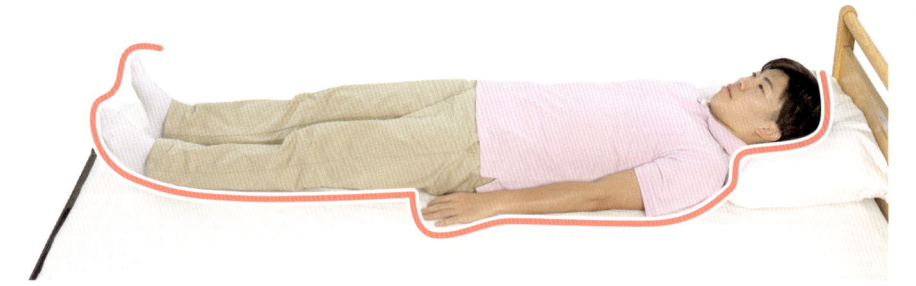

＼ 手足を伸ばす ／

手足を伸ばした状態では、接地面が大きく、摩擦が大きくなる。

＼ ひざを立てる ／

ひざを立てると接地面が小さくなり、摩擦は小さくなる。腕も組ませれば、摩擦はさらに減る。

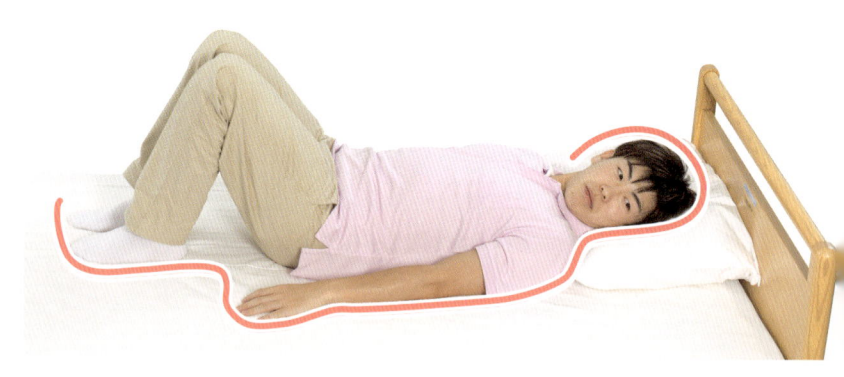

＼ 摩擦を減らす スライディングシート ／

すべりやすい素材でできており、シーツよりも摩擦が減るため、利用者を動かしやすくなる。

力のモーメントを活用する

　介助を受ける利用者の体を小さくまとめることには、重さが分散するのを防ぐ意味もあります。

　また、体を小さくまとめる理由として、「力のモーメント」という考え方もあります。**モーメントとは、支点を軸に物体を回転させようとする力のことです。**回転の中心（支点）から動かす物体までの距離（r）と、その物体を動かす方向に伝える力（F）の積（M=r × F）で定義されます。

　簡単にいうと、回転の支点から動かす物体までの距離が長いほど、大きな力が必要となります。

　ベッドで寝ている利用者に、寝返りや起き上がりの介助を行う場合で考えてみましょう。利用者の体が伸びている状態では、回転の中心からの距離が長くなるため、動かすのに大きな力が必要になります。**そこで利用者の肩甲帯とひざ裏に手を添えて、体をまとめるようにしてお尻を支点に回転させて動かします。**お互いに大きな力を使わずに、体を動かすことができます。

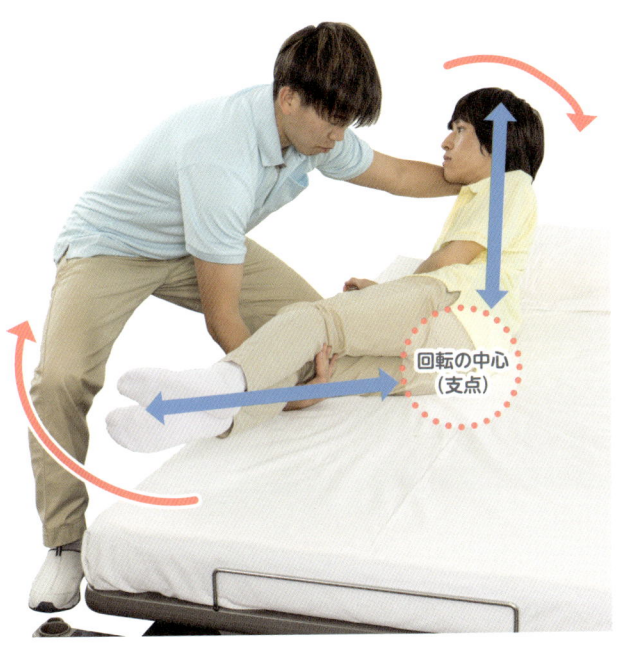

✕ 体が伸びたまま

体が伸びたままの状態では、回転の中心からの距離が長く、大きな力が必要になる。

回転の中心（支点）

⭕ 体を小さくまとめる

体を小さくまとめた状態なら、回転の中心からの距離が短くなるので、小さな力で体を動かせる。

体を小さくまとめて、支点からの距離を短くする！

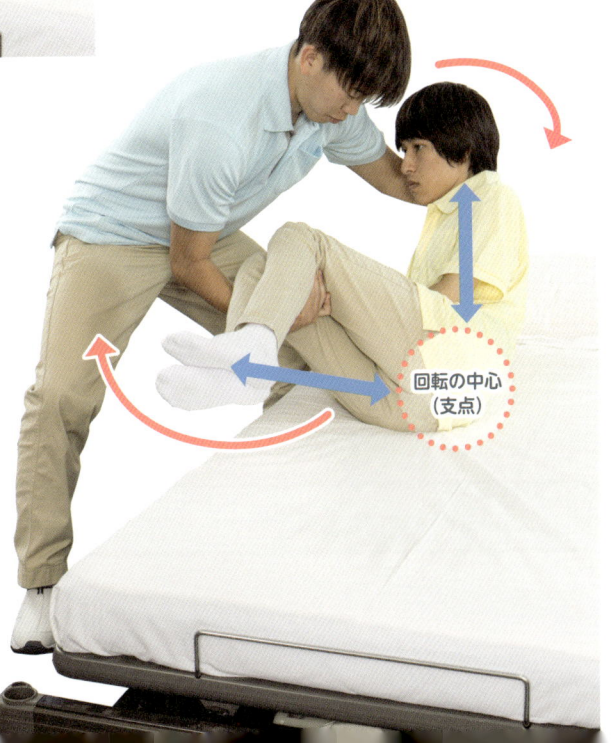

回転の中心（支点）

カギ**4** 肩甲帯と骨盤帯を意識する

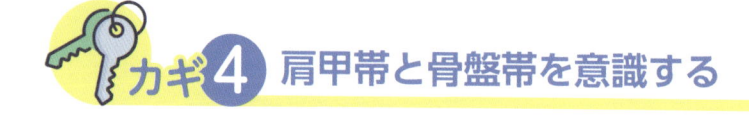

ベッド上での移動や起き上がりの介助にあたっては、介護者の手の位置が重要です。肩（肩甲帯）や腰（骨盤帯）に手を添える理由の１つに、**肩甲帯や骨盤帯が安定していて力を伝えやすい部位であることが挙げられます。**

さらに、肩（肩甲帯）と腰（骨盤帯）は仰臥位（仰向け）で体重がかかる割合の高い部位であることもポイントです。

介護者が手をおく位置

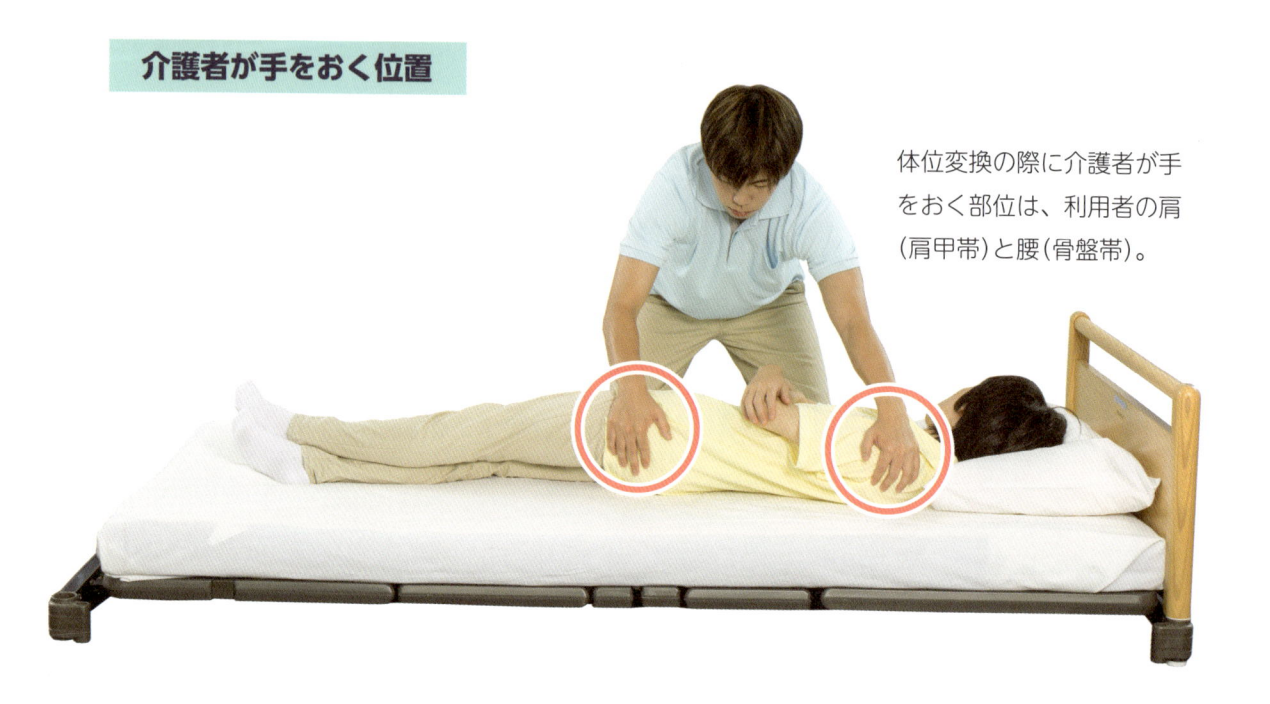

体位変換の際に介護者が手をおく部位は、利用者の肩（肩甲帯）と腰（骨盤帯）。

仰臥位での体圧分布

肩甲帯と骨盤帯が重い！

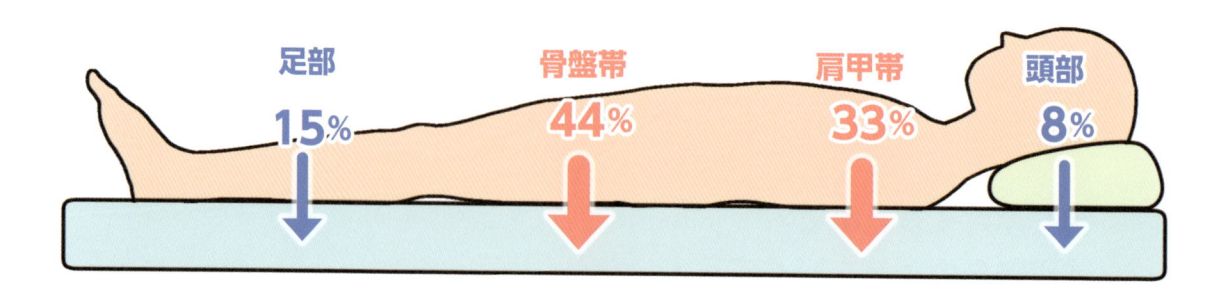

足部 1.5%　骨盤帯 44%　肩甲帯 33%　頭部 8%

カギ5 麻痺による拘縮を理解する

麻痺のある利用者を介助する場合には、麻痺の程度によって気をつけるポイントが違ってきます。とくに脳卒中などが原因で**片麻痺の状態にある人の中には、麻痺側のひじが曲がり、手をにぎりしめたまま固まってしまっているケースがよくあります。これが、麻痺によって拘縮を起こしている状態です。**

拘縮とは、寝たきりで筋肉が緊張して縮んだり、麻痺があって偏った動きを続けていたりすることによって、**筋肉や靱帯、皮下組織、関節包などの軟部組織が変化し、関節の可動域が制限されている状態のことです。**麻痺による拘縮などのある利用者が、健側を使いすぎると、健側が疲労したり、痛みが出たりすることがあります。

麻痺の評価指標として使われる**ブルンストローム・ステージ**で、麻痺の程度と運動機能の状態を理解しておきましょう。

ブルンストローム・ステージ

ステージの数字が大きくなるほど、麻痺が回復していることを示す。分離運動とは、それぞれの関節を自分の意思で別々に動かすこと。たとえば、5本の指のうち、親指だけ曲げて、あとの4本を伸ばしておくなどが当てはまる。ブルンストローム・ステージは上肢（腕）、手指、下肢（足）、それぞれで評価する。

ステージ 1　随意運動なし（弛緩性麻痺）
自分の意思で体を動かすことができない。

ステージ 2　連合反応
健側の動きに反応して、麻痺側が少し動く。

ステージ 3　共同運動
自分の意思で動かすことができるが、大きな運動だけ可能。
例 腕全体を曲げる、足全体を曲げるなど。

ステージ 4　分離運動が出現
自分の意思で、十分ではないが分離運動ができる。
例 肘関節を伸ばした状態で、肩関節を90度屈曲できる（腕を伸ばした状態で、正面90度まで腕を上げることができる）。

ステージ 5　分離運動の範囲拡大
自立した生活ができるレベルまで分離運動ができる。

ステージ 6　ほぼ正常に分離運動ができる。

② 移動・移乗の介護で役立つ 「生理学」

体を動かすことは、循環器や呼吸器の機能など生理面にも大きく作用します。生理学の面から、介護時のポイントを見ていきましょう。

「得るもの」以上に「失うもの」がある

歩く能力があるのに、利用者の家族から「転倒したら困るので、立ったり歩いたりさせないでください」といわれることがあります。

確かに高齢者の場合、下肢の筋力やバランス能力が低下しているため、わずかな段差にもつまずきやすく、転倒のリスクは高くなっています。

ですが、歩行することによって得られるメリットはそれ以上にたくさんあります。**筋力や体力の維持というだけでなく、内臓機能の向上や精神的なリフレッシュ、意欲の創出など、さまざまなメリットがもたらされるのです。**

介護者は、利用者を歩かせないことによって「得るもの」と「失うもの」のバランスを考慮して判断をすることが重要です。

人間の心身の機能は使わなかったり、使う量が少なかったりすると確実に低下していきます。このことを本人にも、ご家族にもきちんと説明し、転倒のリスクよりも、歩行の機会を増やしていくほうがよいことを理解してもらいましょう。

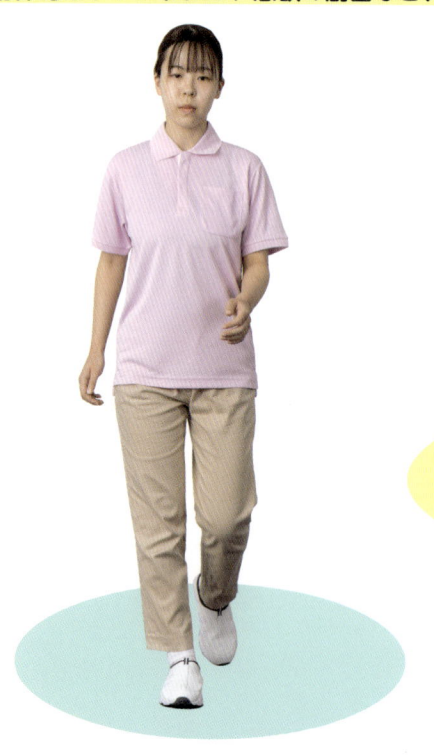

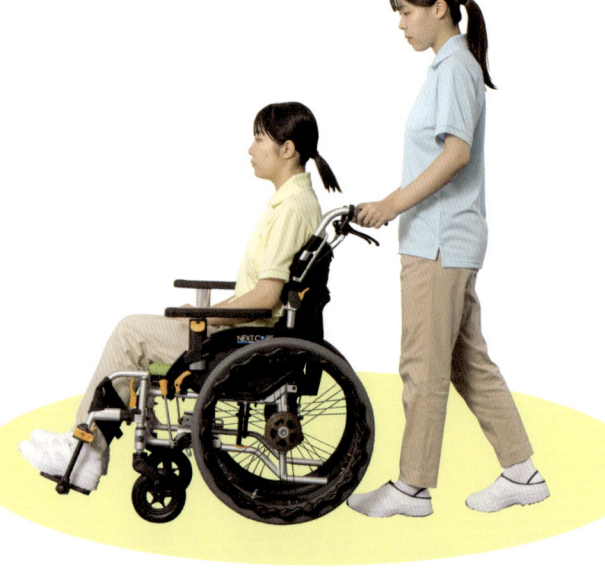

歩くことで循環器や呼吸の機能はもちろん、消化器や泌尿器の機能も維持・向上していく。歩行がもたらすものは小さくない。

「歩かないこと」によって「得るもの」と「失うもの」

「歩けるのに歩かないこと」によって、得られるものはほんのわずか。それに対し、失われるものはこんなにもたくさんある。

得るもの

● 転倒によるけがを防ぐ

失うもの

● 立ち上がりや
立位保持能力の低下

● 筋力の低下

● 関節可動域の低下

● 覚醒水準の低下

● 循環器機能の低下
（血液の循環が悪くなる）

● 呼吸器機能の低下
（換気の必要性の低下）

● 消化器機能の低下
（大腸の蠕動運動の低下）

● 泌尿器機能の低下
（腎血流量の低下）

● 「立たないで」とくり返しいわれることにより、すべての行動に対する意欲の低下

● 「立たないで」とくり返しいわれることにより、介護者との信頼関係を喪失

● そのほか、さまざまな心身機能の低下

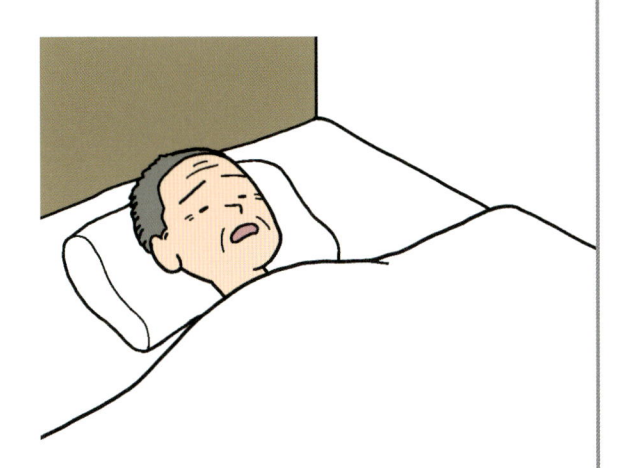

歩かなければ転倒することはないが、
それでいいのかはよく考えたい。

「自立支援」に必要な4つの基本ケア

高齢者の「自立支援」に必要なケアは、「個別ケア」と「基本ケア」の二重構造になっています。利用者の健康状態や生活の質を向上させていくためには、**一人ひとりのADLに対応する個別ケアと、すべての高齢者に共通する基本ケアを両輪で行っていくことが必要です。**

基本ケアとは、人が健康的かつ活動的な生活を送るために必要な4つの要素、つまり「水分」「食事」「排便」「運動」に対するケアのことです。この4つは互いに連動し、影響し合っています。

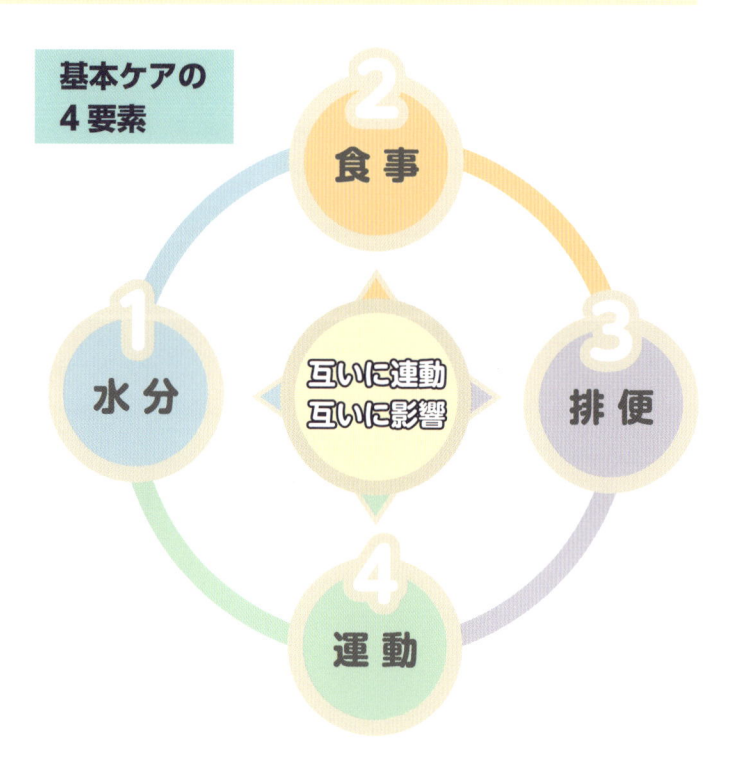

基本ケアの4要素

1 水分 2 食事 3 排便 4 運動

互いに連動 互いに影響

1 水 分 　体内の水分量を適切に保つために行うケア

適切な水分が体内にあることで覚醒レベルが向上し、日中の活動性も高まり、質のよい夜間の睡眠につながります。

高齢者には、のどの渇きを感じにくかったり、

トイレが近くなることを懸念して飲もうとしなかったりする人もいます。意識して水分をとってもらうように促すことが大切です。

日中と夜間での覚醒レベル

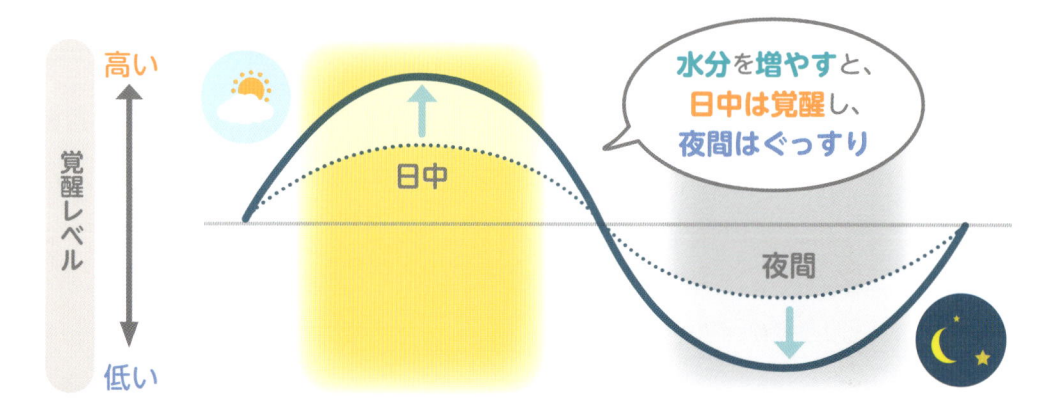

水分を増やすと、日中は覚醒し、夜間はぐっすり

2 食事　必要な栄養素をバランスよく摂取できるようにするケア

高齢者は食欲の低下、咀嚼力（そしゃくりょく）・嚥下（えんげ）能力の低下などにより、食事量が減ったり、栄養がかたよったりすることが多くなります。バランスよく栄養を摂取することが重要です。

1日に必要な推定エネルギー量＊（→下表）は、性別や運動量によって異なります。**65～74歳の女性は1,650～2,050kcal、男性は2,100～2,650kcalが目安とされています。75歳以上になると、女性は1,450～1,750kcal、男性は1,850～2,250kcalです。**

（単位：kcal）

性　別	男　性			女　性		
身体活動レベル	低い	ふつう	高い	低い	ふつう	高い
65～74歳	2,100	2,350	2,650	1,650	1,850	2,050
75歳以上	1,850	2,250	——	1,450	1,750	——

※身体活動レベルの「低い」は自宅にいてほとんど外出しない、施設で自立に近い状態で過ごしている者。「ふつう」は自立している者。
＊厚生労働省「日本人の食事摂取基準（2025年版）」策定検討会報告書より

3 排便　便秘や失禁などの排泄トラブルを予防・改善するケア

高齢者は病気や薬などの影響で腸の動きが悪くなったり、排泄のコントロールが難しくなったりしている人も少なくありません。体の状態を把握し、適切なタイミングでの介助が必要です。**排便は、食事や水分摂取、運動と連動しているものでもあります。**

4 運動　筋力や関節の可動域、バランス感覚の維持・向上のために行うケア

加齢によって、筋肉量やバランス能力が低下し、転倒のリスクが高まります。また、骨も弱くなるために、骨折のリスクも高まります。さらに、脱水や水分不足は歩行の安定性を低下させ、栄養不足による体力の低下は持久力に影響します。

一人ひとりの利用者にとって適切な運動パターンを見つけて、日常生活にとり入れていくことが、結果として「自立度」を高めることにつながります。**そのもっとも有効かつカギとなる運動が「歩行」です。**

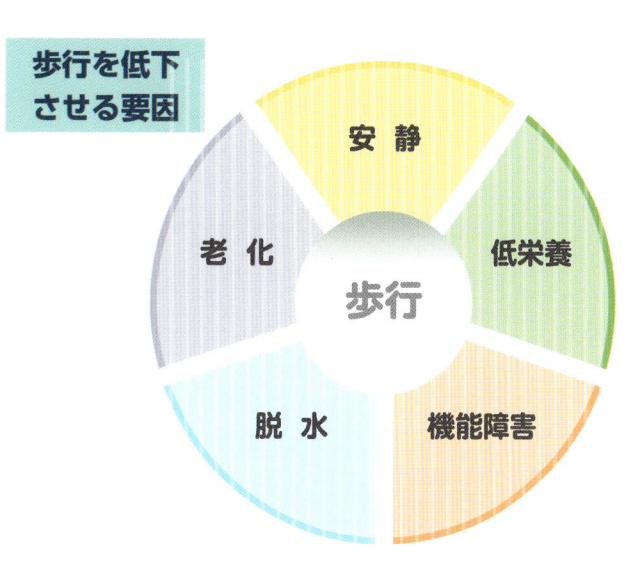

歩行を低下させる要因

安静
低栄養
機能障害
脱水
老化
歩行

③ 「している ADL」と 「できる ADL」

エーディーエル

利用者の「自立」を目指す介護を行うにあたっては、ADL（日常生活活動）の適切な評価が必要です。まずは、ADLとは何かを理解しておきましょう。

ADL（日常生活活動）を知る

ADL（Activities of Daily Living ／日常生活活動）とは、日常生活を送るために必要とされる基本的な動作を指します。具体的には食事や更衣、排泄、入浴、整容などのほか、寝返りや立ち上がり（起居動作）、ベッドから車いすへの移乗、車いすからトイレへの移乗、さらには歩行や車いすでの移動などがあります。

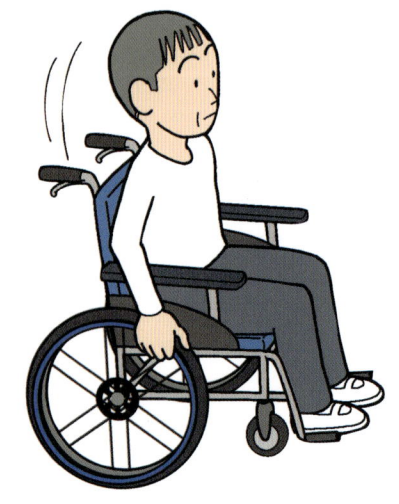

まずは利用者の ADL を客観的に評価することが大事。

ADL（日常生活活動）のおもな内容

- **食事**
- **更衣**（衣服の着脱など）
- **排泄**
- **入浴**
- **整容**（歯みがき、洗面、髭そり、化粧など）
- **起居動作**（寝返り、起き上がり、立ち上がりなど）
- **移乗**（ベッドから車いす、車いすからトイレなど）
- **移動**（歩行、車いす）

こうした ADL については、P.36 で紹介するバーセル・インデックス (BI) や機能的自立度評価法（FIM）などを用いて、客観的に評価することができる。

「しているADL」を「できるADL」のレベルまで引き上げる

ADL評価は、介護のレベルを判断する指標として使われます。一般的には、ADLレベルが高い人は自立した生活が可能とされ、ADLレベルが低い人は、日常生活を送るために介助が必要と考えられます。

ここでは、さらにもう一歩踏み込んで考えてみましょう。**ADLには、「しているADL」と「できるADL」があります。**

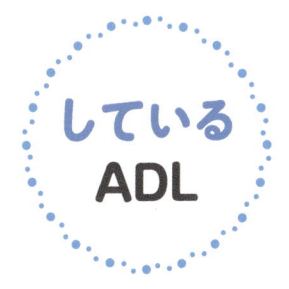

している ADL

利用者がふだん、行っている ADL のこと。

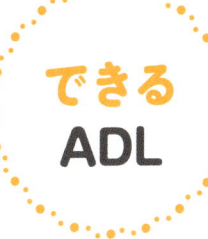

できる ADL

利用者の体の状態に合わせて環境を整えれば、できるADL のこと。

ポイントは、いかにして「している ADL」を「できる ADL」のレベルまで引き上げるかです。 環境が整っていないために、「できる ADL」が「できない ADL」と思われてしまうことは少なくありません。

「できない」と思われていることでも、自力では何もできないという人から、助けがあればできるという人までにはグラデーションがあります。**ちょっとした工夫や努力で「している ADL」が「できる ADL」のレベルまで引き上げられれば、介護者の負担は減り、利用者の生活への充実感や意欲も増していくでしょう。**

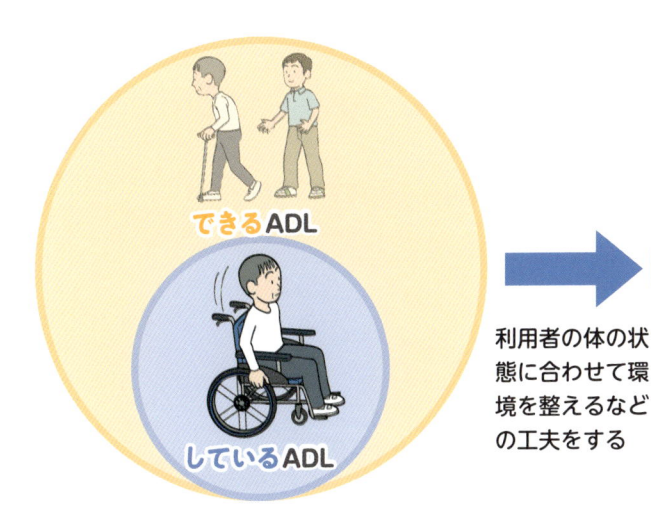

本来なら「できる ADL」に対し、
「している ADL」とのギャップが大きい状態。

利用者の体の状態に合わせて環境を整えるなどの工夫をする

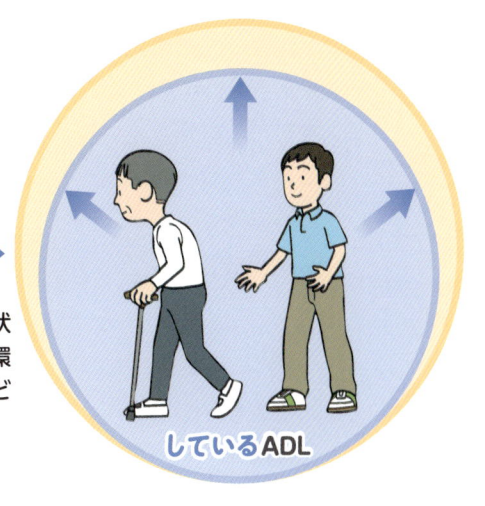

「できる ADL」のレベルまで、
「している ADL」が引き上げられた状態。

③ 「している ADL」 と 「できる ADL」

代表的なADLの評価方法 「BI」 と 「FIM」

ADLを客観的に数値（点数）で評価する方法は、いくつかあります。ここでは、介護の現場で広く活用されている**バーセル・インデックス(BI)**と**機能的自立度評価法(FIM)**を紹介します。

バーセル・インデックス BI

「できるADL」をはかる方法と記載している文献もあるが、実際には「しているADL」をはかることも多い。どちらで評価したのかを記録しておくことが重要。10項目について採点し、点数が高いほど自立度が高いと判定される。

評価項目 10

①食事　②移動　③整容　④トイレ動作　⑤入浴　⑥歩行
⑦階段昇降　⑧着替え　⑨排便コントロール　⑩排尿コントロール

機能的自立度評価法 FIM

日常生活の中で、実際に「している」動作のレベルをはかる方法といわれているが、必要に応じて「できる」動作のレベルをはかることもできる。13個の運動項目と5個の認知項目から構成され、それぞれ7段階で採点。得点が高いほど自立度が高いと判定される。

評価項目

運動項目 13

セルフケア
　①食事　②整容　③清拭（入浴）
　④更衣（上半身）　⑤更衣（下半身）
　⑥トイレ動作

排泄コントロール
　⑦排尿管理
　⑧排便管理

移乗
　⑨ベッド・いす・車いす
　⑩トイレ　⑪浴槽・シャワー

移動
　⑫歩行・車いす　⑬階段

認知項目 5

コミュニケーション
　①理解
　②表出

社会認知
　③社会的交流　④問題解決
　⑤記憶

アセスメントを行い、ADLを引き上げるアプローチを行う

大切なのは、利用者がどういう生活を望んでいるかを知ることです。

利用者や家族が「自立した生活」を目指すというのであれば、介助の"しすぎ"は避けなければなりません。「安全のため」と考えて介護者が介助をしすぎてしまうと、利用者がもっている機能さえも奪ってしまいかねないからです。

やり方次第で利用者自身の力で何とかできるのであれば、介護者は見守りや最小限の介助に徹し、できるかぎり本人に任せることも大事です。

では、利用者Aさんの例で、「している ADL」と「できる ADL」をチェックしてみましょう。

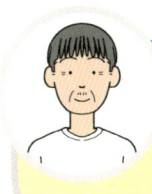

Aさん(78歳・男性)

5年前から介護施設に入所。2年前に脳血管障害を患い、入院。その後、退院したが、後遺症から歩行が困難になり、現在では車いすで移動している。

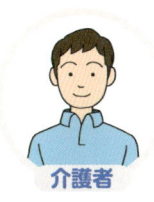

介護者

アセスメント(評価)のポイント
「その動作(行為)に介助が必要になった
時期と、その**理由**」を知ること！

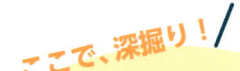 **現在の状況**　「脳血管障害の後遺症」で歩行が困難になった。

ここで、深掘り！

「歩行が困難になり、いつも車いすで移動している」というAさんの事情について、さらに詳しく見ていく

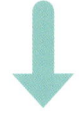

本当に脳血管障害発症後、一度も歩いていないのか？
- ☐ 退院前に機能訓練室で歩行練習をし、装具もつくっていた。
- ☐ 機能訓練室で、1日30分程度の歩行練習は行っていた。
- ☐ 退院後は、日常生活の中で歩行の機会がほとんどなかった。

つまり、歩行ができなくなった原因は「脳血管障害」ではなく、退院後の「廃用症候群*」だった！

廃用症候群が原因なら、介護者の日々の関わりで改善することも可能！

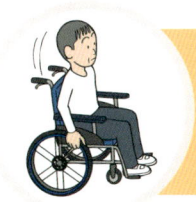

している ADL
車いすで
移動(自走)

←このギャップを
うめていくことが
「自立を目指す支援」→

できる ADL
環境を整えて、
介助があれば
杖歩行できる

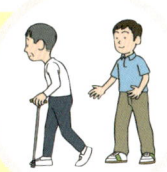

＊廃用症候群は近年、生活不活発病と表現することもある。

適切なADL評価で介助レベルを見極める

廃用症候群とは、寝たきりなど安静状態が続いたことで身体機能が低下している状態をいいます。Aさんのように入院生活を経て大病を克服しても、体力に自信がもてず、退院したあとで運動不足の状態が続いてしまうケースはよくあることです。

廃用症候群によるADLの低下は、改善することが可能です。ただし、歩行していない（運動していない）期間が長くなればなるほど、改善は難しくなります。そういう意味でも、利用者に対するアセスメントは大切です。「できなくなった動作」の原因を正しく突き止めたうえで、自立に向けた支援を行っていきましょう。

また、目に見えている体の状態が同じでも、「手すりがない」「段差が多くて不安定」といった環境的な要因によって「できなくなっている」こともあります。介助の際には、ベッドやいすの高さ、手すりの位置など、利用者が安心して立ったり歩いたりできる環境を整えることも大切です。

利用者の日々の生活のもっとも近いところにいて、利用者の心身の状態を誰よりもよく知る介護者だからこそ、できることがあるのです。

介助（支援）のグラデーション

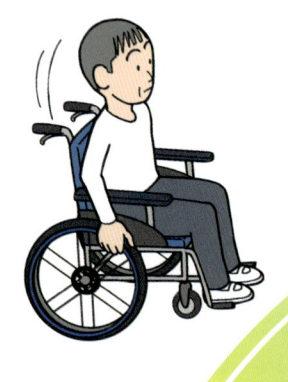

自立
1人（自力）でできる。介助はいらない。

見守り介助
介護者にバーバルコマンド（口頭指示）をしてもらえば、自力でできる。

一部介助
自力でできることと、介助がないとできないことがある。

全介助
自力で動くことがほぼできない。介助が必須。

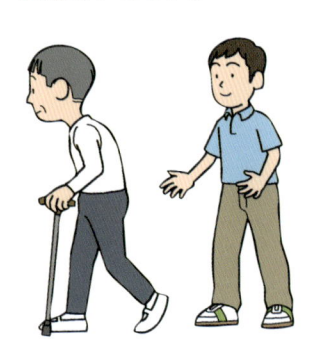

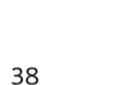

PART 2

起居動作の介助

寝返り、起き上がり、座位保持、立ち上がり、立位保持などの動作を起居動作といいます。移動・移乗の基本となる動きですので、介助のポイントを正しく理解し、実践していきましょう。

① 寝返り 仰臥位から側臥位
② 起き上がる 側臥位から端座位
③ 立ち上がる 端座位から立位
④ 座る・寝る 立位→端座位→仰臥位
⑤ 奥から手前へ水平移動させる
⑥ 枕のほうへ水平移動させる

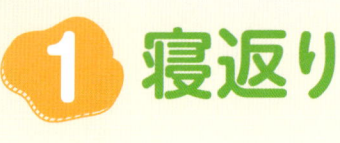

自立動作
一部介助
全介助

1 寝返り

仰臥位から側臥位
（ぎょうがい）（そくがい）

仰向けに寝ている状態から、体を横向きの姿勢に変えるまでの「寝返り」は、起居動作の
はじまりの動作であり、さまざまな場面で必要となる体位変換でもあります。

自立動作　まずは、自分の力で寝返りをするときの動きを解説します。重心がどこにあるか、支持基底面（しじきていめん）がどのように変化しているかに注目して見ていきましょう。

Start　ベッドの中央に仰向け（仰臥位）で寝る

重心が体の中（へその奥）にあり、安定した姿勢。手足を伸ばしているため、ベッドとの接地面（支持基底面）が広く、このまま寝返りをしようとすると、大きな力が必要となる。

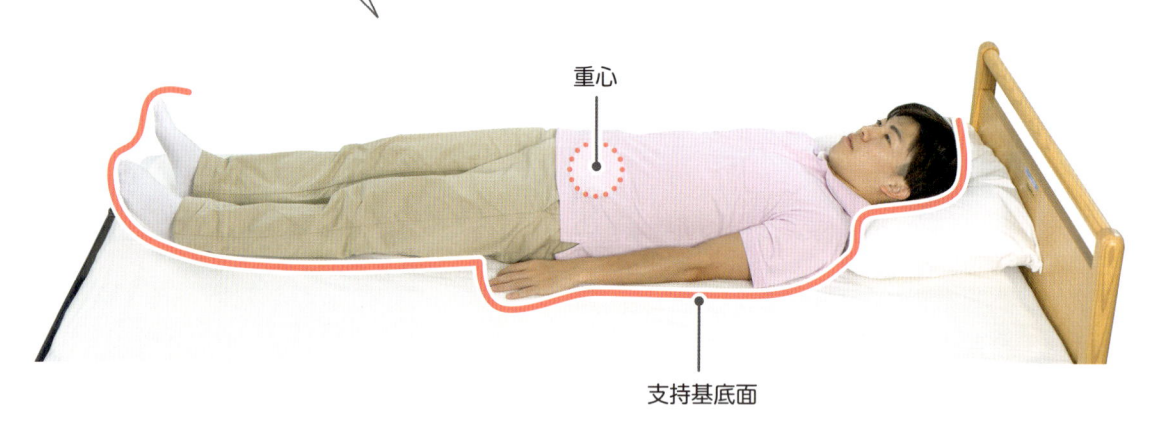

重心

支持基底面

1 寝返りをするほうに顔を向け、両ひざを立てる

両ひざを立てることで、Start の姿勢よりも支持基底面が狭くなる。これにより、寝返りに必要な力が小さくてすむ。

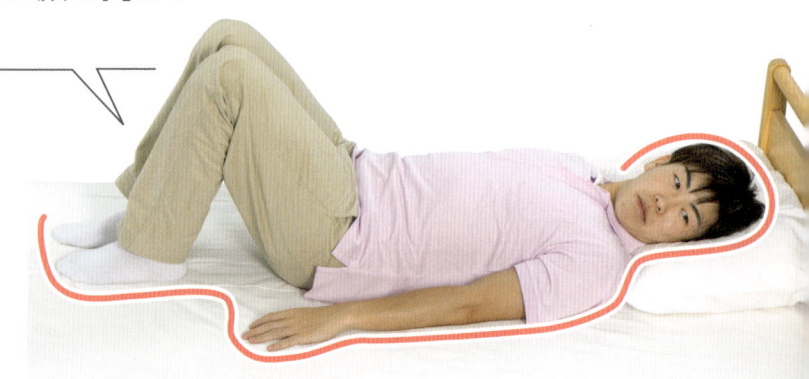

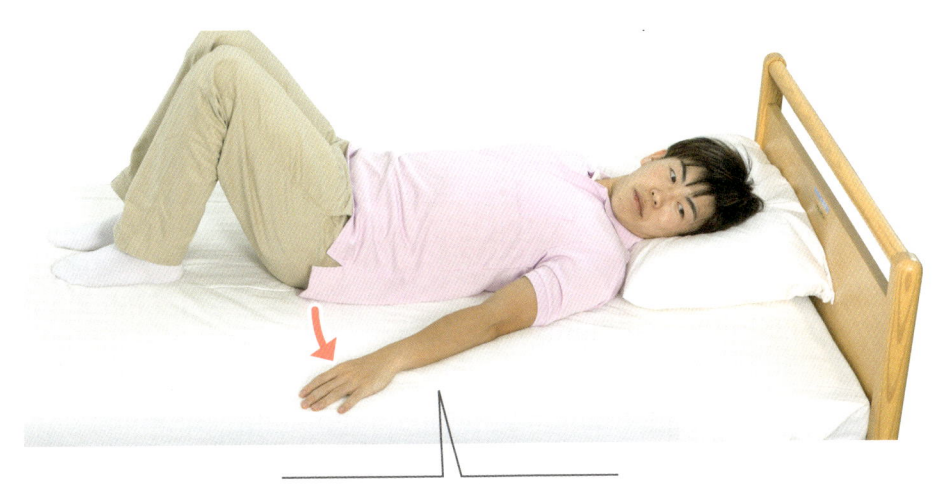

2 寝返りをする側の手を体から少し離す

体の下側になる腕が、寝返りの妨げにならないようにしておく。

3 寝返りをする側に両ひざを倒す

両ひざを倒すこと（❶）で腰（❷）、肩（❸）の順に体がまわる。このとき、重心は体の左のほうへ移っている。

運 動 学 の 視 点

通常、人間の体はまっすぐな状態のまま、丸太のようには回転しません。**ひざの動きに先導され、腰、肩とねじれながら回転していくのが自然な動きです。**介助時は、そうしたひざ→腰→肩という連動を理解し、サポートすることが大切です。

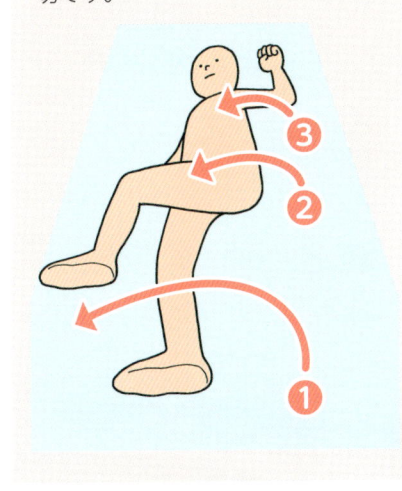

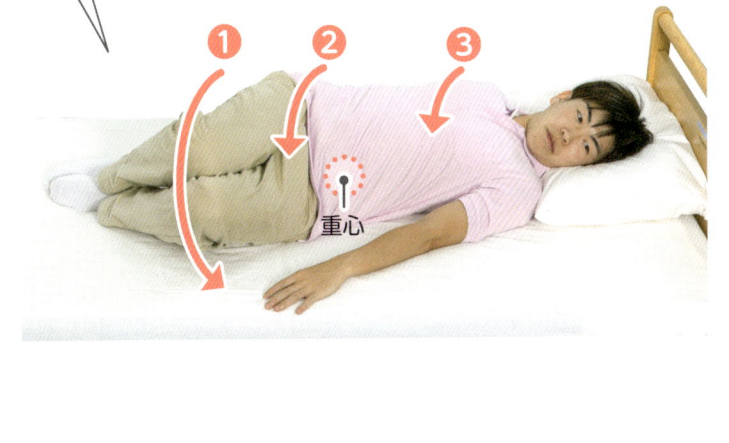

重心

Goal 横向き（側臥位）になる

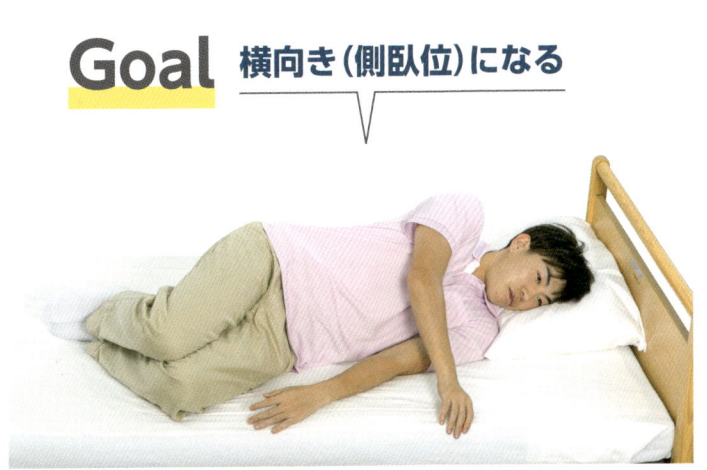

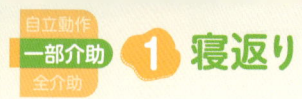
動作評価 & 一部介助

寝返りは、日常生活の多くの場面で必要となる体位変換です。利用者自身の力でできる動作とできない動作を丁寧に見極めながら、介助を行いましょう。

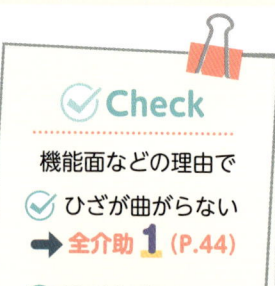

☑ **Check**

機能面などの理由で

☑ ひざが曲がらない
➡ 全介助 **1** (P.44)

☑ 腕が上がらない
➡ 全介助 **2** (P.44)

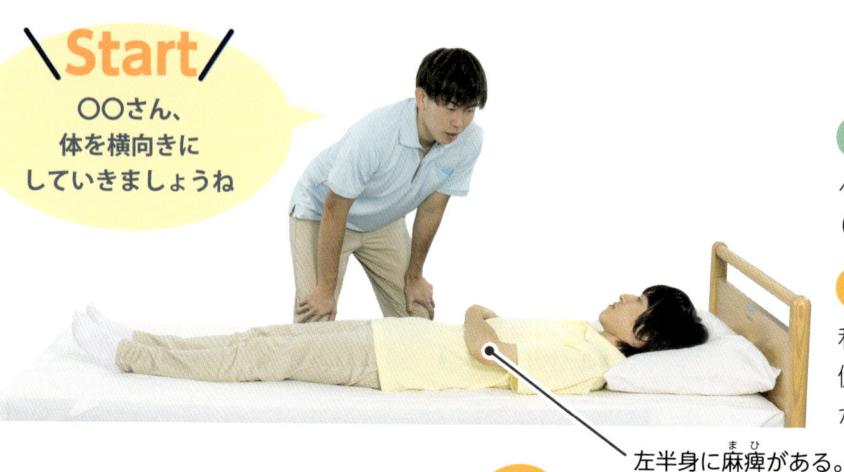

Start/

〇〇さん、
体を横向きに
していきましょうね

利用者
ベッドの中央に仰向け（仰臥位）で寝る。

介護者
利用者が寝返りをする側（健側）に立って声をかける。

左半身に麻痺がある。

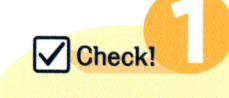

☑ **Check! 1**

顔をこちらに
向けられますか？

自力で
できる **利用者**
顔を介護者のいるほうに向ける。

自力で
できない **介護者**
両手を利用者の顔に
添えて、こちらに向ける。

☑ **Check! 2**

両ひざを
立てられますか？

自力で
できる **利用者**
両ひざを立てる。

自力で
できない **介護者**
ひざの下に手を入れて、引き上げる。

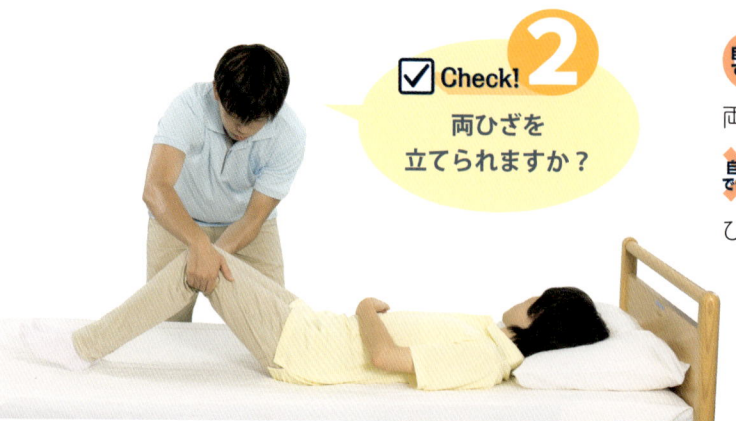

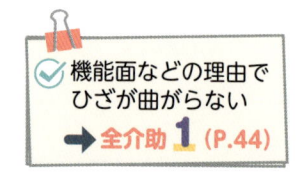

☑ 機能面などの理由で
ひざが曲がらない
➡ 全介助 **1** (P.44)

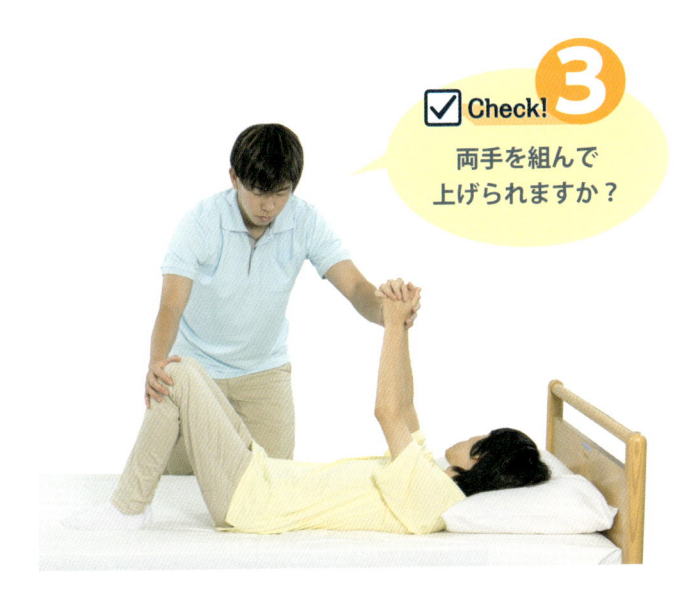

☑ Check! 3

両手を組んで
上げられますか？

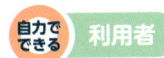
自力でできる　利用者

両手を組んで、上に伸ばす。

自力でできない　介護者

利用者のひざが倒れないように片手で支えながら、もう一方の手で利用者の組んだ両手をもち上げる。

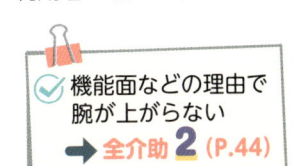

✓ 機能面などの理由で
腕が上がらない
➡ 全介助 **2** (P.44)

PART **2** 起居動作の介助

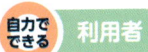
自力でできる　利用者

ひざと手を介護者の
いるほうに倒す。

自力でできない　介護者

利用者のひざ、手の順に倒す。

☑ Check! 4

ひざと手をこちらの
ほうに倒せますか？

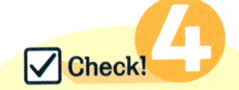

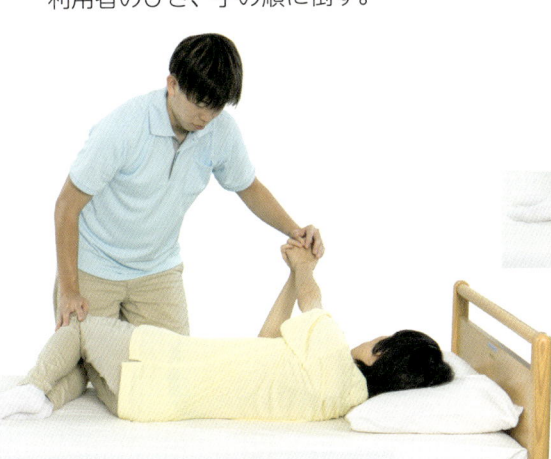

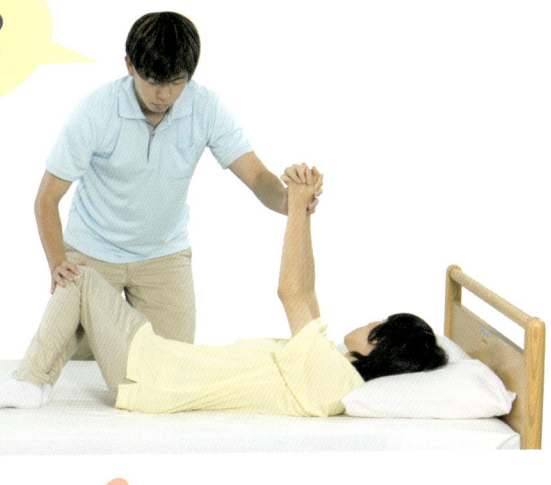

\Goal/

横向きになれましたね。
どこか痛いところは
ありませんか？

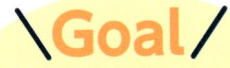
介護者

利用者の横向き姿勢（側臥位）が
安定しているかを確認する。

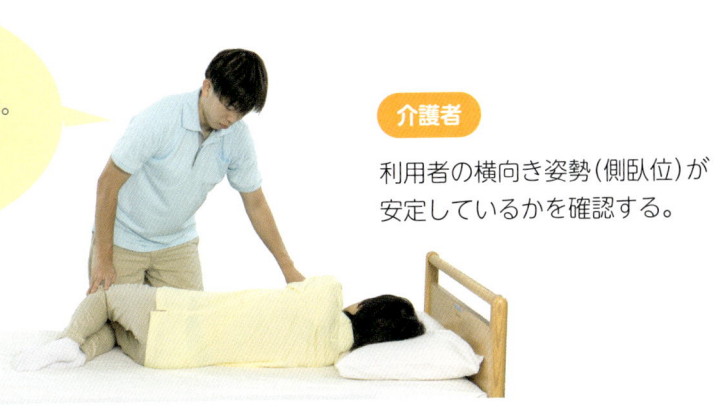

全介助

　自力で寝返りができない人は、骨の突き出した部分の皮膚に体圧がかかり、血液の循環障害を引き起こすことによって床ずれを発症するリスクが高まっています。自然な動きに逆らわない介助を意識しましょう。

> 全介助の方法として紹介していますが、
> 利用者が自力でできるところは利用者自身に動いてもらいましょう。

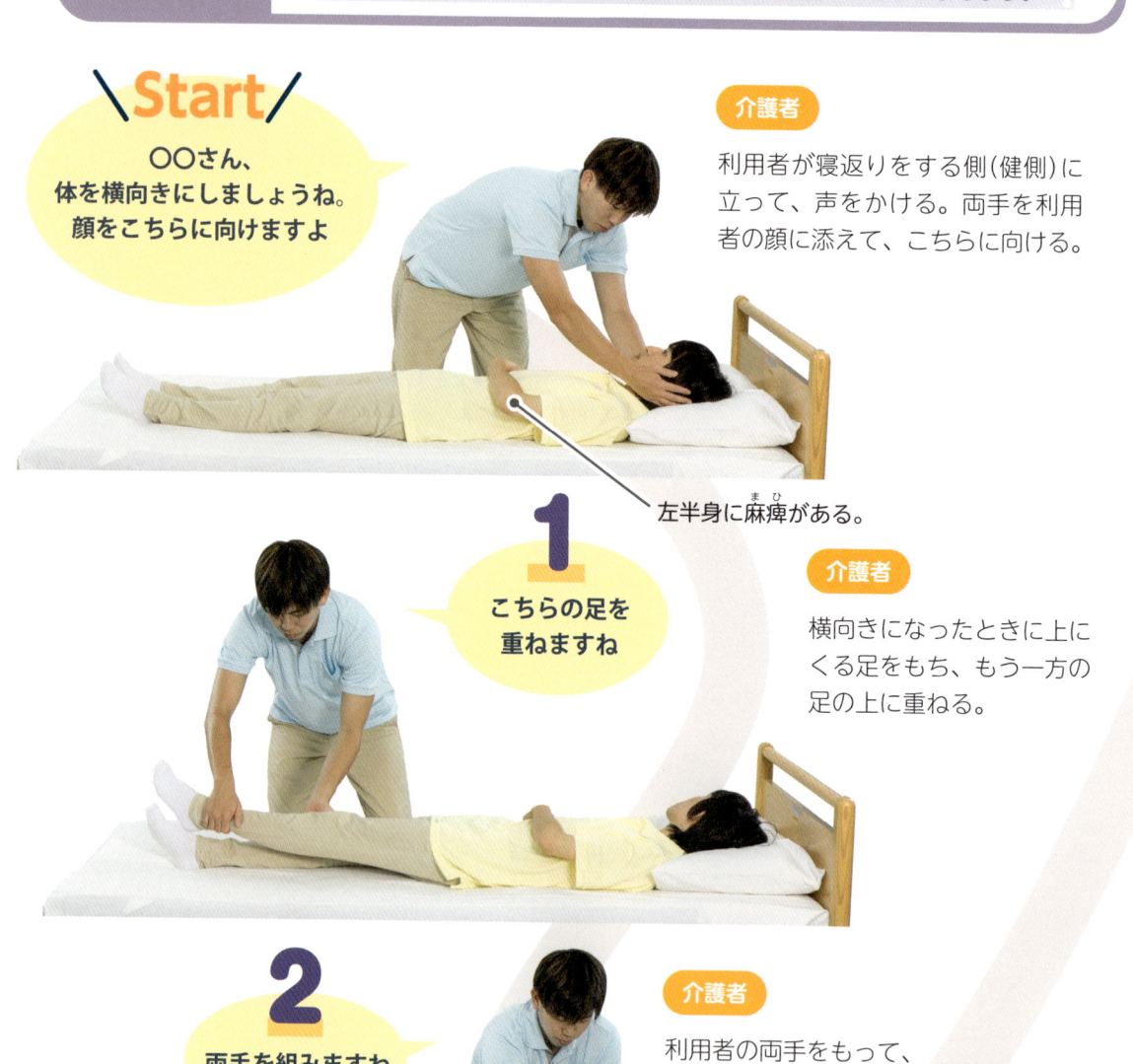

\Start/

○○さん、
体を横向きにしましょうね。
顔をこちらに向けますよ

介護者

利用者が寝返りをする側（健側）に立って、声をかける。両手を利用者の顔に添えて、こちらに向ける。

左半身に麻痺がある。

1

こちらの足を
重ねますね

介護者

横向きになったときに上にくる足をもち、もう一方の足の上に重ねる。

2

両手を組みますね

介護者

利用者の両手をもって、お腹の上で組む。

3

体をこちらに
向けますね

介護者

利用者の腰（骨盤帯）と肩（肩甲帯）に手を置く。腰（骨盤帯、❶）→肩（肩甲帯、❷）の順に、手前のほうに利用者の体を起こす。

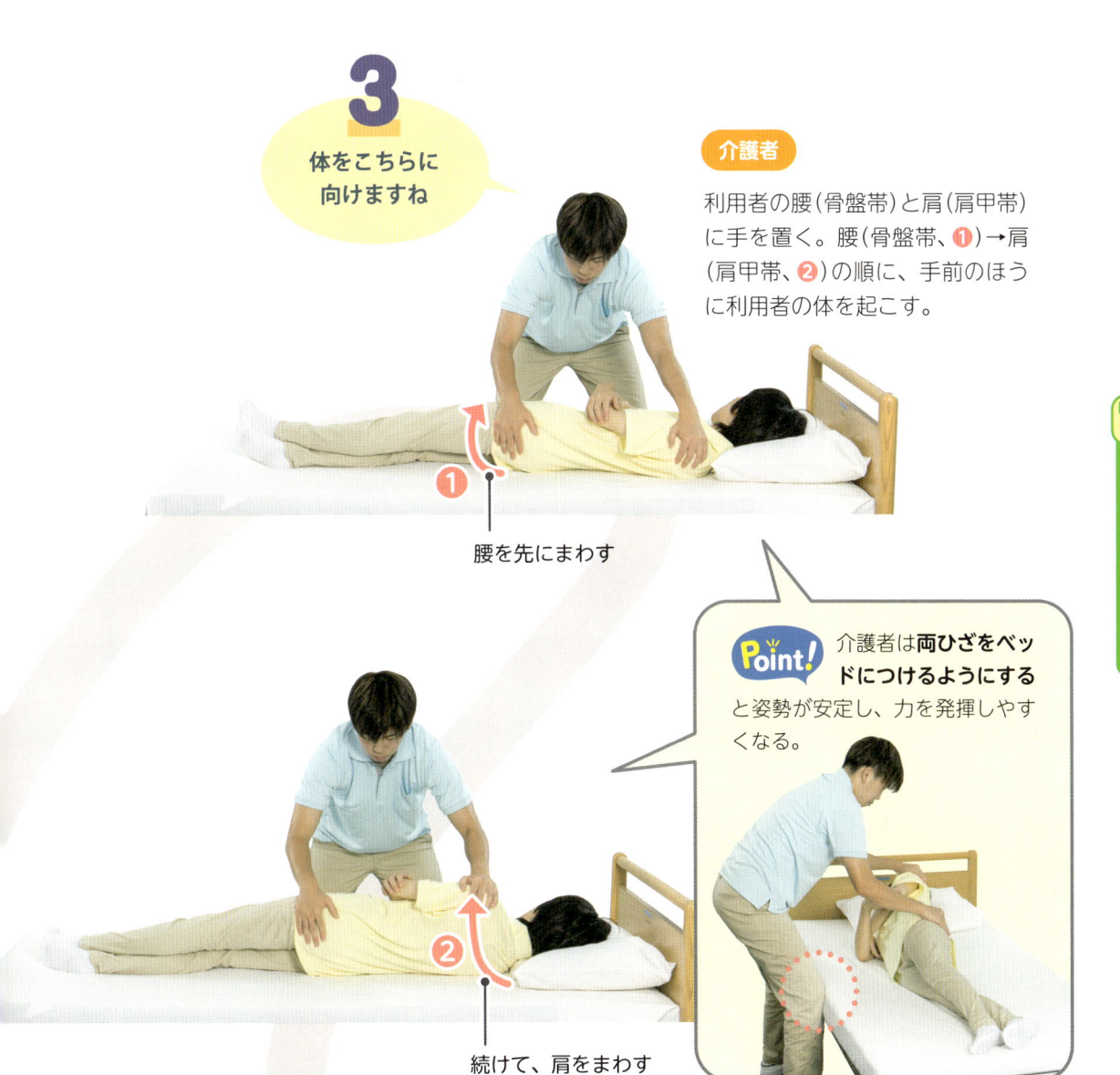

腰を先にまわす

Point! 介護者は**両ひざをベッドにつけるようにする**と姿勢が安定し、力を発揮しやすくなる。

続けて、肩をまわす

\Goal/
横向きになれましたね。
どこか痛いところは
ありませんか

介護者

利用者の横向き姿勢（側臥位）が安定しているかを確認する。

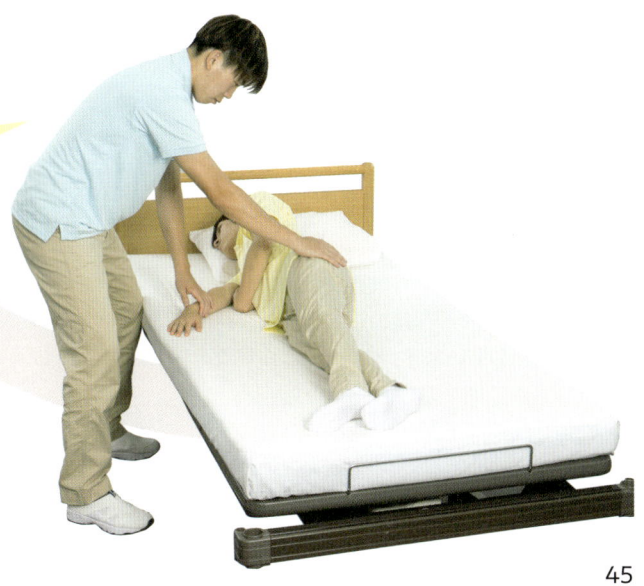

自立動作 一部介助 全介助 **2** 起き上がる

側臥位(そくがい)から端座位(たんざい)

実際には、仰臥位(ぎょうがい)から端座位まで途切れなく行うのが自然です。本書では、説明をわかりやすくするため、「寝返り」で横向き（側臥位）になってからの動作について解説します。

> **自立動作**　側臥位から起き上がる動作は、大きく「上体を起こす」「足を下ろす」の2つに分けられます。ひざを曲げて、体を小さくしておくことにも意味があります。流れを確認しながら見ていきましょう。

Start 寝返りをして横向き（側臥位）になる（→ P.40〜41）

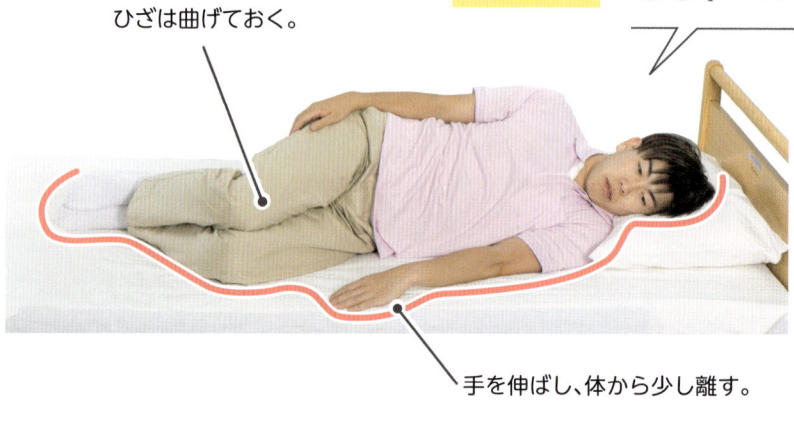

ひざは曲げておく。

手を伸ばし、体から少し離す。

重心はへその奥に、支持基底面(しじきていめん)は体がベッドと接地している部分を結んでできる範囲になる。接地面を小さくしたほうが支点から末梢までの距離が短くなるため、小さな力で起き上がることができる（力のモーメントを活用する→ P.27）。

1 片ひじをついて、上体を起こす

手のひらを下に向けて、片ひじをつく。ベッドを押して、上体を起こす。

運 動 学 の 視 点

　起き上がるときは、ベッドを押すと、ベッドから同じだけの力で押し返される「作用・反作用の法則」を利用しています。押す力が大きいほど、押し返す力（体をもち上げる力）も大きくなります。

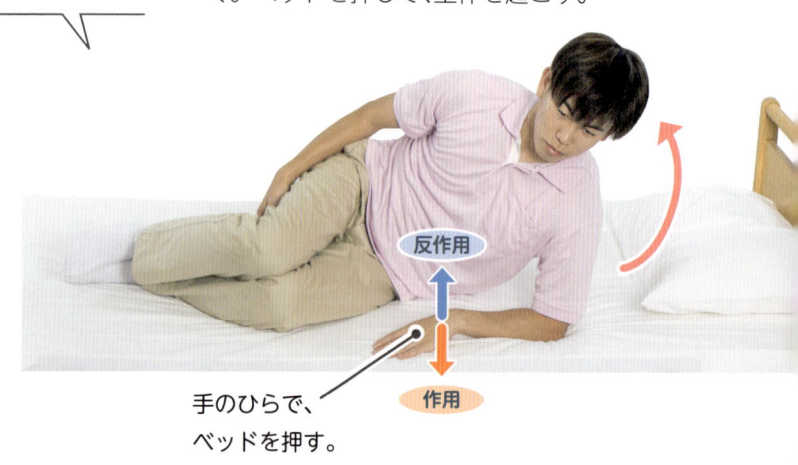

反作用

作用

手のひらで、ベッドを押す。

2 両足をベッドから下ろしながら、上体をさらに起こす

お尻（骨盤）を支点に両足をベッドから下ろすのと同時に、上体をさらに起こしていく。

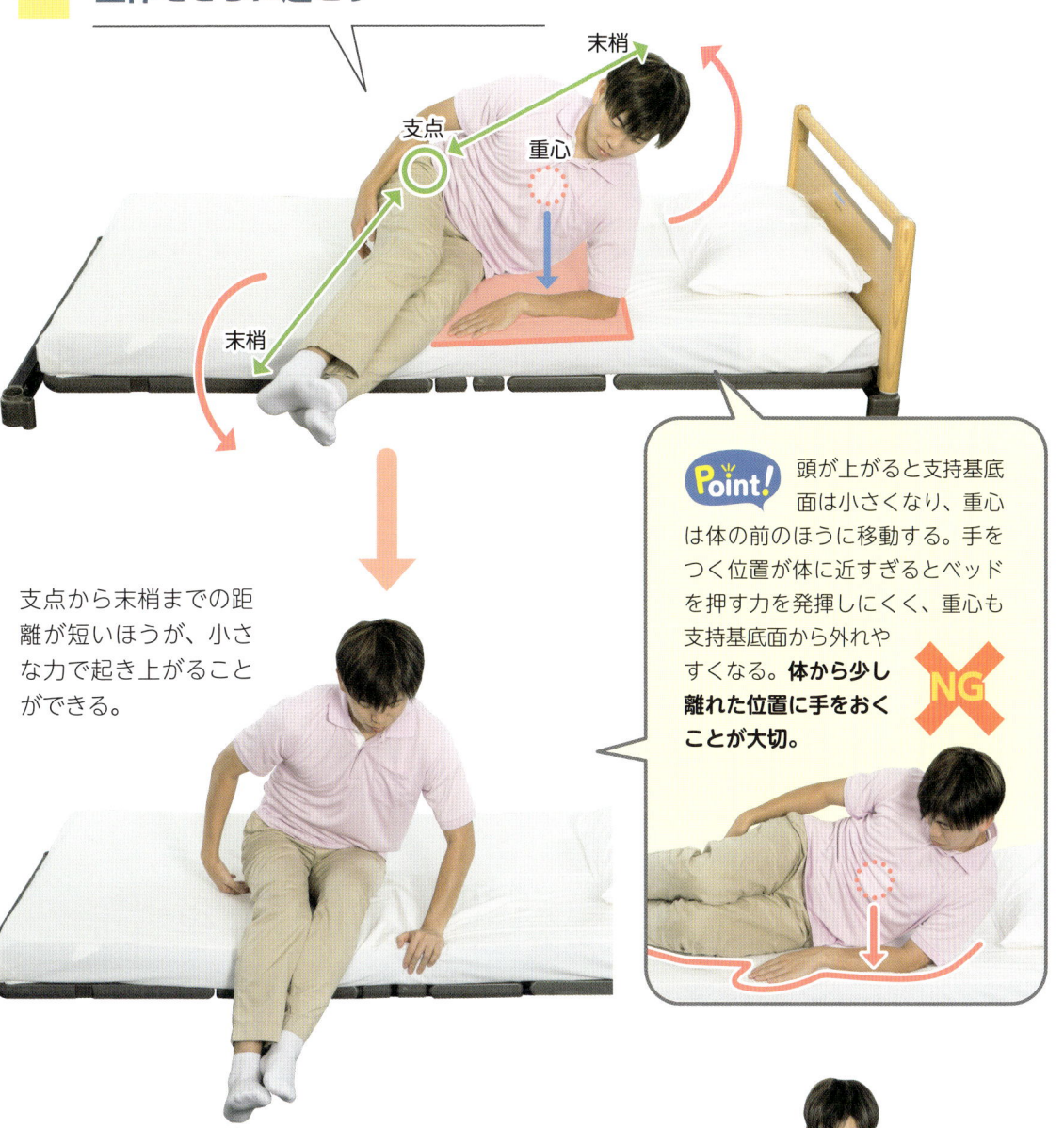

支点

末梢

重心

末梢

支点から末梢までの距離が短いほうが、小さな力で起き上がることができる。

PART 2 起居動作の介助

Point! 頭が上がると支持基底面は小さくなり、重心は体の前のほうに移動する。手をつく位置が体に近すぎるとベッドを押す力を発揮しにくく、重心も支持基底面から外れやすくなる。**体から少し離れた位置に手をおくことが大切。**

NG

Goal 端座位になる

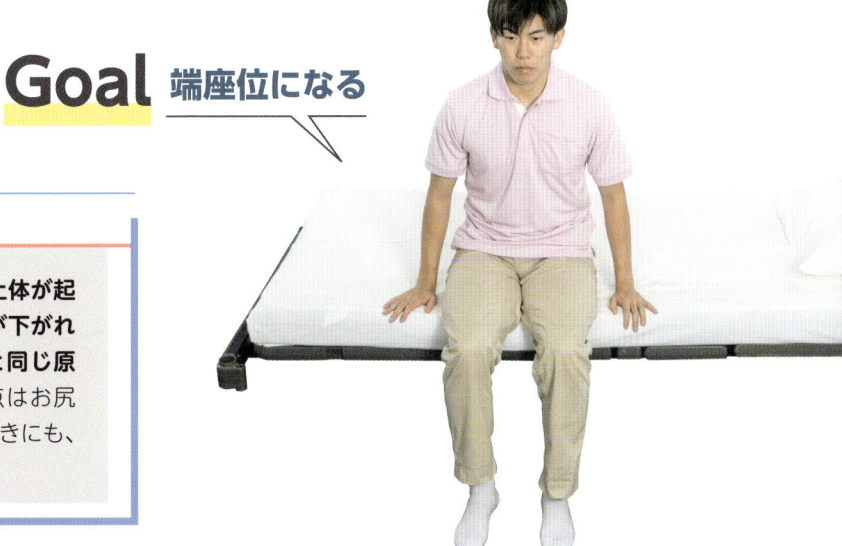

運 動 学 の 視 点

足をベッドから下ろすと上体が起こしやすくなるのは、一方が下がれば一方が上がる「シーソーと同じ原理（てこの原理）」です。支点はお尻（骨盤）にあります。介助のときにも、この原理を活用しています。

動作評価 & 一部介助

起き上がる動作では、「片ひじ立ち」がカギです。片麻痺がある利用者も、介助があれば上体を起こすことができます。できる部分、できない部分をよくチェックしましょう。

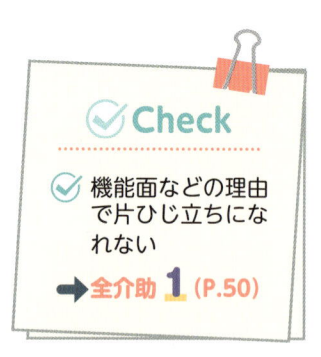

☑ Check

- 機能面などの理由で片ひじ立ちになれない
→ 全介助 **1** (P.50)

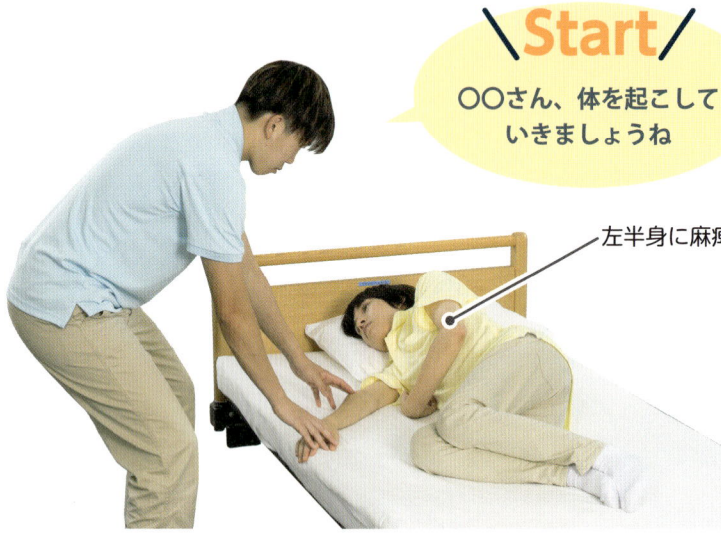

\ **Start** /

〇〇さん、体を起こしていきましょうね

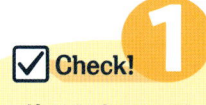

左半身に麻痺がある。

介護者

利用者が顔を向けている側（健側）に立ち、声をかける。

寝返りをして側臥位になってもらうか、利用者が自力でできない場合は、介助して側臥位にする（→ P.42）。

☑ Check! **1**

片ひじをついて上体を起こせますか？

自力でできる 利用者

手のひらを下に向けて片ひじをつく。ベッドを押しながら、上体を起こす。

自力でできない 介護者

利用者の手を上から押さえ、起き上がりをサポートする。

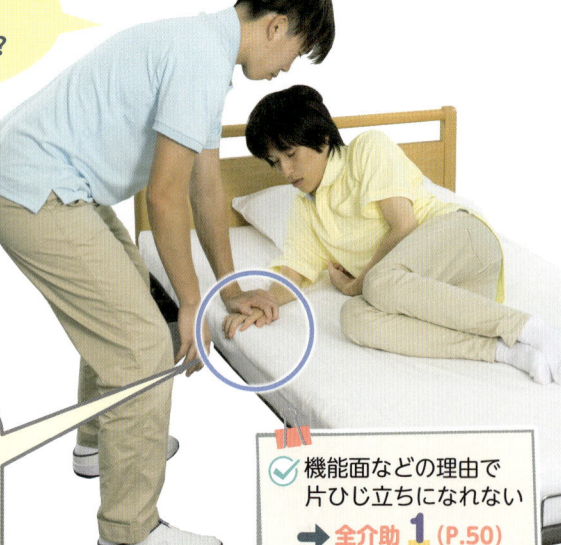

Point! 利用者の手に自分の手を重ねて、**上から押さえる**のがポイント。ベッドを押す力が弱くて起き上がれない利用者に有効。

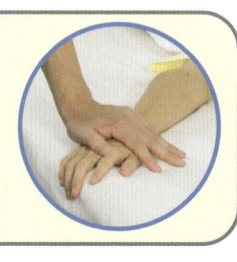

- 機能面などの理由で片ひじ立ちになれない
→ 全介助 **1** (P.50)

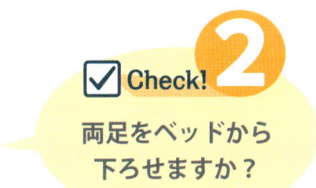

☑ Check! 2

両足をベッドから
下ろせますか？

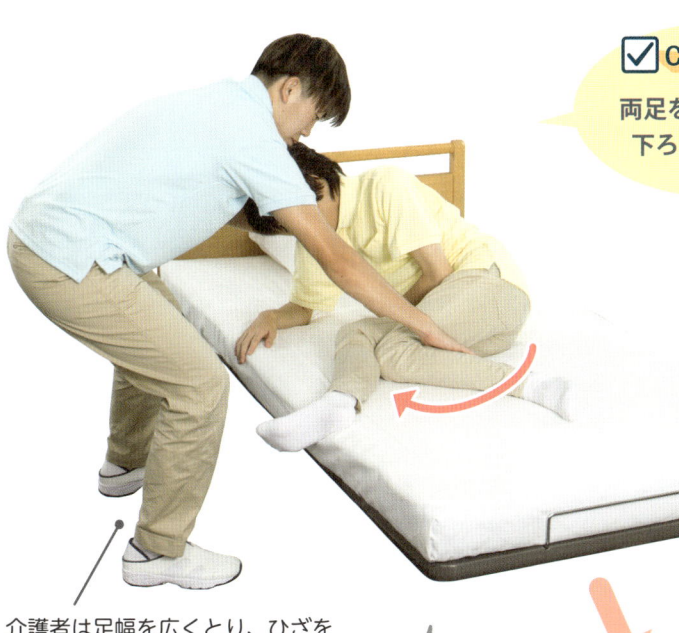

自力でできる 利用者

両足をベッドから下ろしながら、
上体をさらに起こす。

自力でできない 介護者

片方の手で利用者の上体を起こし
ながら、反対の手をひざ裏にかけ
て引き寄せる。

介護者は足幅を広くとり、ひざを
曲げて重心を低くしておく。

Point! 利用者の体を「まわすように
して起こす」とは、**お尻を支
点にして「足を下ろす」と「上体を起こす」
を同時に行うこと**（→P.47）。

自力でできない 介護者

お尻を支点に、利用者の体を
まわすようにして起こす。

\ Goal /

座れましたね。
気分は悪くありませんか？

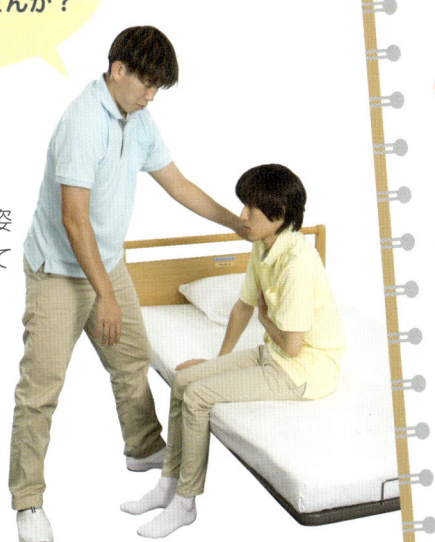

介護者

利用者が安定した姿
勢（端座位）で座れて
いるかを確認する。

Q&A 教えて先生！

Q なぜ起き上がりのとき、いったん横
向き（側臥位）を経由したほうがいいん
ですか？

A 仰向け（仰臥位）からまっすぐ前方に
上体を起こしていくには、大きな力が
必要です。直線的な動きとなるので、
腰を痛めやすいなどのリスクもありま
す。**一度、側臥位になることで、必要
な力も体への負担も軽くできるので、
無理なく安全に起き上がることができ
るのです。**

全介助

全介助が必要になる利用者は、圧迫骨折などによって障害を負っているケースもあります。利用者の体の状態を正しく把握したうえで、自然な動きを意識した介助を行いましょう。

全介助の方法として紹介していますが、
利用者が自力でできるところは利用者自身に動いてもらいましょう。

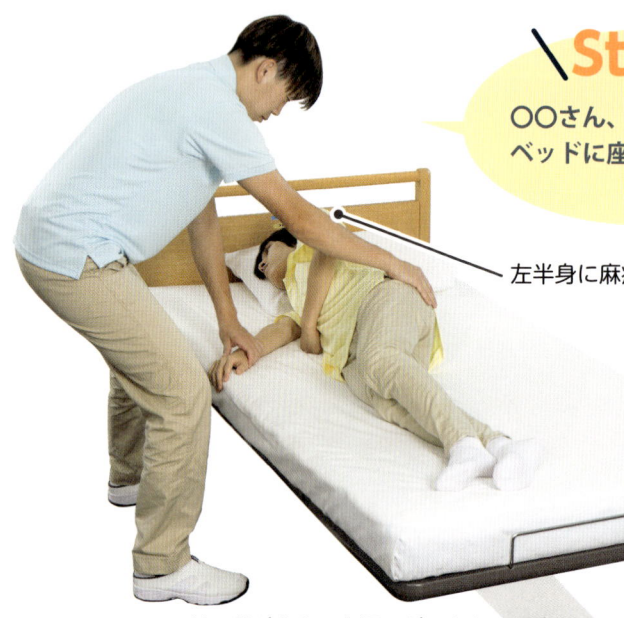

\Start/

〇〇さん、体を起こして
ベッドに座りましょうね

左半身に麻痺がある。

利用者が自力で寝返りができない場合は、
介助して側臥位にする（→ P.44〜45）。

介護者

利用者が顔を向けている側（健側）
に立ち、声をかける。

Point! 介助の途中で、介護者が何度も足をおき換えるとバランスをくずしやすくなる。最後まで立ち位置を変えることなく完了できるのが理想。**利用者のゴールの姿勢をイメージして、立ち位置をとるようにしよう。**

1
肩の下に
手を入れますね

もう一方の手は、
上側の腰（骨盤帯）
におく。

介護者

利用者の肩の下から手を差し入れて、
下側の肩（肩甲帯）を支える。

Point! 利用者の肩（肩甲帯）や腰（骨盤帯）に手をおくときは、**手のひら全体で押さえるようにする。** 安定して支えやすく、力も伝わりやすい。

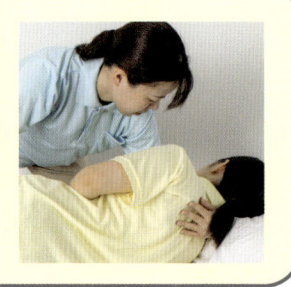

2

足を下ろしながら、
上体を起こしていきますね

介護者

片方の手で利用者の上体を起
こしながら、ひざ裏に手をか
けて引き寄せる。

介護者は足幅を広くとり、ひざ
を曲げて重心を低くしておく。

Point! 全介助が必要となる利用
者は、上体を起こしてい
く中で首（頸椎）を後ろにもってい
かれがち。**肩（肩甲帯）を支えてい
る腕で、頭も支えるようにすると安
定する。**

介護者

利用者のお尻を支点にし、介護者は左右の
手を近づけながら、「足を下ろす」と「上体
を起こす」を同時に行う（→ P.47）と、モー
メントが小さくなるので起こしやすい。

\ **Goal** /

**起き上がれましたね。
気分は悪くはありませんか？**

介護者

利用者が安定して座れて
いるかを確認する。

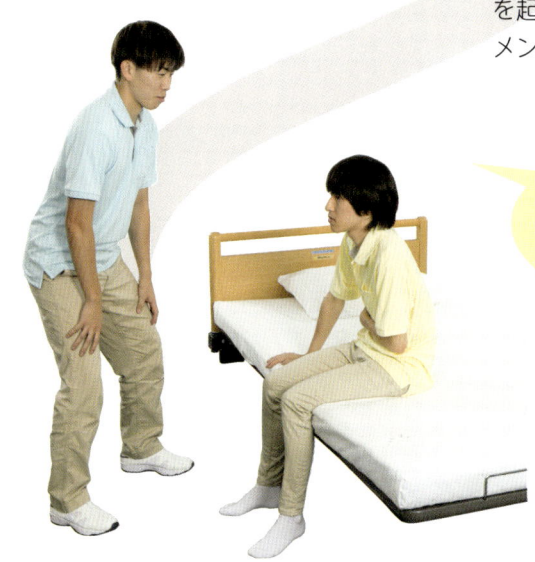

自立動作 一部介助 全介助 ③ 立ち上がる

端座位から立位

自立を目指す介助において、「自力での立ち上がり」は1つの目標になり得ます。ここでは、端座位からの立ち上がり動作について見ていきます。

> **自立動作**　立ち上がりの動作では、両足がつくる支持基底面と重心移動がカギです。ベッドから立ち上がるときの自然な動きを確認していきましょう。

Start 端座位でベッドに座る

ベッドの高さは、ひざの角度が90度以上になるように設定する（→ P.55）。重心は胸の奥あたり。支持基底面は床に接地している足底と、ベッドに接地している太もも裏とお尻部分を合わせた面。

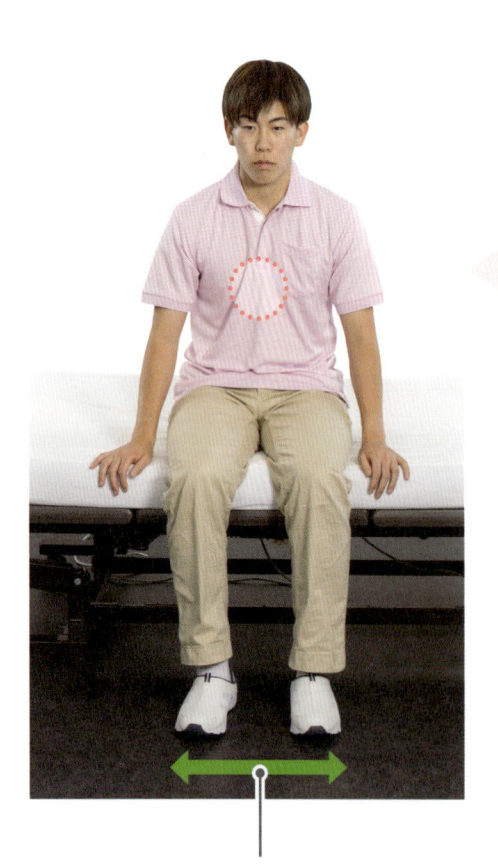

足は腰幅に開いておく。

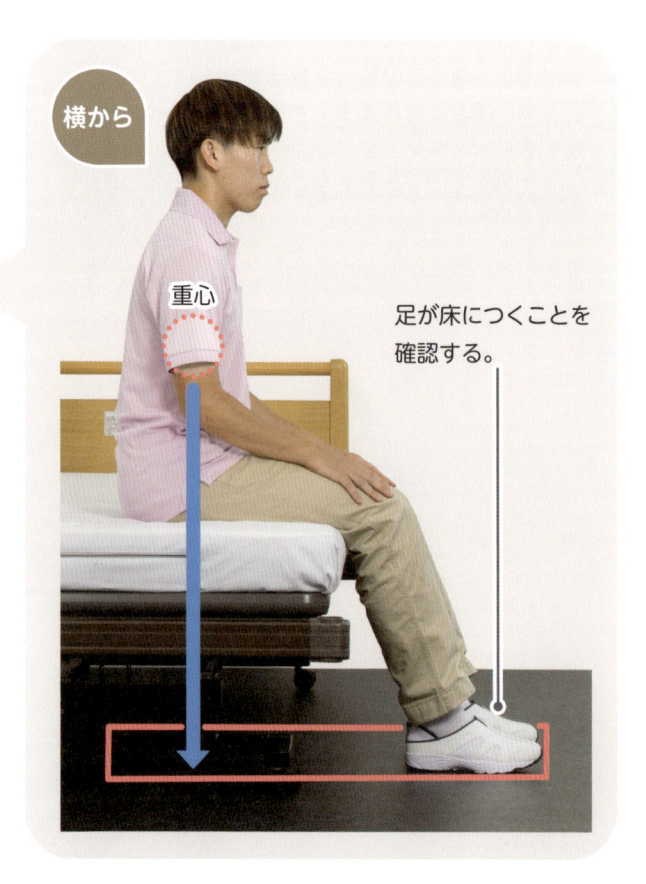

横から

重心

足が床につくことを確認する。

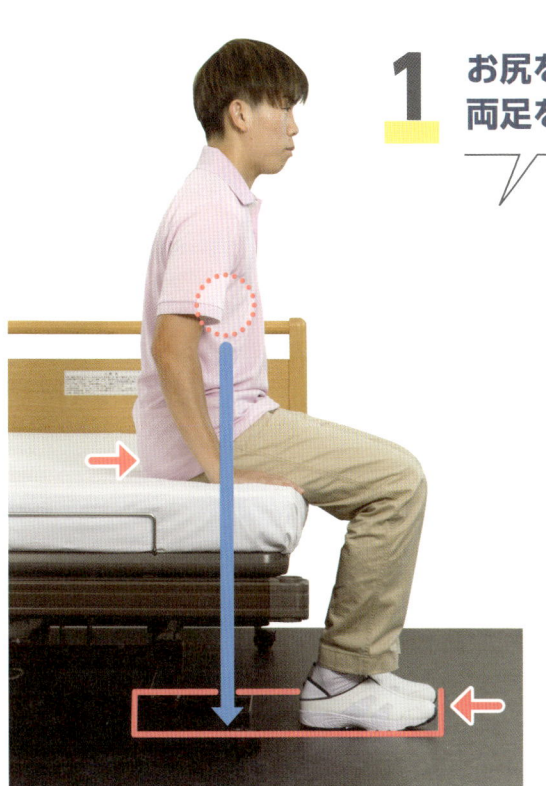

1 お尻を前にずらし、両足を手前に引く

両足を手前に引くことで、足底がつくる支持基底面を重心線に近づけておく。

2 おじぎをして、お尻を浮かせる

頭を前に倒し、おじぎをしていくことでお尻を自然と浮かせる。

Point! お尻が浮くと支持基底面が足底部だけとなり、重心線が外れやすくなる。そのため、**最初の時点で足を腰幅程度に開いて、支持基底面を左右に広くとっておくことが重要。**

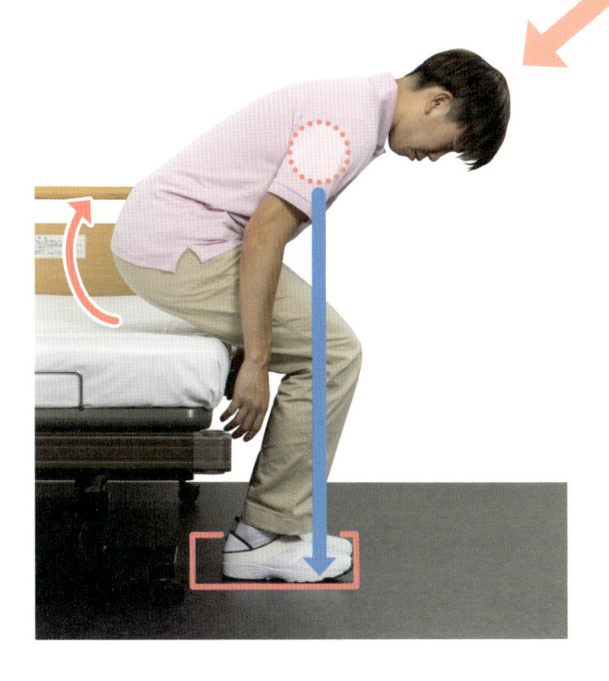

運動学の視点

立ち上がりの動作は、3つのフェーズに分けられます。頸部、体幹、股関節、膝関節などを屈曲させていくフェーズ(第1相)では、体幹と下肢の筋力が必要とされます。重心が外側のくるぶしの前までくると、お尻が浮きはじめます(第2相)。**おじぎを意識することで、重心を前に移しやすくなります。**

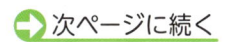次ページに続く

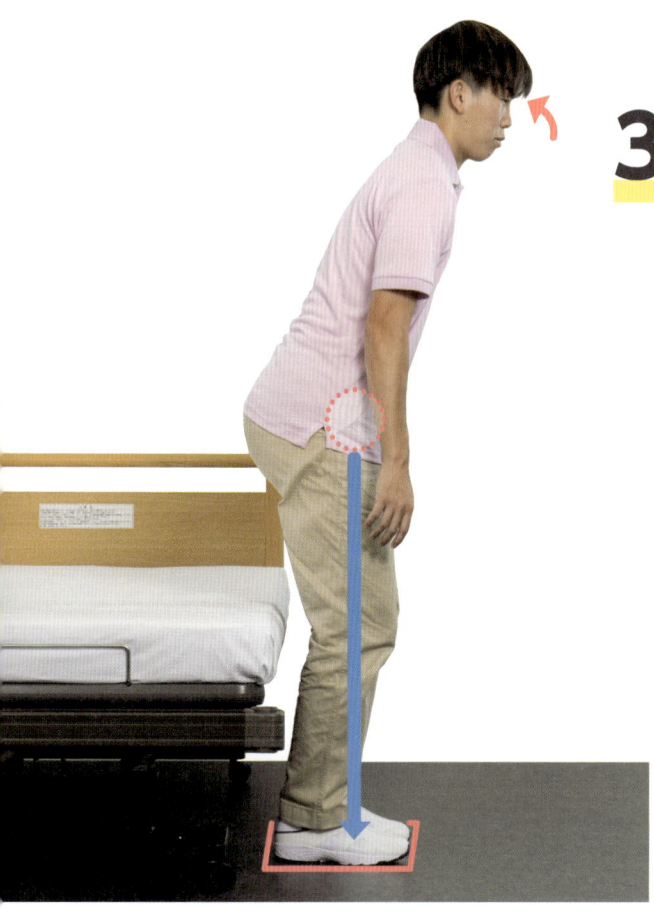

3 頭を上げ、全身を伸ばしていく

小さくなった支持基底面から重心線が外れないよう、バランスをとりながら重心を上に引き上げていく。

運動学の視点

ここからは立ち上がる動作のうち、頚部、体幹、股関節、膝関節などを伸展させていくフェーズ（第3相）です。全身の抗重力筋（頚部伸展筋群、脊柱起立筋群、大殿筋、大腿四頭筋、ハムストリングス、下腿三頭筋など）の力が必要となり、**この力が足りないと自力での立ち上がりは難しくなります。**

Goal 立位

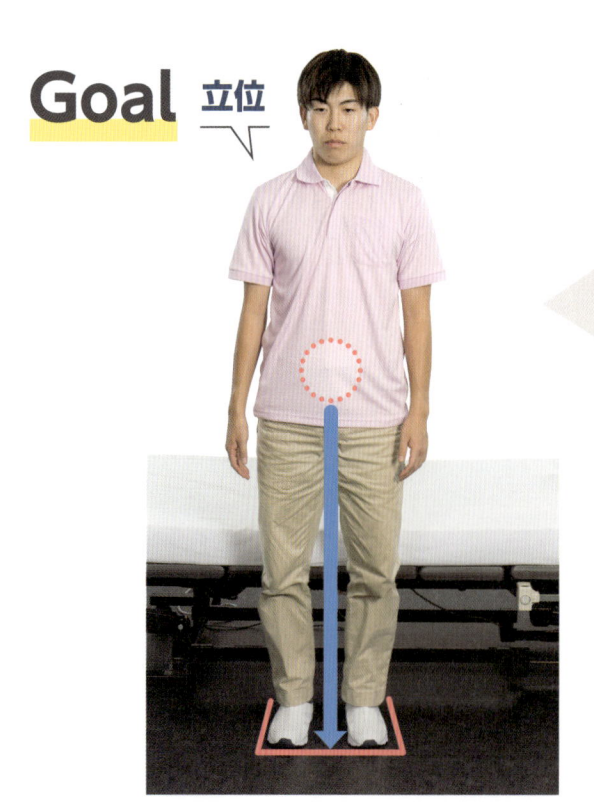

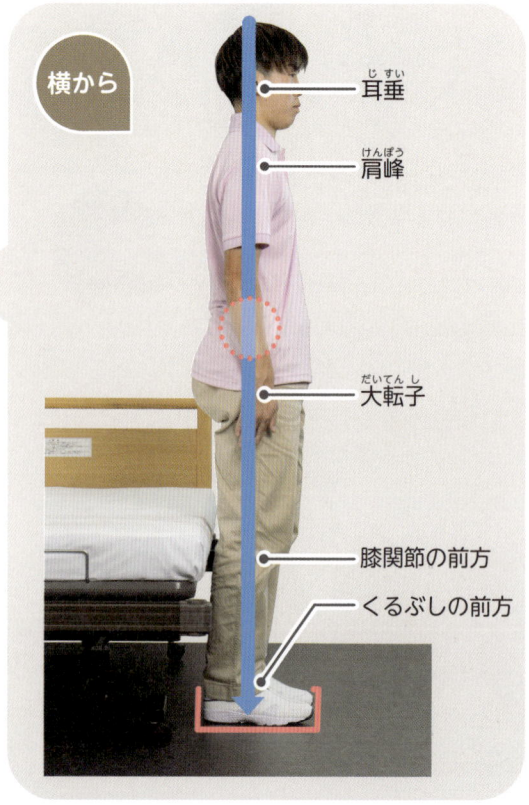

横から

耳垂
肩峰
大転子
膝関節の前方
くるぶしの前方

座面が高いほうがラクに立ち上がれる

ベッドが高い	ベッドが低い

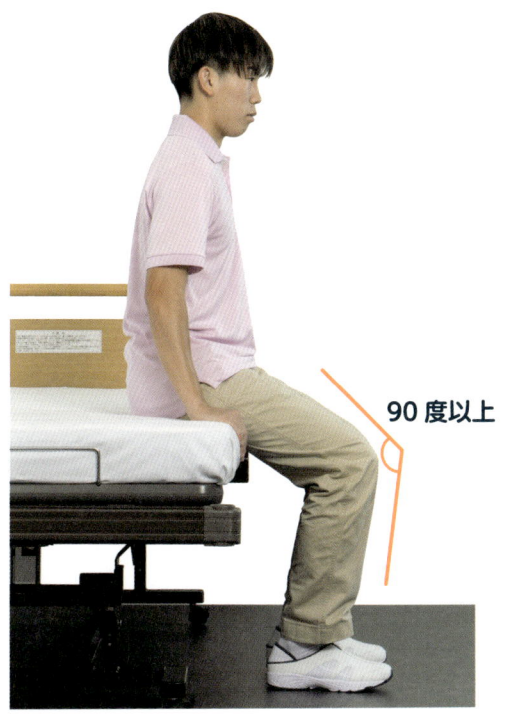

90 度以上

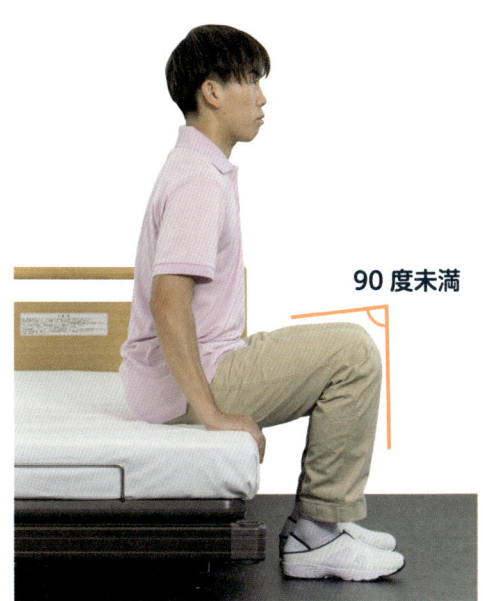

90 度未満

ひざの角度が 90 度より大きい 状態。
立ち上がりやすい。

ひざの角度が 90 度より小さい 状態。
立ち上がりにくい。

　いすやベッドに安定して座っているためには、足底が床にしっかりとつけられる高さが適切です。ただし、そこから立ち上がるというときには、座面を高くしたほうが下肢全体にかかる負担を減らすことができます。座面が低いと、股関節・膝関節の屈曲、足関節の背屈が大きくなりすぎてしまうため、そこからすべてを伸展させていくには相当な筋力が必要となります。

　昇降機能のついた電動ベッドであれば、立ち上がりのときにベッドを高めに設定するといいでしょう。ただし、ベッドを高くしすぎるとお尻がずり落ちてしまうこともあるので、注意してください。

　また、立ち上がりには、座面のかたさも影響します。お尻がしずみ込むほどやわらかい座面では、座位の姿勢が安定しないので、下肢の力を発揮するのが難しくなります。立ち上がりに不安のある人の場合、ふかふかのベッドを使用するのはなるべく避けたほうがよいでしょう。

動作評価 & 一部介助

自力で「おじぎをして、お尻を浮かすこと」ができれば、部分的な介助で立ち上がることができるはず。片麻痺がある利用者の場合は、ひざ折れへのケアがポイントです。

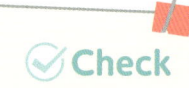

✅ Check

☑ お尻歩きができない
➡ **全介助 1** (P.58)

☑ ひざ折れのケアをしても、お尻を浮かすことができない
➡ **全介助 2** (P.59)

☑ 上体を起こせない
➡ **全介助 3** (P.59)

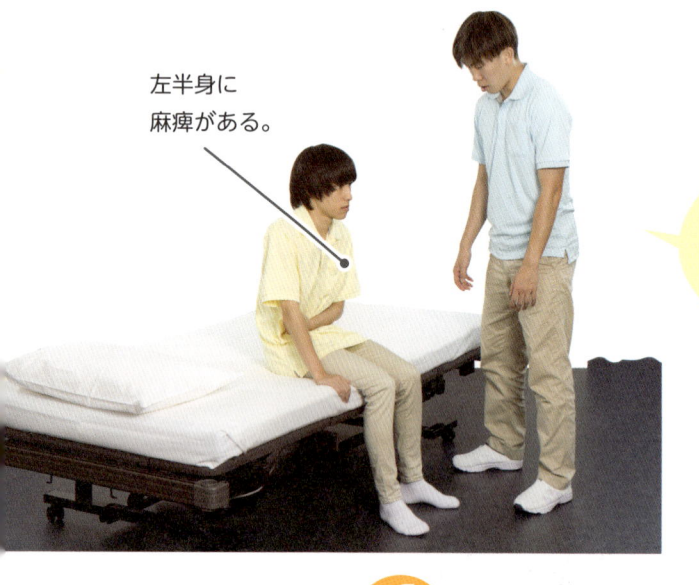

左半身に麻痺がある。

＼**Start**／

〇〇さん、
立ち上がりましょうね。
よろしいですか？

介護者

座っている利用者の患側（麻痺のある側）に立って、声をかける。

☑ Check! **1**

お尻を前にずらせますか？

自力でできる 利用者

健側の手でベッドをつかみ、お尻を前にずらす。

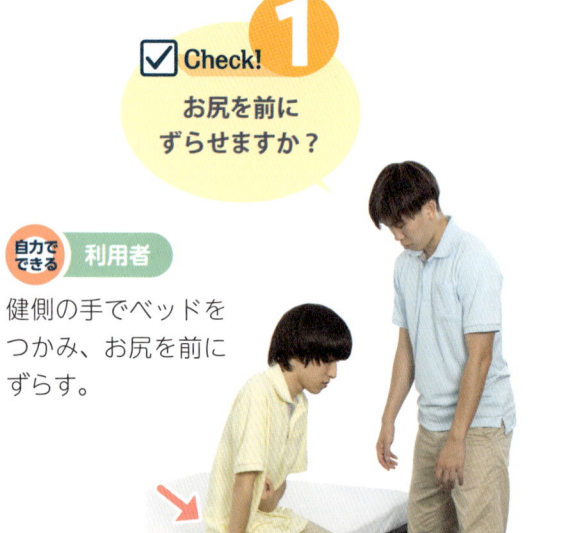

☑ お尻歩きができない
➡ **全介助 1** (P.58)

☑ Check! **2**

足を手前に引けますか？

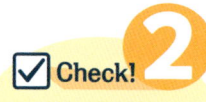

自力でできる 利用者

足を手前に引く。

自力でできない 介護者

利用者の足をもって、手前に移動させる。

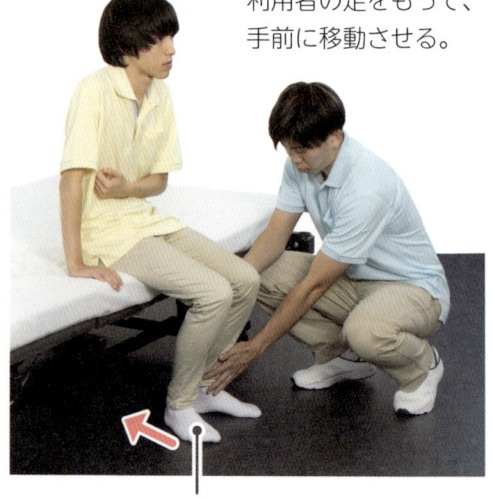

健側の足は、利用者自身で動かしてもらう。

Check! 3

おじぎをして、お尻を浮かすことはできますか？

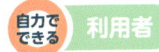

自力でできる 利用者

おじぎをして、お尻を浮かせる。

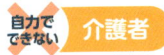

自力でできない 介護者

利用者の患側のひざを押さえて、ひざ折れをケアし（→ P.94）、おじぎをしてお尻を浮かせてもらう。

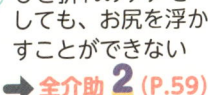

ひざ折れのケアをしても、お尻を浮かすことができない
➡ **全介助 2**（P.59）

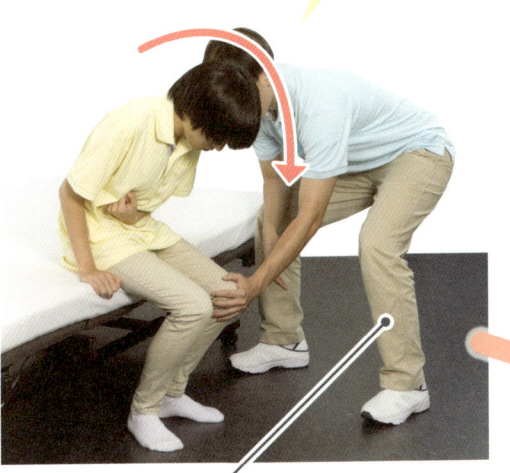

介護者は足幅を広くとり、ひざを曲げて重心を低くしておく。

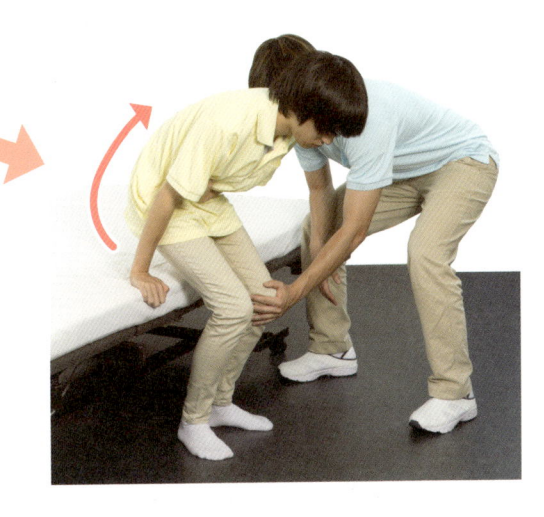

Check! 4

上体を起こしていけますか？

自力でできる 利用者

頭をゆっくりと上げ、全身を伸ばしていく。

自力でできない 介護者

利用者の患側のひざを押さえたまま、頭をゆっくりと上げてもらう。

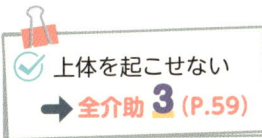

上体を起こせない
➡ **全介助 3**（P.59）

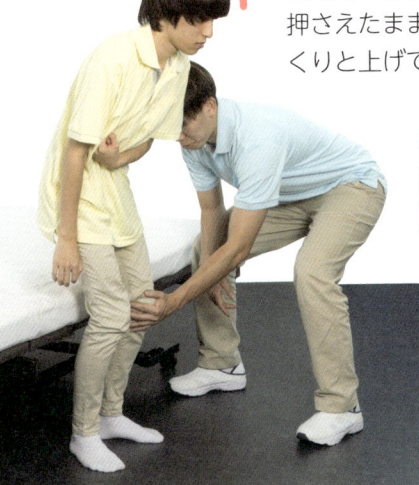

Goal

立てましたね。ふらつきはありませんか？

介護者

利用者の立位が安定していることを確認する。

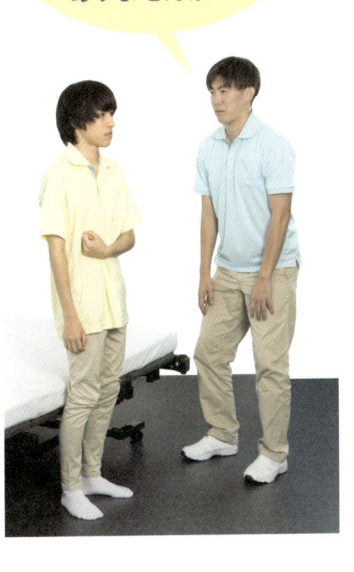

 **Point!** 片麻痺がある利用者は立位保持が難しく、転倒のリスクが高くなる。**いつでも利用者を支えられるように備えておくことが大切。**

全介助

お尻が浮かない利用者を腕力でもち上げる介助は、介護者の負担となるだけでなく、利用者にも不快感を与えてしまいます。無理のない体勢を意識することが大切です。

全介助の方法として紹介していますが、
利用者が自力でできるところは利用者自身に動いてもらいましょう。

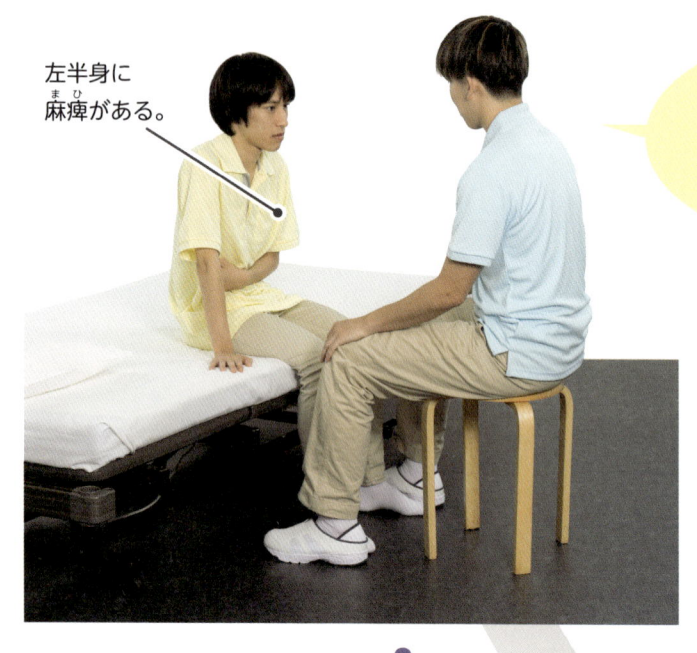

左半身に麻痺がある。

\ **Start** /

〇〇さん、
立ち上がりましょうか。
よろしいですか？

介護者

座っている利用者の正面に
いすをおいて座る。

Point! 介護者が中腰になって利用者の正面に立つのではなく、**介護者がいすに座ると、安全かつ負担も小さく介助できる。**

1

お尻を前に
ずらしますね

介護者

利用者の腰（骨盤帯）を
両側から支え、少しずつ
前にずらす。

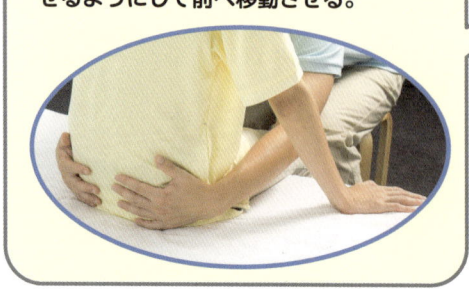

Point! 利用者の腰（骨盤帯）を手のひら全体で押さえ、左右交互にお尻を浮かせて、**少しずつ引き寄せるようにして前へ移動させる。**

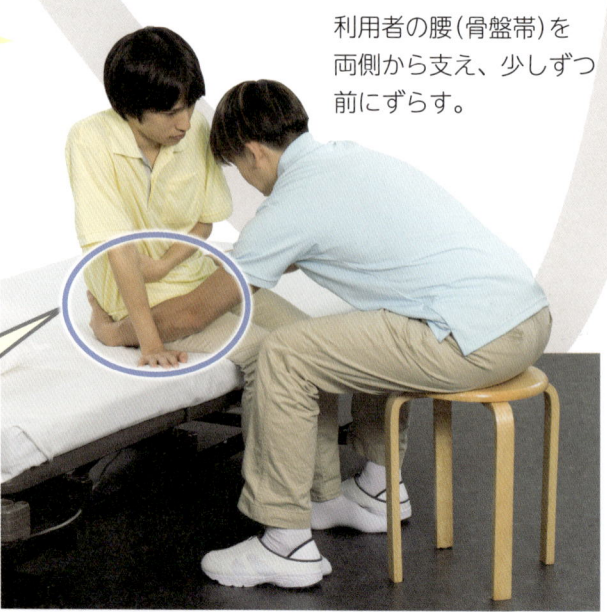

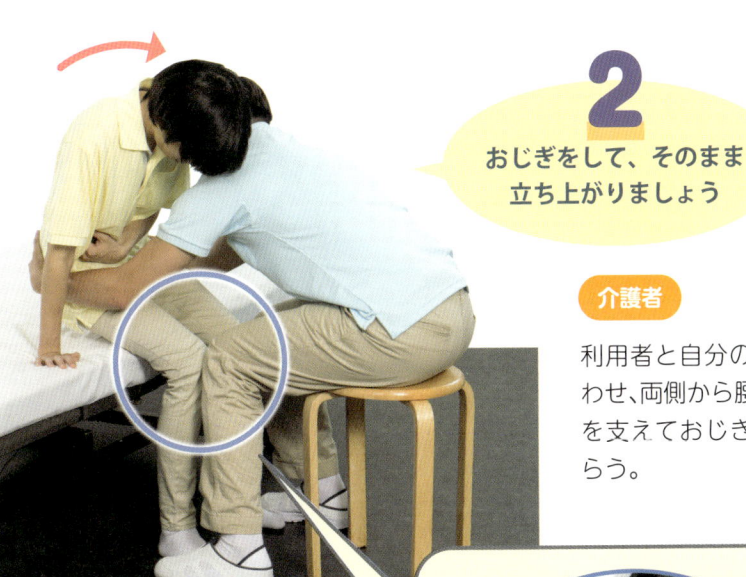

2

**おじぎをして、そのまま
立ち上がりましょう**

利用者と自分のひざを合わせ、両側から腰（骨盤帯）を支えておじぎをしてもらう。

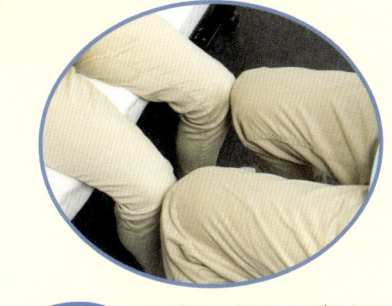

3

**上体を起こして
いきますよ**

利用者の腰（骨盤帯）を支えながら両手を自分に近づけるようにして、利用者の上体を起こしていく。

Point! 力ずくで「もち上げる」のはNG。**利用者におじぎをしてもらうと、重心が前に移動するので、お尻は浮きやすくなる。** また、立ち上がるときに利用者がひざ折れしないよう、ひざを合わせておくことも忘れないようにしよう（→P.94）。

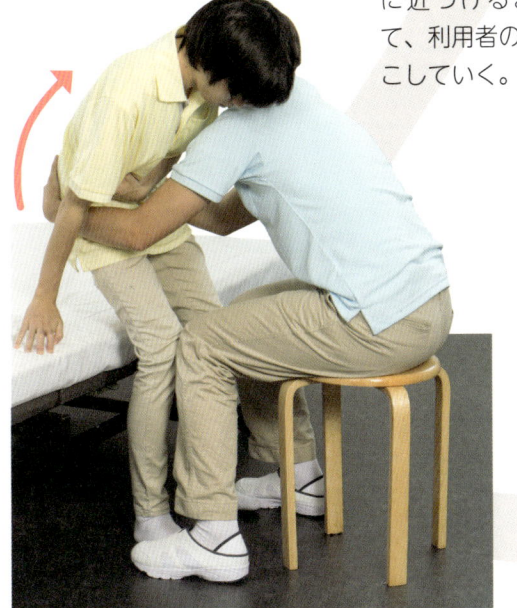

\Goal/

**立てましたね。
ふらつきはありませんか？**

利用者の立位が安定していることを確認する。

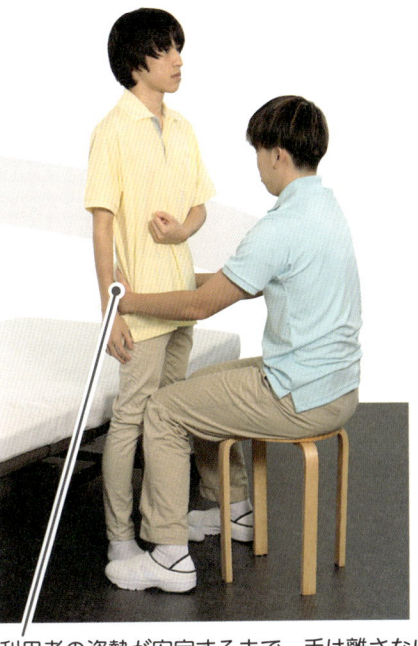

利用者の姿勢が安定するまで、手は離さない。

自立動作
一部介助
全介助

4 座る・寝る

立位→端座位→仰臥位

「座る→寝る」は、「寝返り→起き上がる→立ち上がる」の反対に進んでいく動作です。
重心移動を意識して、一連の動作を確認していきます。

自立動作 座るときも、立ち上がるときと同じように「おじぎ」の動作がポイントとなります。座ってから仰向けで寝る（端座位から仰臥位）までの動作も、続けて見ていきましょう。

Start ベッドの前に立つ（立位）

1 おじぎをしながら、
お尻を下ろしていく

ここで、端座位になる。

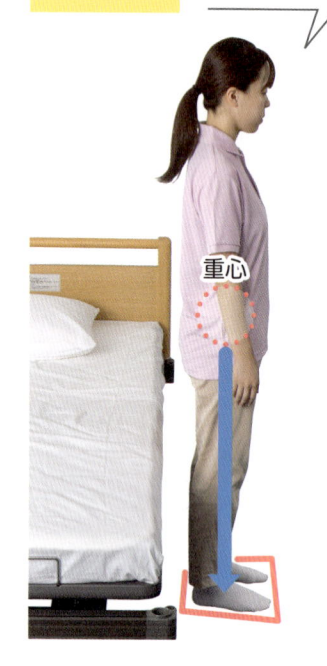

重心

立っているときの重心は、へその下。支持基底面は、両足の足底をかこんだ面。両足を腰幅くらいに開いておくと支持基底面が広くなり、立位から座位へと体勢を変えるときにもバランスをくずしにくい。

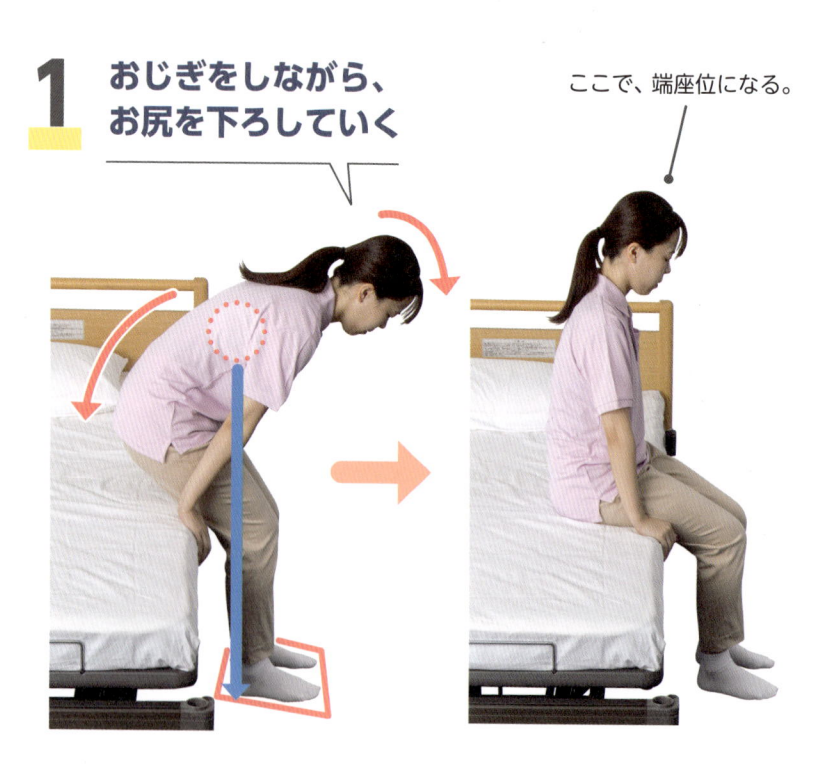

おじぎが深すぎると、重心が前方にいきすぎて倒れやすくなる。逆におじぎが浅すぎると、重心線は後ろに外れてドスンと尻もちをつくような座り方になってしまう。ひざを曲げて、重心線が支持基底面から外れないようにすることが重要。

2 上体を倒していくほうの 手をついて、片ひじ立ちになる

手のひらからひじまでをベッドに
つけたまま、上体を倒していく。

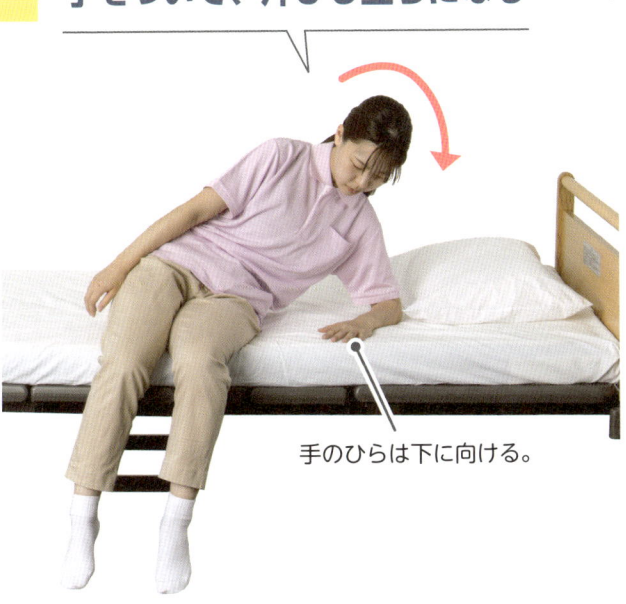

手のひらは下に向ける。

Point! 指先を枕のほうに向けて手をつくと、腕がつっかえ棒のようになって、ひじをつくことも、上体を倒していくこともできない。**片ひじ立ちの姿勢になるには、指先を自分のほうに向けて手をつく必要がある。**

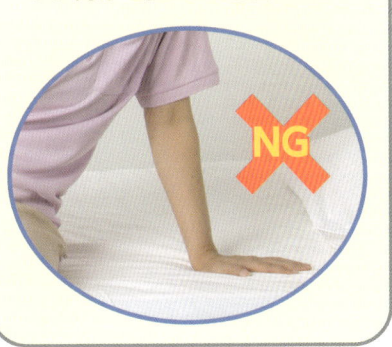

NG

PART 2 起居動作の介助

3 上体を倒しながら、 両足をベッドの上にのせる

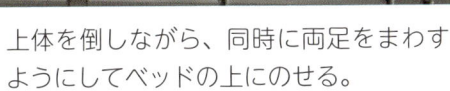

上体を倒しながら、同時に両足をまわす
ようにしてベッドの上にのせる。

Point! 起き上がりのときに行った「両足を下ろしながら、上体を起こす」(→P.47)の、逆方向の動作。**お尻を支点にし、「上体を倒す」と「両足をのせる」を同時に行う。**

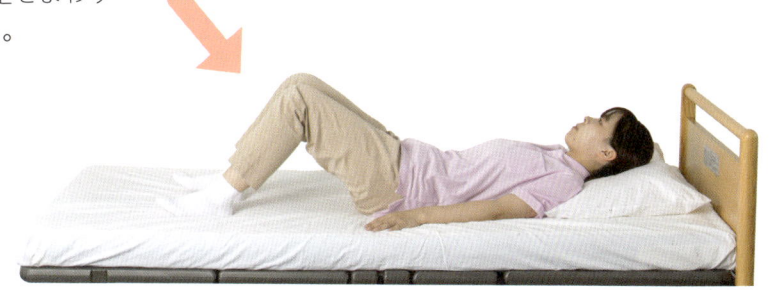

Goal 仰向け（仰臥位）

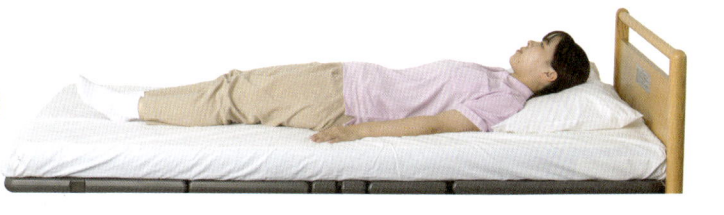

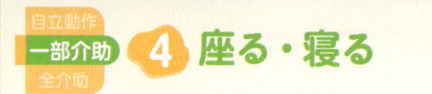
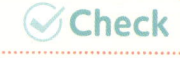

動作評価 & 一部介助	「座る」「寝る」がスムーズにできない利用者は、筋力不足や関節痛を感じているおそれがあります。仰向けで寝るまでの動作を見守りながら、サポートしていきましょう。

☑**Check**

✅ ひざ折れをケアしてもお尻を下ろせない
➡ **全介助 1** (P.64)

✅ 動きをサポートしても片ひじ立ちになれない
➡ **全介助 2** (P.65)

✅ 左右どちらの足も上げられない
➡ **全介助 2** (P.65)

\ Start /

〇〇さん、ベッドに横になりましょう

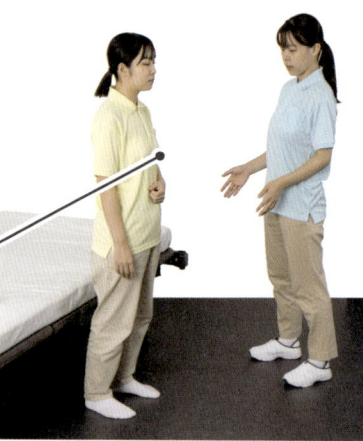

左半身に麻痺（まひ）がある。

介護者

利用者の患側のほうに立って声をかける。

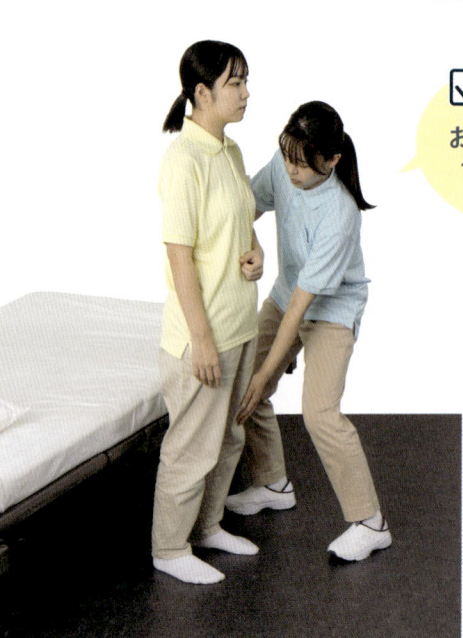

☑ **Check! 1**

お尻をゆっくりと下ろせますか？

自力でできる **利用者**

おじぎをしながら、ゆっくりとお尻を下ろしていく。

自力でできない **介護者**

利用者の患側のひざを押さえて、ひざ折れをケアし（→ P.94）、おじぎをしてゆっくりとお尻を下ろしてもらう。

後方への転倒を防ぐため、肩（肩甲帯）も支えながら行う。

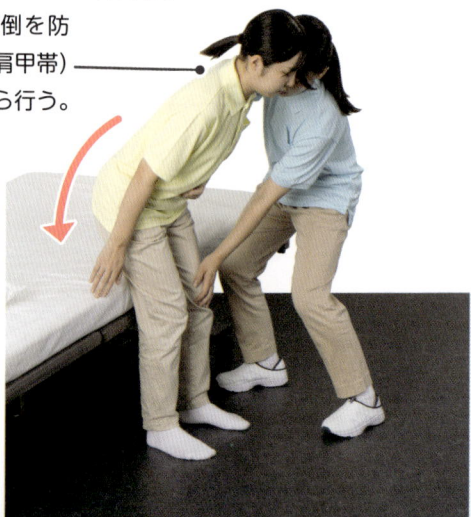

✅ ひざ折れをケアしてもお尻を下ろせない
➡ **全介助 1** (P.64)

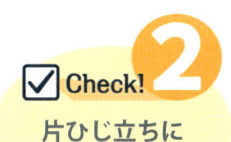

☑ Check! 2
片ひじ立ちに なれますか？

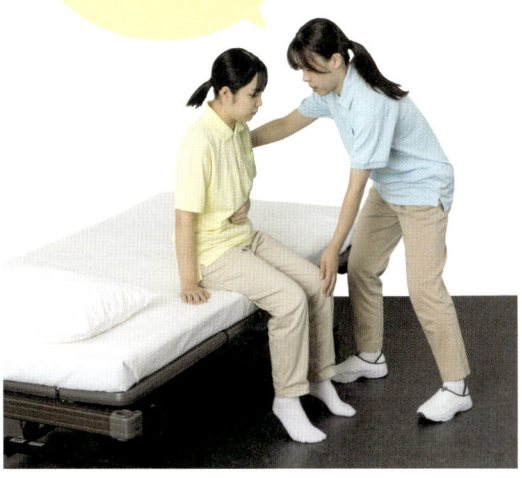

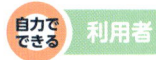
自力でできる 利用者

ベッドにひじをついて、上体を倒していく。

自力でできない 介護者

利用者の患側のひざと肩に手を添え、動きをサポートする。

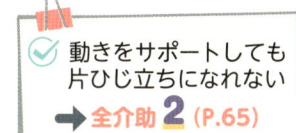
☑ 動きをサポートしても 片ひじ立ちになれない
➡ **全介助 2** (P.65)

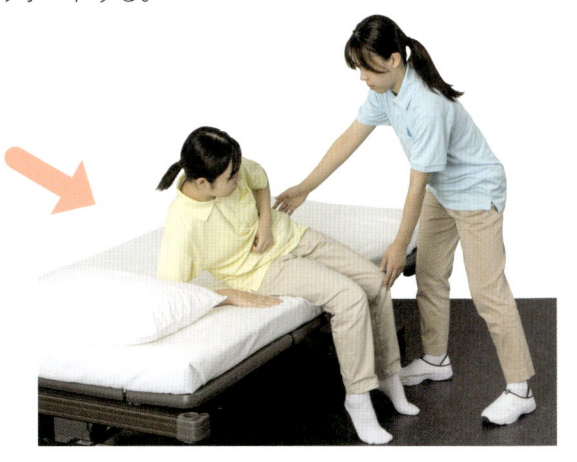

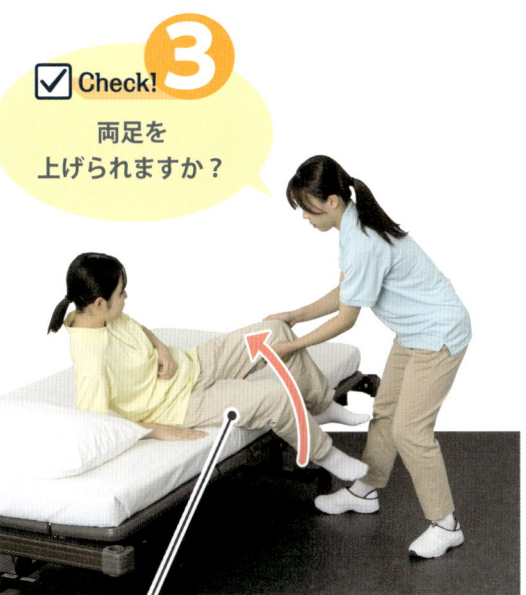

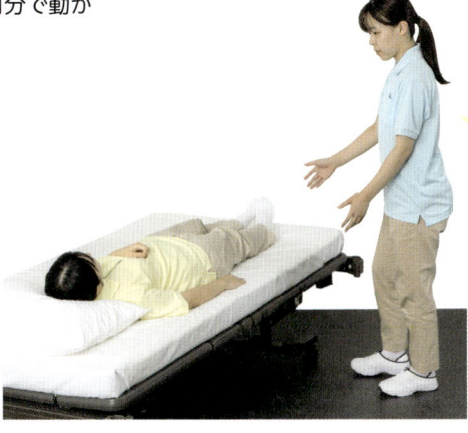

☑ Check! 3
両足を 上げられますか？

健側の足は、利用者自身で動かせるなら、自分で動かしてもらう。

自力でできる 利用者

お尻を支点にして、まわすようにしてベッドの上に足をのせる。

自力でできない 介護者

患側の足をもって、ベッドの上へのせる。

☑ 左右どちらの足も 上げられない
➡ **全介助 2** (P.65)

\ Goal /
横になれましたね。気分は悪くありませんか？

介護者

利用者の姿勢を整えながら、体調を確認する。

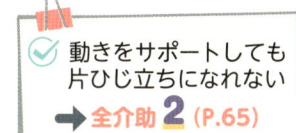
PART **2**
起居動作の介助

全介助

　自力で体をコントロールできない利用者の場合、重力に引っ張られて勢いよく座ってしまうと、着地の衝撃が大きくなって危険です。スピードを抑えた介助を行うようにしましょう。

全介助の方法として紹介していますが、
利用者が自力でできるところは利用者自身に動いてもらいましょう。

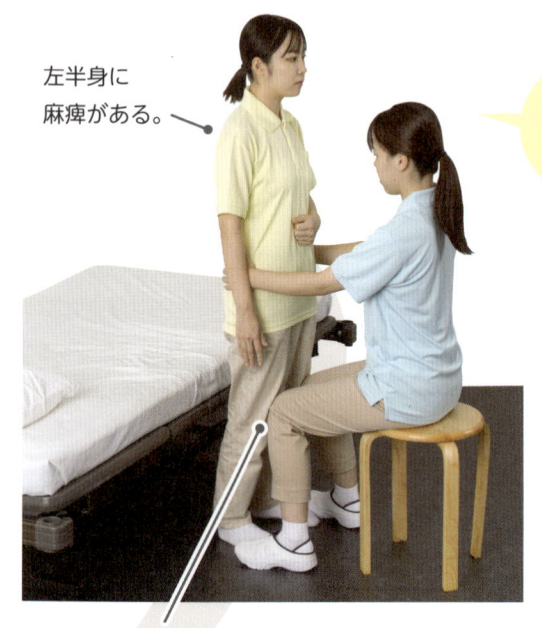

左半身に麻痺がある。

ひざ折れ防止のため、ひざを合わせる（→ P.94）。

\ Start /

〇〇さん、ベッドに横になりましょうね。まずは座りましょう

介護者

利用者の正面にいすをおいて座り（→ P.58）、腰（骨盤帯）に手を添える。

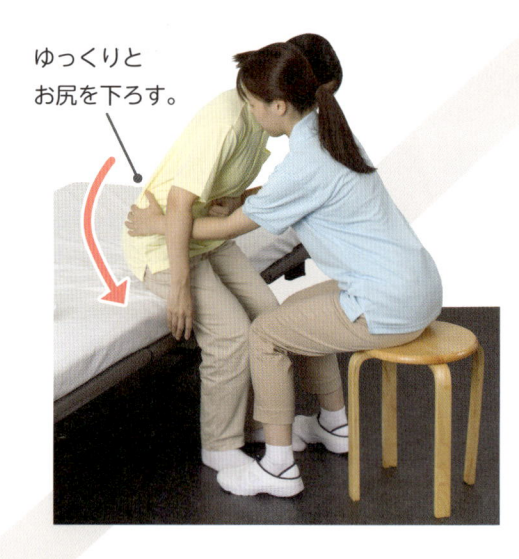

ゆっくりとお尻を下ろす。

1

おじぎをしながら、お尻を下ろしていきましょう

おじぎをしてもらう。

介護者

利用者の腰（骨盤帯）を支えながら、お尻を下ろしていく。

 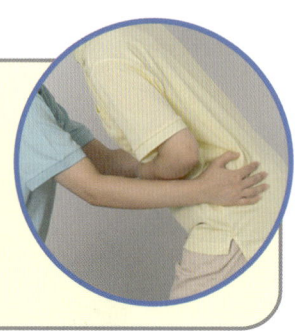

Point! 利用者の腰（骨盤帯）に**手を添えるときは、手のひら全体で押さえるようにすると安定する。**支えやすく、力も伝わりやすい。

2

> **ベッドに横になりましょうね**

介護者

利用者の肩（肩甲帯）と、ひざ裏に手をかける。

利用者がベッドに寝たときに頭がくるほうに立つ。

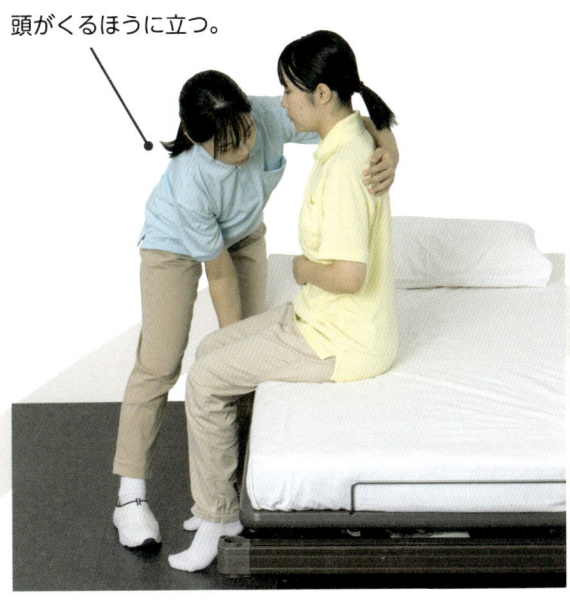

運 動 学 の 視 点

　肩（肩甲帯）とひざ裏においた手を近づけるようにすると、**利用者の体が小さくたたまれるので、モーメントが小さくなり、動かしやすくなります**（→ P.27）。利用者の体が伸び切った状態では、動かすのに大きな負荷がかかります。

NG

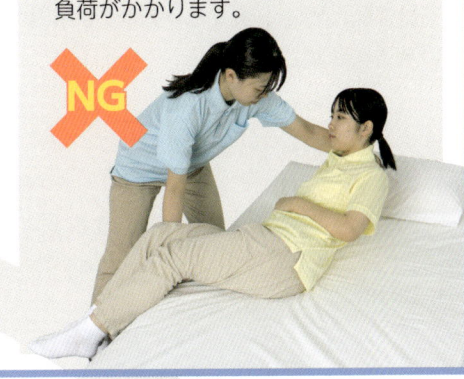

介護者

利用者の上体を倒しながら、自分のほうに上体をまわすようにし、利用者の両足をベッドにのせる。

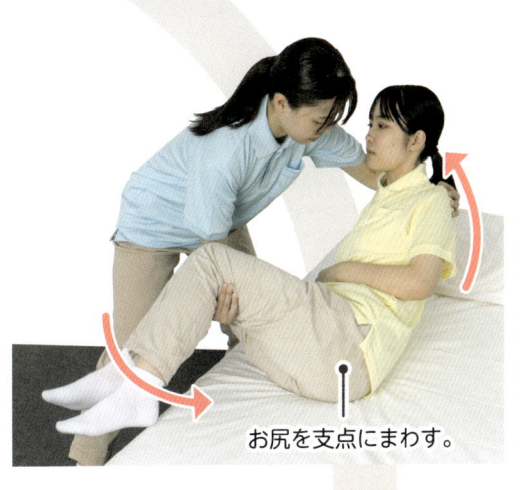

お尻を支点にまわす。

\\Goal/

> **仰向けになれましたね。気分は悪くありませんか？**

介護者

利用者の姿勢（仰臥位）を整えながら、体調を確認する。

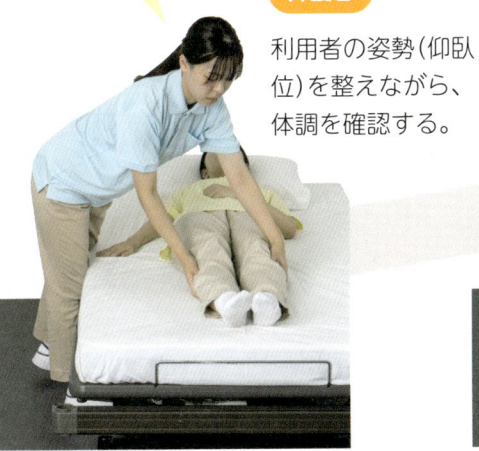

介護者

利用者の全身がベッドにのったら、頭を枕の上へゆっくりと下ろす。

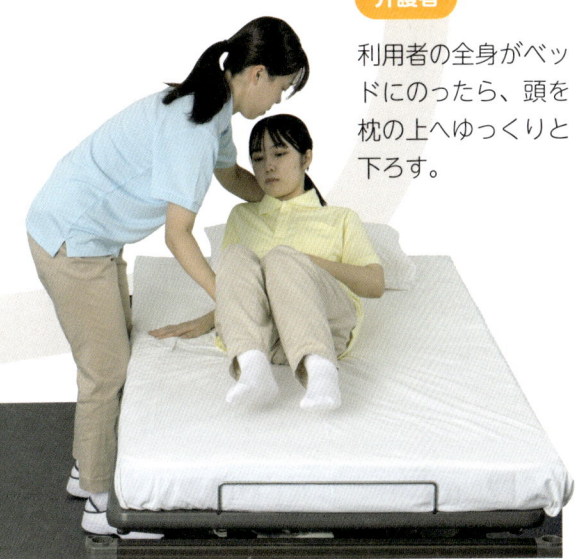

自立動作 一部介助 **全介助**

5 奥から手前へ水平移動させる

寝ている利用者を、奥から手前へ水平に移動させる介助について、まずは福祉用具を使わない方法を解説します。

全介助 ① 福祉用具なし

仰臥位（ぎょうがい）の接地面は大きく、肩（肩甲帯）と腰（骨盤帯）にはとくに大きな圧がかかっています。そのため、重たいところを中心に少しずつ移動させるのがポイントです。

> 全介助の方法として紹介していますが、利用者が自力でできるところは利用者自身に動いてもらいましょう。

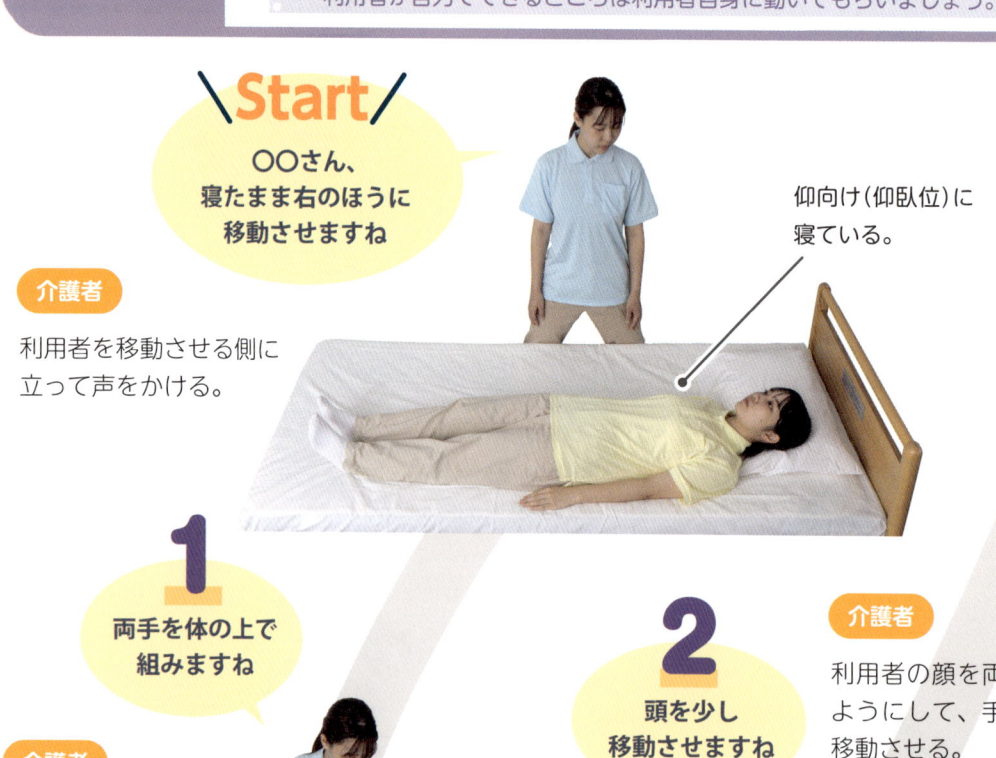

＼ Start ／

> ○○さん、寝たまま右のほうに移動させますね

仰向け（仰臥位）に寝ている。

介護者
利用者を移動させる側に立って声をかける。

1

> 両手を体の上で組みますね

介護者
利用者の手をとって、胸の上で組む。

2

> 頭を少し移動させますね

介護者
利用者の顔を両手で包むようにして、手前に少し移動させる。

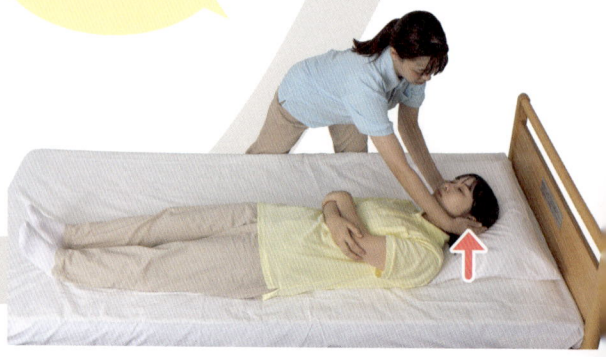

3

**体を動かして
いきますね**

PART 2
起居動作の介助

介護者

利用者の肩（肩甲帯）、腰（骨盤帯）を両側から支え、順に少しずつ手前に移動させる。

運動学の視点

全身を一度に移動させようとすると摩擦も大きく、利用者の体にかかる負荷も大きくなってしまいます。**頭、肩（肩甲帯）、腰（骨盤帯）、脚と4つの部位に分け、少しずつ動かしていきましょう。**脊椎（せきつい）の可動域を超えて大きく動かそうとすると、痛みやけがにつながってしまうので要注意です。

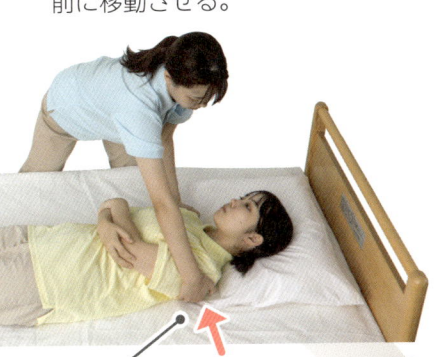

肩を手前に少し動かす。

腰を少し手前に動かす。

4

足を動かしますね

介護者

利用者の脚をもち、手前に少し移動させる。

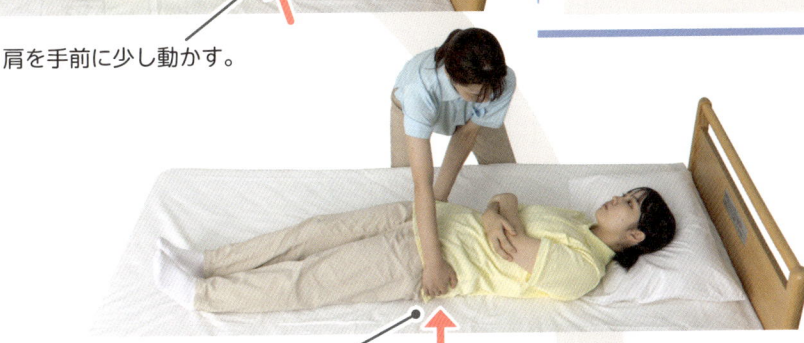

\\ **Goal** /

**移動できましたよ。
痛いところはありませんか？**

介護者

2〜**4**をくり返し、全身を手前に移動させる。利用者の姿勢（仰臥位）を整えながら、体調を確認。

運動学の視点

手前から奥に移動させたい場合も、基本的な手順は同じです。ただし、手前から奥に「押して」移動させるより、**奥から手前に「引き寄せる」ほうが大きな力を発揮できます。**ベッドの向こう側にスペースがあるのであれば、まわり込んで介助するほうがスムーズな移動が可能でしょう。

全介助 ② スライディングシート

スライディングシートを利用者の体の下に敷くと、すべりがよくなり、ラクに体を移動させることができます。肩（肩甲帯）と腰（骨盤帯）をカバーできる大きさのシートを使いましょう。

全介助の方法として紹介していますが、
利用者が自力でできるところは利用者自身に動いてもらいましょう。

スライディングシートを
手前に広げておく。

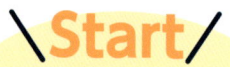

Start

〇〇さん、寝たまま
**右のほうに移動しますね。
スライディングシートを
使いますね**

介護者

利用者を移動させる側に
立って声をかける。

利用者の手をとって胸の上で組み、
手前の足をもって奥の足の上に重ねる。

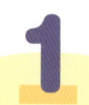

**スライディングシートを
体の下に敷きますね**

介護者

利用者の腰（骨盤帯）と肩（肩甲帯）に手を添えて、腰、肩の順に押し上げる。

顔を向こうに向けてもらう。

**！** 横向きにした利用者の
体の下に、シートの端
をできるだけ入れ込む。
このとき、**頭からお尻
までが、シートの上に
のるように敷くことが
ポイント。**

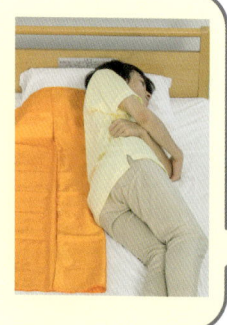

介護者

片手で利用者の体を支えながら、
シートの端を体の下へ押し込む。

2

体を手前に起こして、
シートを広げていきますね

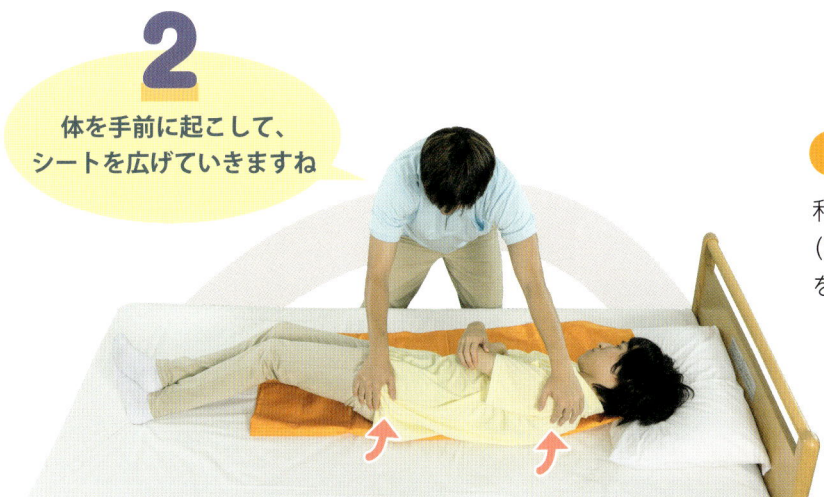

介護者

利用者の肩（肩甲帯）と腰
（骨盤帯）に手を添えて、体
を手前に起こす。

3

体をもどしますね

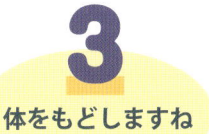

介護者

片手で利用者の体を支えながら、
シートを奥側に広げる。

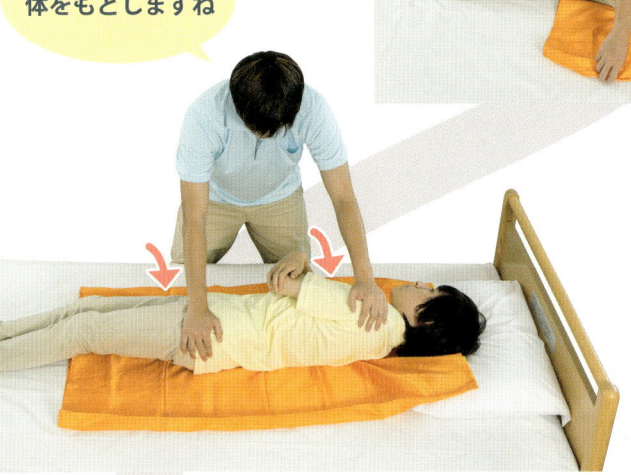

介護者

利用者の体を仰向けにもどす。

介護者

利用者の肩（肩甲帯）と腰（骨盤
帯）に手を添えて、シートの上を
すべらせて手前に引き寄せる。

4

体をこちらに
移動させますね

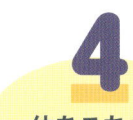

あごを引いてもらう。

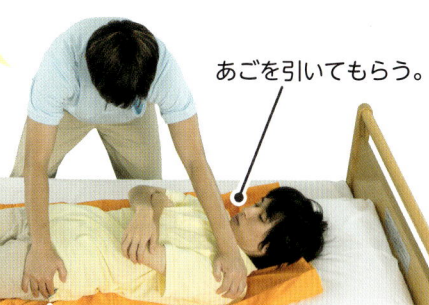

Point! 利用者の**肩（肩甲
帯）**と**腰（骨盤帯）**
が**シートの上にのっているこ
と**を確認してから行うこと。

重ねた足を下ろしておく。

➡ 次ページに続く

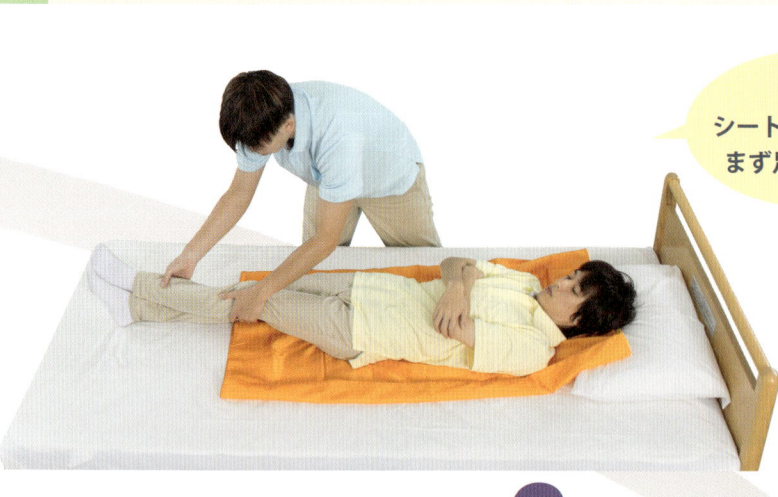

5

シートを外しますね
まず足を重ねます

介護者

利用者の奥側の足を、
手前の足の上に重ねる。

6

体を手前に
起こしますね

介護者

利用者の肩（肩甲帯）と腰
（骨盤帯）に手を添えて、
体を手前に起こす。

顔をこちらに
向けてもらう。

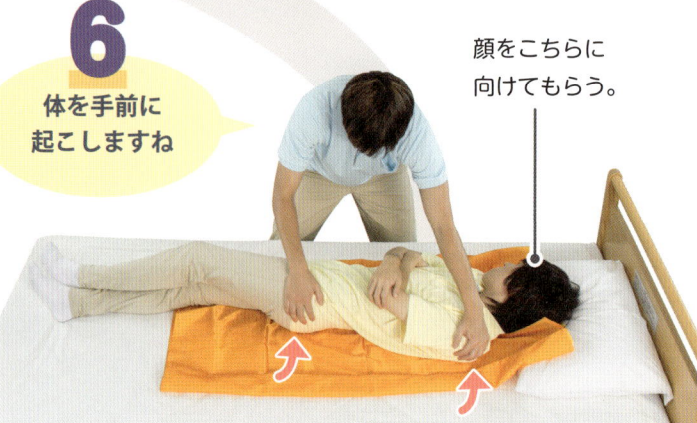

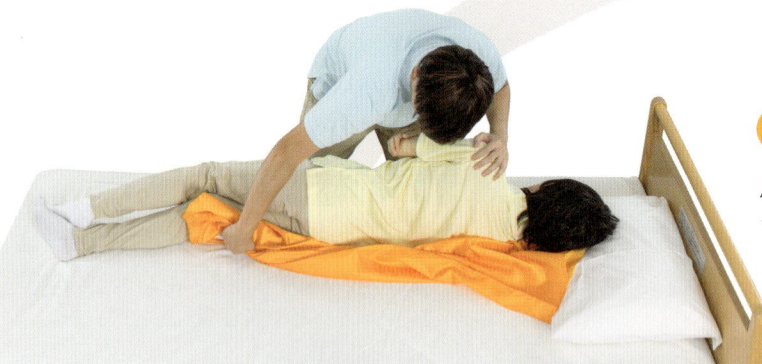

介護者

片手で利用者の体を支えながら、
シートを体の下に押し込む。

7

体をもどしますよ

介護者

利用者の体を仰向けにもどす。

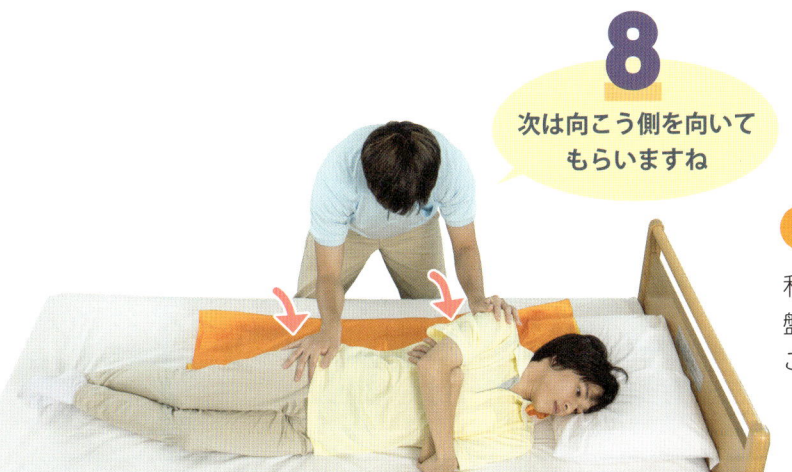

8

次は向こう側を向いて
もらいますね

利用者の肩（肩甲帯）と腰（骨
盤帯）に手を添えて、体を向
こう側に向けて起こす。

PART
2
起居動作の介助

片手で利用者の体を支えながら、
シートを抜きとる。

9

体をもどしますね

利用者の体を仰向けにもどし、
組んだ手や足を直す。

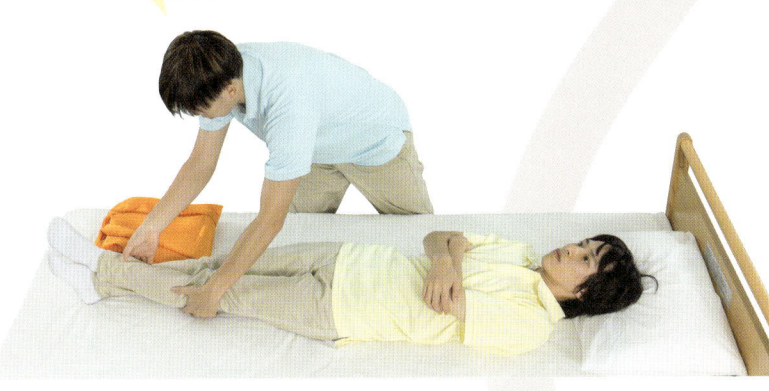

\ **Goal** /

移動できましたよ。
どこか痛いところは
ありませんか？

利用者の姿勢（仰臥位）を整
えながら、体調を確認する。

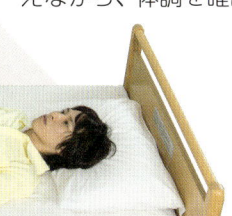

自立動作
一部介助
全介助

6 枕のほうへ水平移動させる

枕から頭がずり落ちてしまった利用者を引き上げるには、枕のほう（上方）へ移動させることが必要です。福祉用具を用いて、上方へ移動させる介助方法を解説します。

全介助
すべり止め
シート

　すべり止めシートを使うと、筋力不足の利用者でも「ベッドを押す力」を発揮しやすくなります。利用者の体の状態に合わせた介助を行っていきましょう。

全介助の方法として紹介していますが、
利用者が自力でできるところは利用者自身に動いてもらいましょう。

\Start/

〇〇さん、
枕のほうに移動しますね

介護者

寝ている利用者に
声をかける。

両手は胸の上で
組んでもらう。

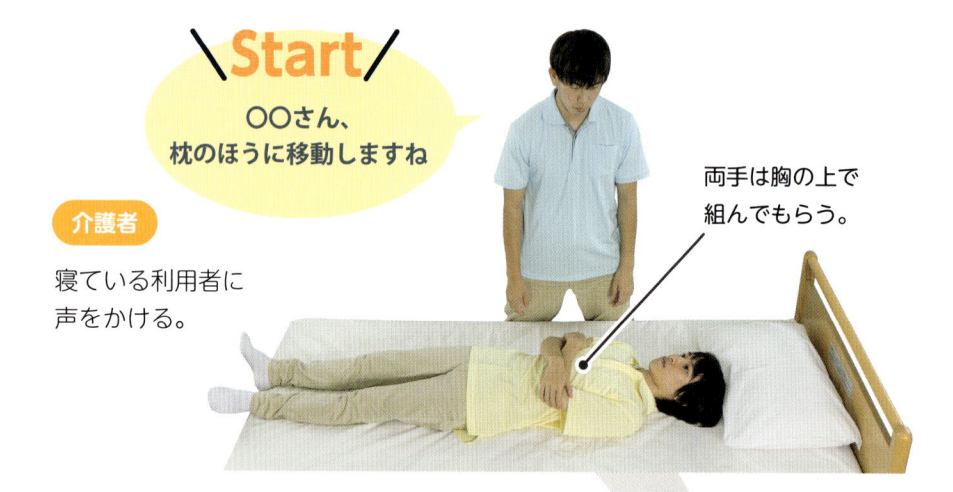

1

すべり止めシートを
使いますね

介護者

利用者の両ひざを立て、かかとの下にすべり止めシートを敷く。

勢いあまって利用者が頭をぶつけないよう、ヘッドボードに枕を立てかけておく。

Point! 利用者の筋力が弱くてうまくベッドを押すことができないときは、**足の甲を手で押さえてあげる**とよい。利用者が力を発揮する補助になる。

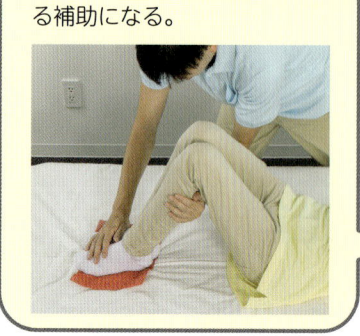

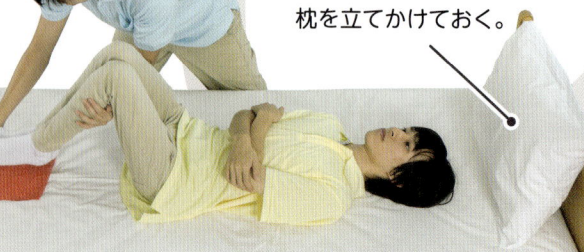

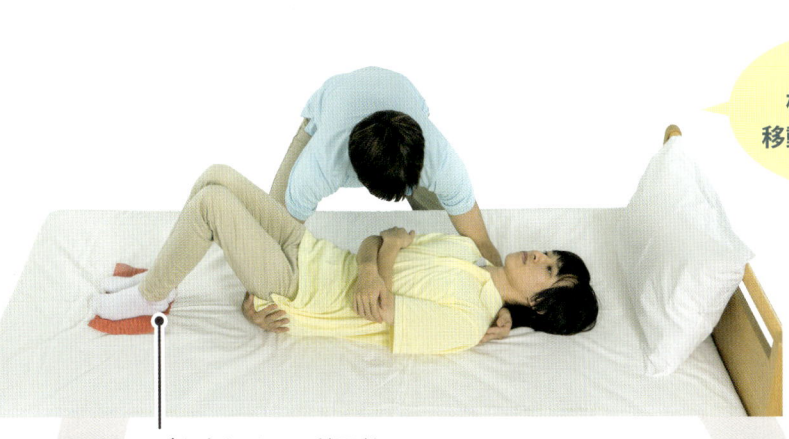

2

枕のほうへ
移動させますね

タイミングを合わせて、利用者に
かかとでベッドを押してもらう。

介護者

利用者の体の下に手をさし入れ、腰（骨盤帯）と肩（肩甲帯）を手のひらで支え、枕のほうへ移動させる。

左右の腕をワイパーのように水平に、同時に動かす（→ P.75）。

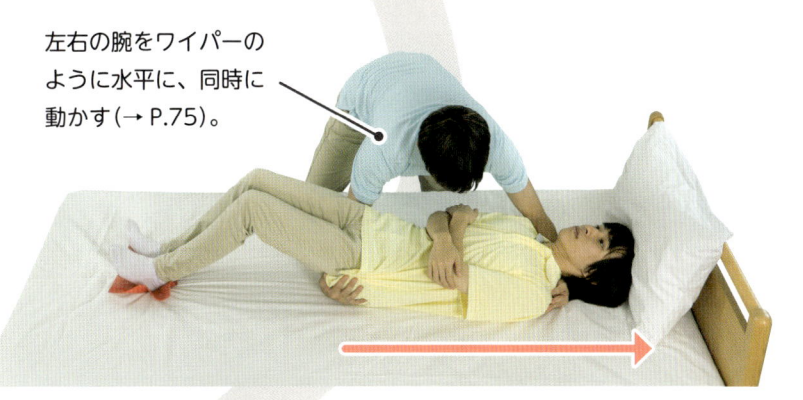

3

枕の上に頭を
のせますね

介護者

利用者の頭を支えながら、枕をさし入れる。

\\Goal/

移動できましたよ。
気持ち悪くは
ありませんか？

介護者

利用者の足もとからすべり止めシートを外し、体調を確認する。

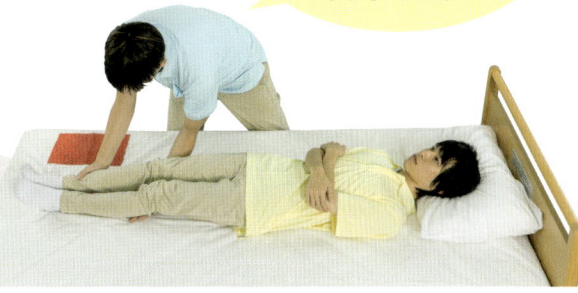

Point!

枕のほう（上方）へ移動させる場合、スライディングシートを使う方法もある。利用者の体とベッドの摩擦を減らして、利用者の体をラクに移動させることができる。※体の下にシートを敷く手順はP.68〜69を参照。

\Start/

〇〇さん、
枕のほうに移動しますね

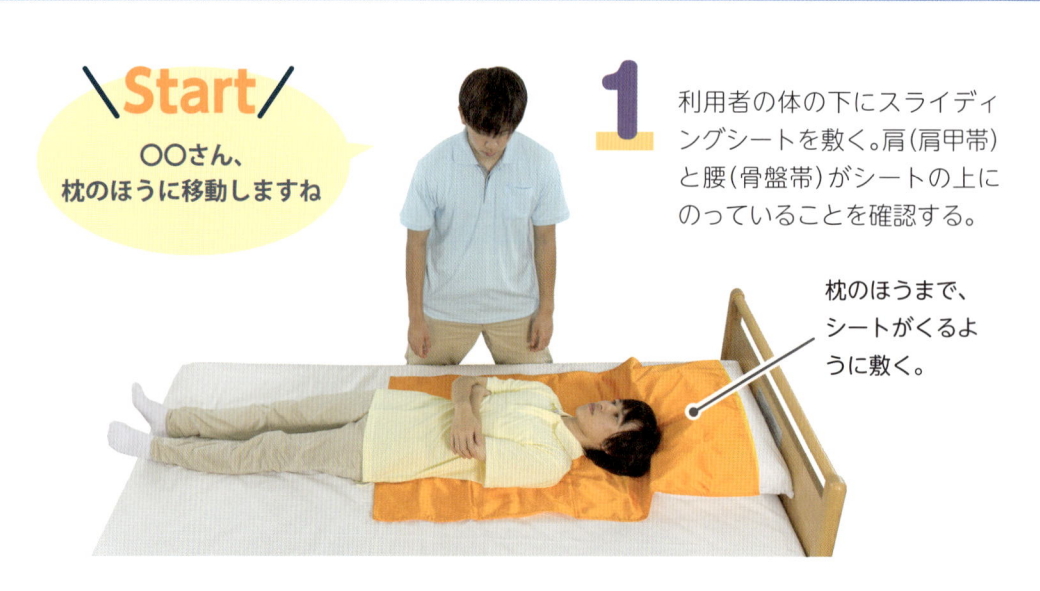

1 利用者の体の下にスライディングシートを敷く。肩（肩甲帯）と腰（骨盤帯）がシートの上にのっていることを確認する。

枕のほうまで、シートがくるように敷く。

2 利用者の体の下に手をさし入れ、肩（肩甲帯）と、腰（骨盤帯）を手のひらで支える。

頭をぶつけないように、ヘッドボードに枕を立てかけておく。

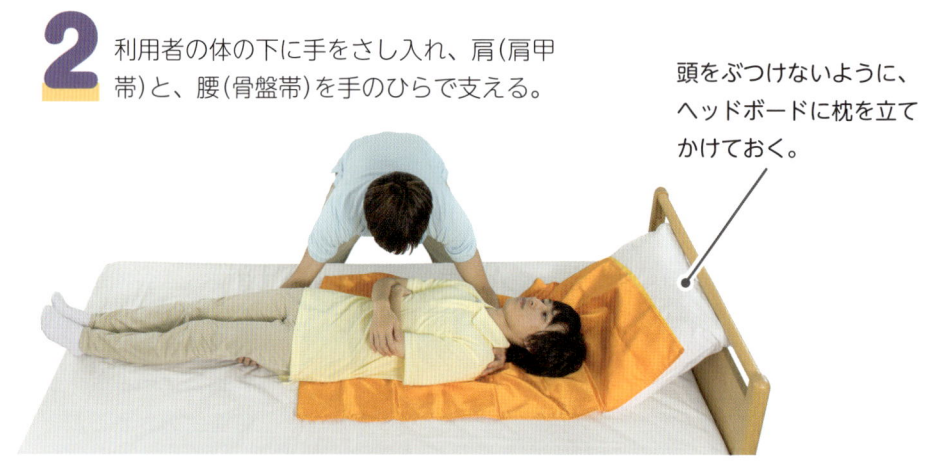

左右の腕をワイパーのように水平に、同時に動かす（→ P.75）。

3 シートの上をすべらせて、枕のほうへ移動させる。

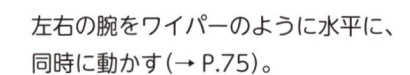

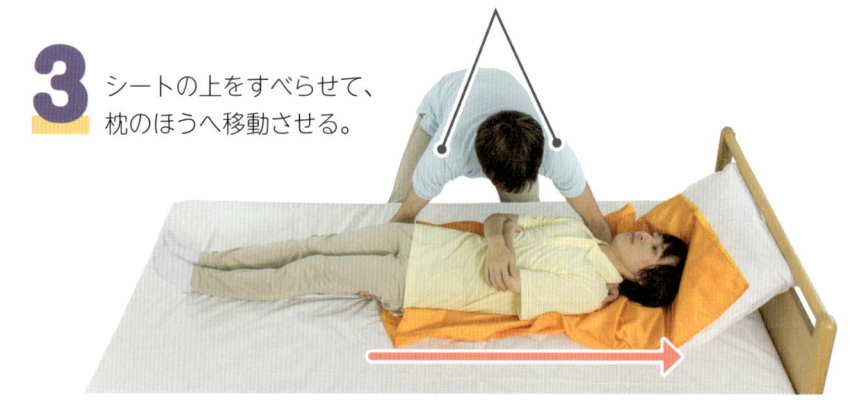

運動学の視点

> 利用者の体を移動させるときのポイントには、
> 大きく次の2つがある。

1 大きな体圧がかかっている肩(肩甲帯)と腰(骨盤帯)を、しっかりと手のひら全体で支える。

2 ひじを支点にして、左右の腕をワイパーのように水平に、同時に動かす。

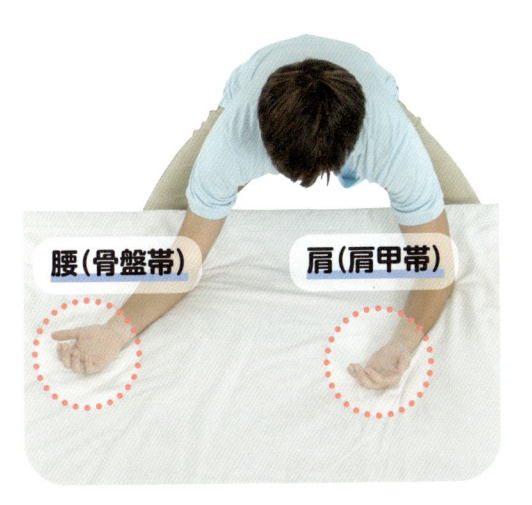

腰(骨盤帯)　　肩(肩甲帯)

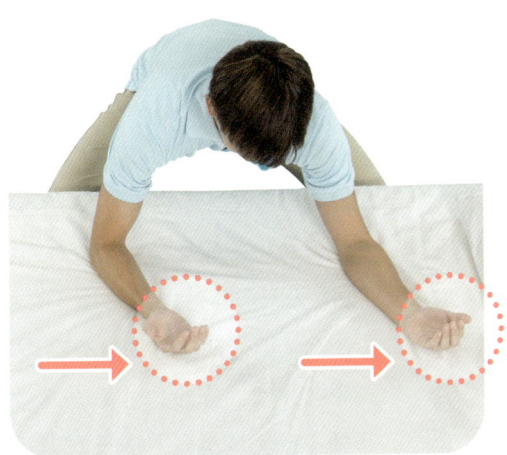

> この **2点** を意識して行うと、さほど大きな力を使わずとも
> 利用者の体を移動させることができる。

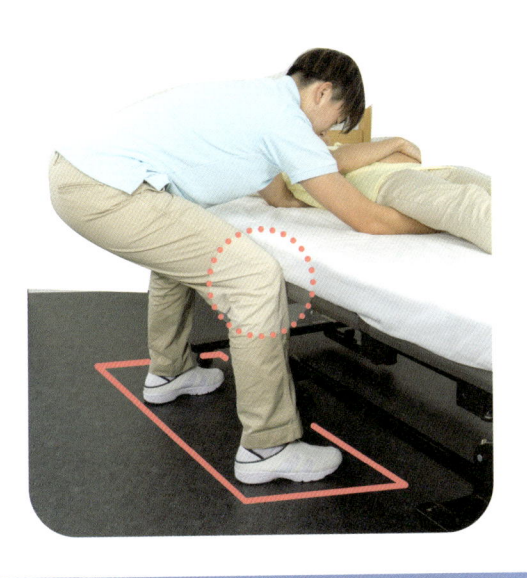

介護者の姿勢

介護者は足を大きく開いて支持基底面を広くとり、ひざを曲げて重心を低くすることで、姿勢を安定させる。さらにベッドにひざを押し当てると、ここを支点により大きな力を発揮しやすくなる。

ポイントは少量頻回

　みなさんは、「少量頻回」という言葉を聞いたことがあるでしょうか。高齢者リハビリテーションの領域ではよく聞く言葉です。私は要介護高齢者の日々の生活を支援する介護職のみなさんにこそ、意識してほしい言葉だと考えています。

　少量頻回とは、1回に多くの量を行うよりも、1回あたりの量は少なくても、それを多くの回数行うほうがよいという意味です。歩行練習の場面を考えてみましょう。本書のP.30〜31でも述べたとおり、歩行は全身状態の向上につながるので、なるべく歩くように支援したいものです。しかし、ふだんあまり歩いていない利用者の場合、一気に長い距離を歩くと疲れてしまいます。そこで、「少量頻回」です。1回あたりの歩行距離は短くてもよいので、歩行する回数を多くすることで、歩行練習の効果を高めます。

　たとえば、施設に「ふだんは車いすを使用しているが、U字型歩行器を使えば、自力歩行が可能な利用者」がいたとします。その利用者に対して、歩行練習の時間が確保できなかったとしても、居室からリビングまでや、トイレのあとにリビングや居室にもどるときに歩行してもらうことで、少量頻回の歩行練習になります。ただし、トイレに行くときには、トイレに間に合わないと困るので、ふだん使用している車いすのほうがよい場合もあります。生活に差し障りのない範囲で、「少量頻回」を意識したケアを心がけてください。

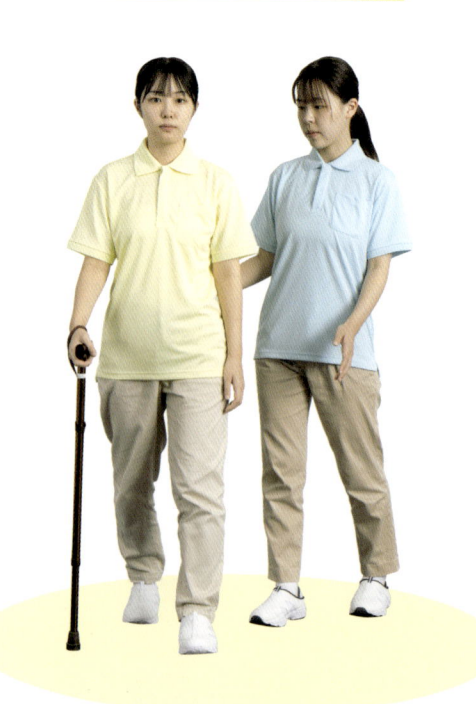

PART 3

移乗の介助

ベッドと車いす、車いすと食卓のいす、車いすとトイレの便座、お風呂の出入りなど、日常生活の中で移乗の場面はたくさんあります。利用者の「している ADL」を「できる ADL」のレベルまで引き上げることも意識しながら、適切な介助を行いましょう。

移乗介助の基本

1 ベッドから車いすへの移乗
2 車いすからベッドへの移乗
3 車いすからいすへの移乗
4 いすから車いすへの移乗
5 トイレでの移乗の介助
6 浴槽への出入りの介助

移乗介助の基本

移乗とは、「ベッドから車いす」「車いすからトイレの便座」などへの、乗り移りのことを指します。シーンが違っても、介助動作の基本は同じです。

安全でスムーズな移乗介助を行うために

　寝室や食卓、トイレ、風呂など、日常のさまざまなシーンで移乗介助は頻繁に行われます。中でも多いのは、車いすからの移乗と車いすへの移乗です。**移乗の介助では、自力での立ち上がりが困難な利用者に対して、いかに安全に、最小のエネルギーで移乗できるようにするかがカギとなります。**

　そこでポイントとなるのが、右の2点です。

① 移動距離はできるだけ短く

車いすと移乗先を、できるだけ近づけておく。そうすることで、お尻を20cm程度水平方向に動かすことができれば、移乗できるようになる。

> 20cm程度動かすだけなら**5**秒もあれば十分！
>
> **お尻を浮かせて、5秒キープできますか？**
>
> 移乗のアセスメントチェックは、これが根拠となっている

② 高いほうから低いほうへ

利用者の体を「もち上げて移す」のではなく、「高いところから低いところへすべらせる」イメージで行う。

車いすとベッドの位置関係

　スペース上の制限がなければ、車いすはできるだけベッドに近づけて平行におくこと。ただし、車いすのアームサポートをはね上げることのできないタイプの場合、ベッドに対してななめ（15〜30度）にセットしたほうが移乗の邪魔になりません。また、移乗時は必ず後輪のブレーキをかけておくことを忘れないようにしましょう。

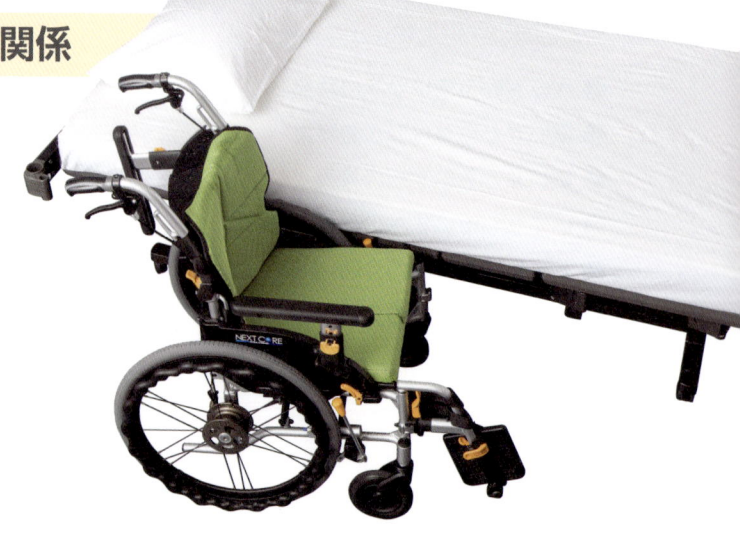

注意！ 車いすへの移乗後は、必ずアームサポートやフットサポートを正しくもどしてから動かしましょう。

Q&A 教えて先生！

Q どうして抱え上げて、移乗させてはいけないんですか？

A 　一般的なテキストに載っている方法ですが、右の写真のように、介助者が中腰になって、正面から向き合って移乗させる方法は適切ではありません。なぜなら、自力でお尻を浮かすことができない利用者を、この方法で移乗させるには、利用者のズボンや体を強くつかんで引き上げるようにする必要があり、介護者だけでなく、利用者の身体的な負担も大きくなります。くわえて、体勢をくずしやすく、倒れ込んでしまうリスクも大きくなります。

　立ち上がりが困難な利用者であっても、おじぎ動作で重心を前に移動させることができれば、お尻を浮かせやすくなります。 お尻が少しでも浮けば、すべらせるように移動する介助が可能です。無理してもち上げる必要はないのです！

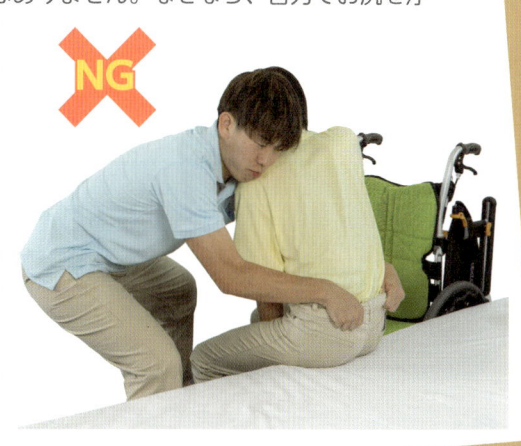

お尻の浮かない利用者の介助にスライディングボードを使う

　スライディングボードの上にお尻をのせてすべらせることで、よりラクに移乗させることができるようになります。介護者の負担軽減のためにも、活用をおすすめします。

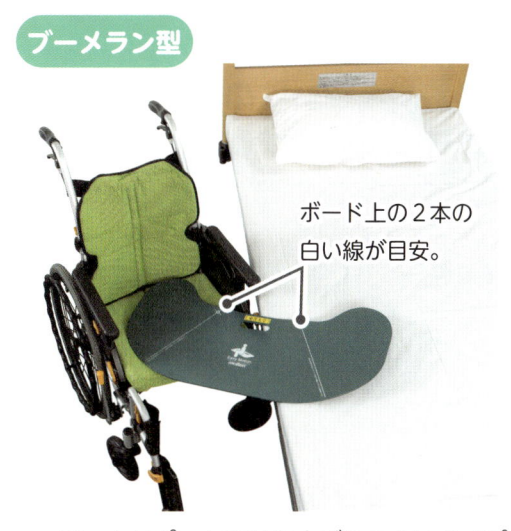

長方形型

ブーメラン型

ボード上の２本の白い線が目安。

アームサポートをはね上げられるタイプの車いすに使える。車いすをベッドに対し、ほぼ平行につけて使用できるので、利用者を安全に移乗させることができる。

アームサポートをはね上げられないタイプの車いすでも使える。白い線がベッドと車いすのそれぞれ内側に入るようにすることで、安定して利用者をすべらせることができる。

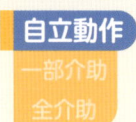

自立動作
一部介助
全介助

① ベッドから車いすへの移乗

移乗の介助では、お尻が浮く人と浮かない人とでアプローチが変わってきます。ベッドから車いすへの移乗で、基本の介助方法を学んでいきましょう。

自立動作　立ち上がることのできる利用者であれば、自力での移乗が可能です。車いすをおく位置やベッドの高さを適切にセットすることで、よりスムーズに移乗できます。

Start　ベッドに座る（端座位）

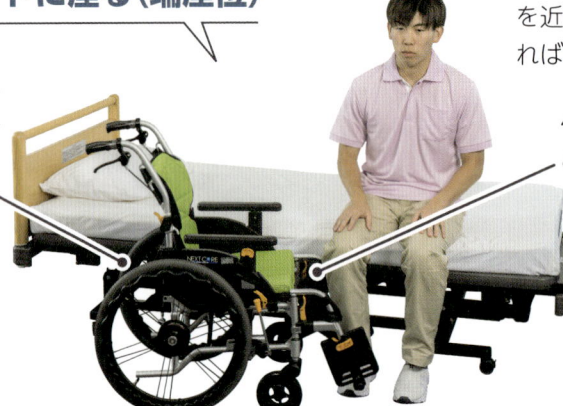

車いすをベッドにできるだけ近づけ、ブレーキをかける（→ P.78 ）

ベッドで端座位をとり、車いすを近づける。片麻痺などがなければ、利き手側に車いすをおく。

ベッド側のフットサポートをとり外しておく。

1 お尻を車いすのほうへ近づける

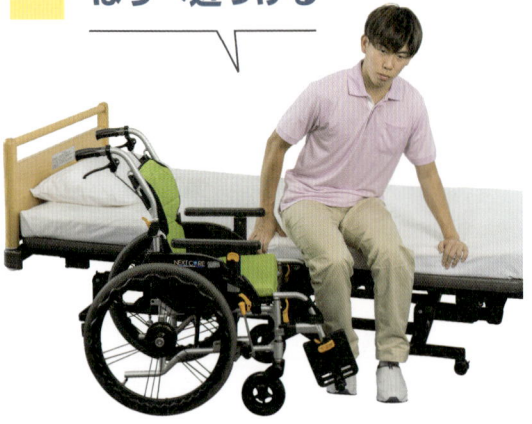

車いすへの移動距離を短くするため、お尻をずらすようにして車いすに近づく。

2 遠いほうのアームサポートをつかむ

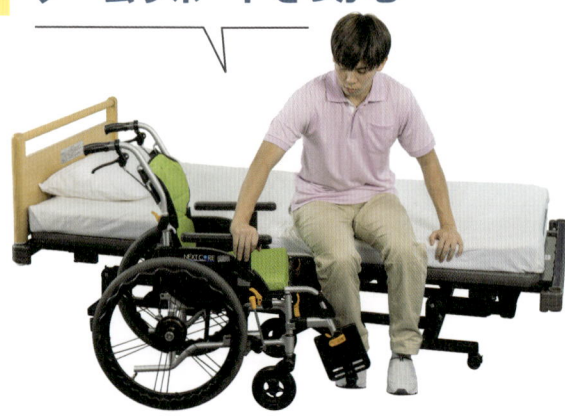

利き手で遠いほうのアームサポートをつかみ、もう一方の手でベッドの端をつかむ。

3 おじぎをして お尻を浮かせる

おじぎをすることで重心が前に移動し、自然とお尻が浮いてくる。

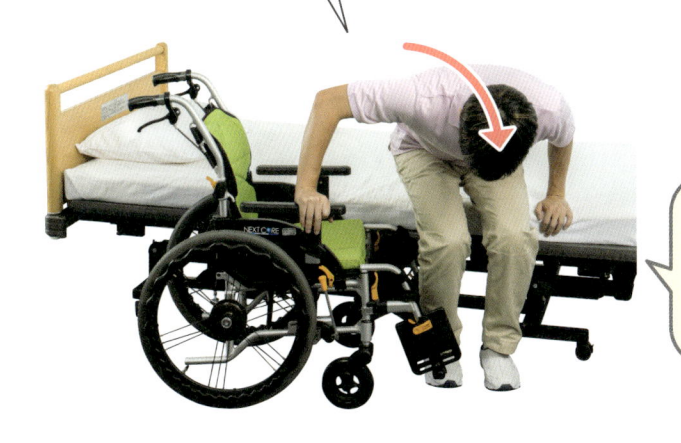

Point! 立ち上がるときと同じ動作（→P.53）だが、完全に立ち上がる必要はない。**お尻が上がれば、移乗はできる。**

4 浮いたお尻を 車いすのほうへまわす

アームサポートをつかむ手のほうへ重心を移動させつつ、お尻を車いすのほうへまわす。

Point! お尻をまわしていくときに、手前のアームサポートにぶつかってしまうことがある。**可能ならば、アームサポートをはね上げておくほうがラクに、安全に移乗できる。**

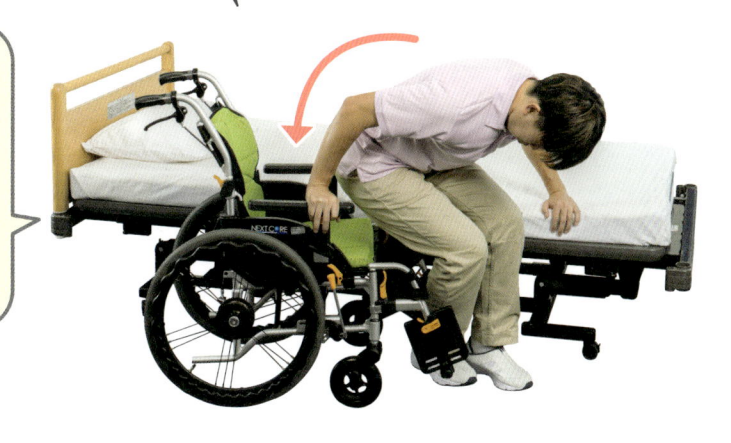

5 お尻を下ろし 深く座る

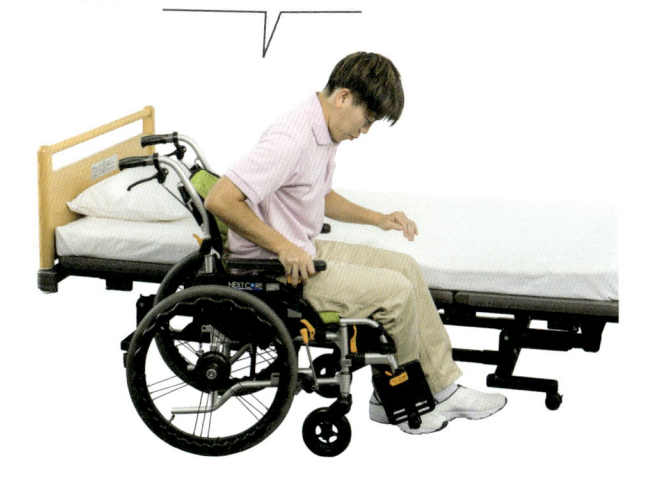

座面にお尻を下ろし、深く座る。アームサポートをつかむ手は離さない。

Goal 姿勢を整える

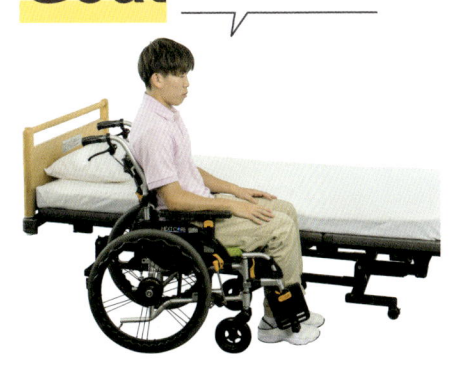

姿勢を整えたら、車いすを動かす前にアームサポートとフットサポートをもどす。

動作評価 & 一部介助

ベッドから車いすへの移乗介助にあたって、「お尻は浮くけれど片麻痺がある」という利用者には、ひざ折れケアを中心に移乗をサポートします。

✅ Check

✅ 機能面などの理由でアームサポートをつかめない
➡ **全介助 2** (P.85)

✅ ひざ折れのケアをしても、お尻が浮かない
➡ **全介助 2** (P.85)

✅ ひざ折れのケアをしても、お尻をまわせない
➡ **全介助 3** (P.85)

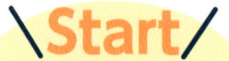

＼Start／

〇〇さん、車いすに移りましょう

左半身に麻痺がある。

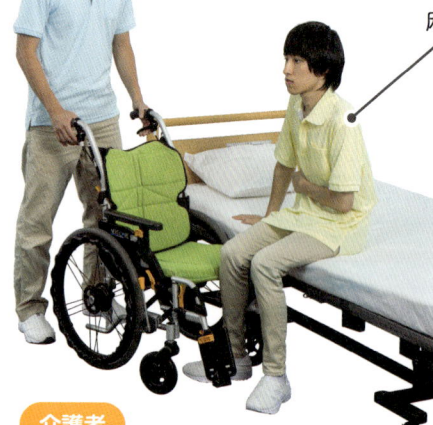

介護者

利用者の健側に車いすを近づけ、声をかける。

ブレーキをかけ、ベッド側のアームサポートをはね上げ、フットサポートをとり外しておく。

介護者

利用者の前にいすをおいて、患側に座る(→ P.58)。

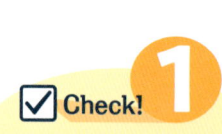

✅ Check! 1

アームサポートをつかめますか？

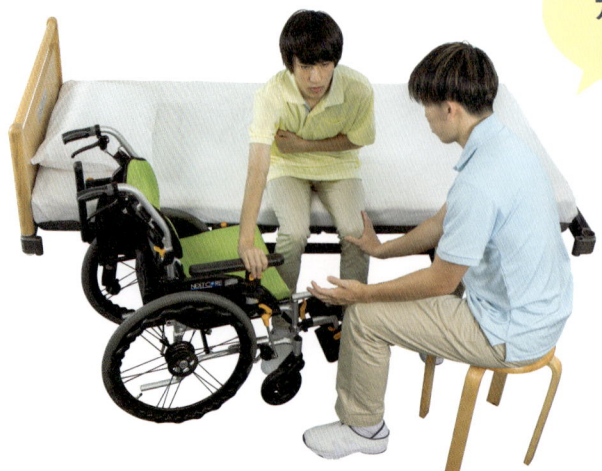

自力でできる 利用者

アームサポートを上からつかむ。

✅ 機能面などの理由でアームサポートをつかめない
➡ **全介助 2** (P.85)

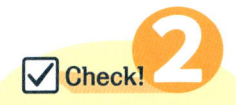 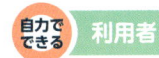

Check!

お尻を浮かすことが
できますか？

 自力で できる 利用者

おじぎをして、お尻を浮かせる。

自力で できない 介護者

患側のひざに手を添えて、ひざ折れを
防ぎ（→ P.94）、おじぎをしてお尻を
浮かせてもらう。

 ひざ折れのケアをしても、
お尻が浮かない
➡ **全介助 2** （P.85）

Point! お尻を浮かせるため
には、前への重心移
動が必要。**介護者は、利用者が
おじぎをしたときに頭がぶつか
らないぐらいの距離をとってお
こう。**

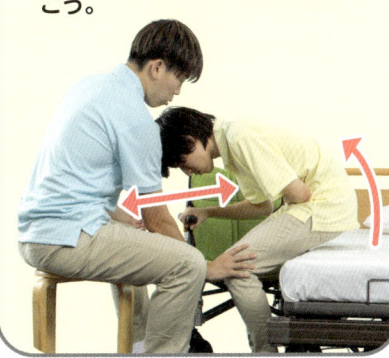

Check! **3**

お尻を
まわせますか？

自力で できる 利用者

浮いたお尻を車いすのほうへまわす。

自力で できない 介護者

患側のひざに手を添えて、ひざ折れ
を防ぎ、お尻をまわしてもらう。

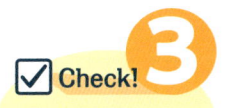 

ひざ折れのケアをしても、
お尻をまわせない
➡ **全介助 3** （P.85）

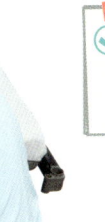

\\ **Goal** /

座れましたね。
気持ち悪くはありませんか？

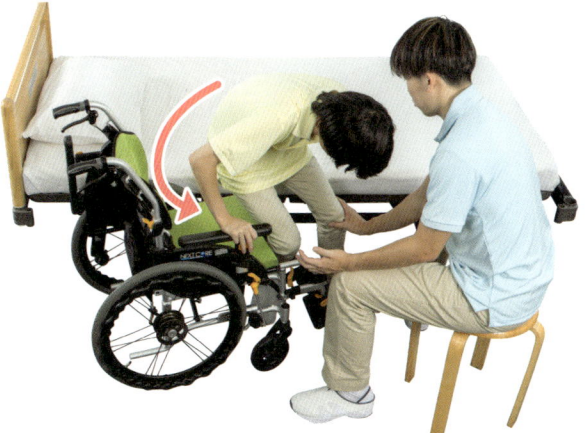

介護者

ひざに添えた手を離し、利用者の姿
勢を整える。利用者が安定した姿勢
で座れているかを確認する。

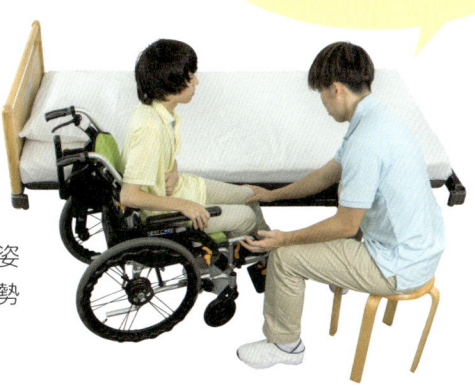

全介助 ❶ 福祉用具なし

「アームサポートをつかめない」という場合は、健側の手で介護者の太ももを押してもらって、お尻を浮かせてもらいましょう。お尻が浮けば、腕力に頼らない介助が可能です。

全介助の方法として紹介していますが、
利用者が自力でできるところは利用者自身に動いてもらいましょう。

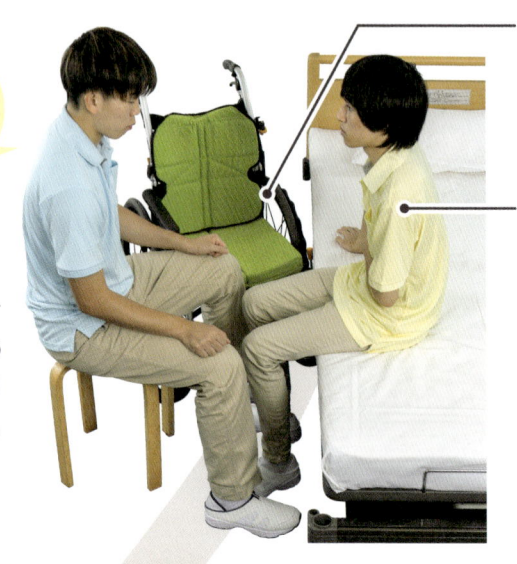

＼Start／

〇〇さん、これから
車いすに移りますね

介護者

利用者の健側に車いすを近づける。利用者の前にいすを置いて座り（→P.58）、声をかける。

ブレーキをかけ、ベッド側のアームサポートをはね上げ、フットサポートをとり外しておく。

左半身に麻痺がある。

1

お尻の位置を
少し前にずらしますね

介護者

利用者の腰（骨盤帯）を両側から支えながら、お尻の片側を浮かせて少し前に出す。反対側も同様に行い、座り位置を前にずらす（→P.58）。

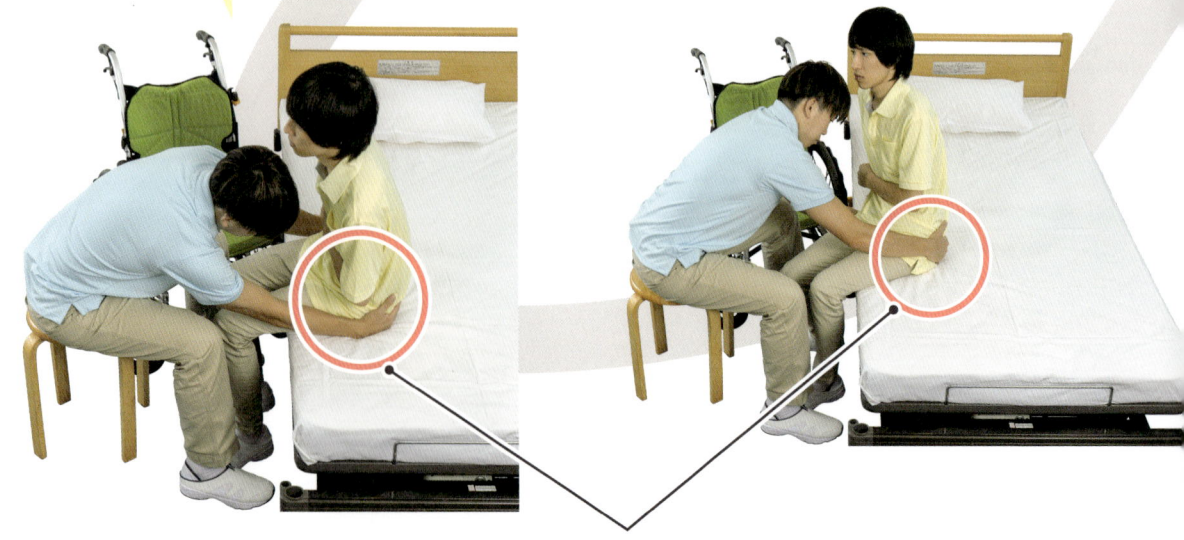

腰（骨盤帯）を支えながら、左右交互にお尻を浮かせながら、
少しずつ座り位置を前にずらす。

2

私の太ももに手を
おいて、おじぎをして
ください

介護者

利用者に、太ももの上に
健側の手をおいてもらう。

Point! 利用者に介護者の太ももを押してもらうと、「**作用・反作用の法則」を活用できて、お尻を浮かせやすくなる**（→P.46）。

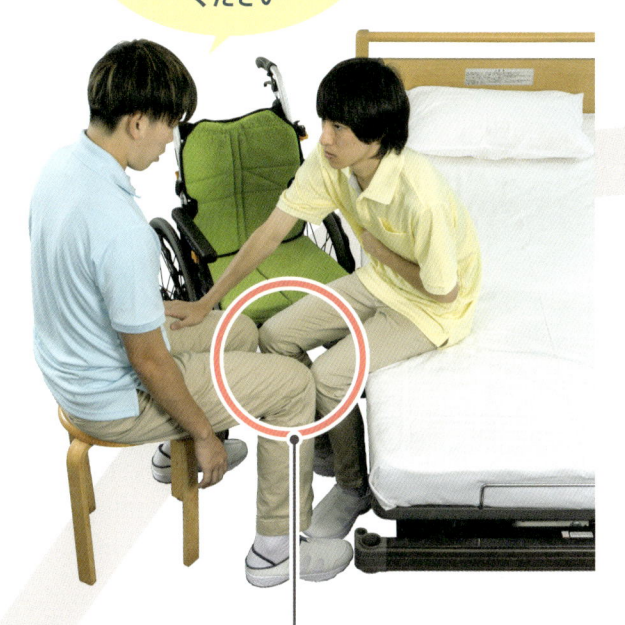

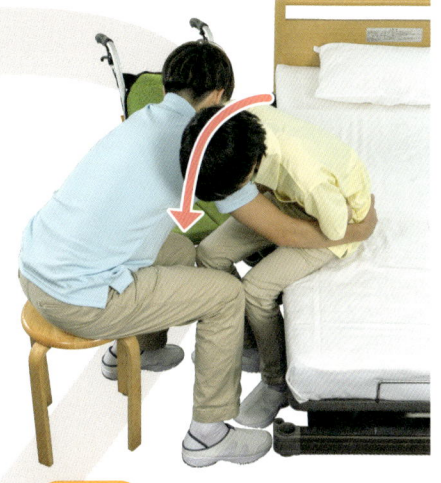

お互いの両ひざを合わせて、利用者のひざ折れをケア（→ P.94）。

介護者

おじぎをしてもらい、浮いたお尻（骨盤帯）を両手でしっかりと支える。

3

車いすのほうへ
移りますよ

介護者

利用者のお尻を、車いすの
ほうへまわして座らせる。

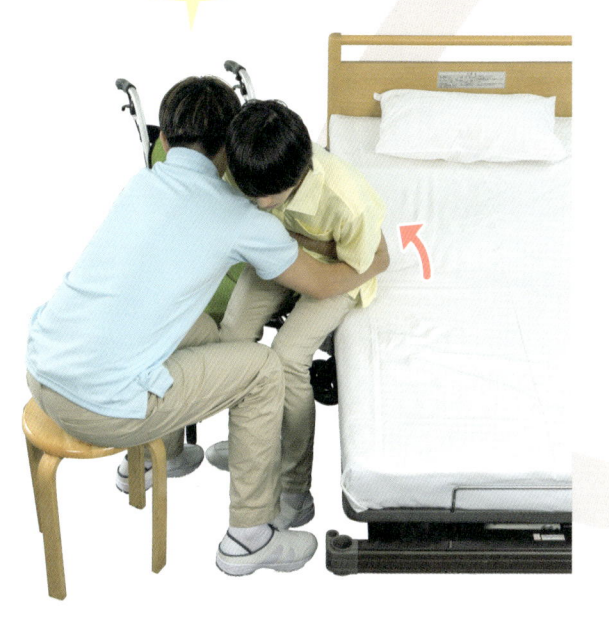

\ **Goal** /

移乗できましたね。
気持ちの悪いところは
ありませんか？

介護者

利用者が安定した姿勢で座れて
いるかを確認する。

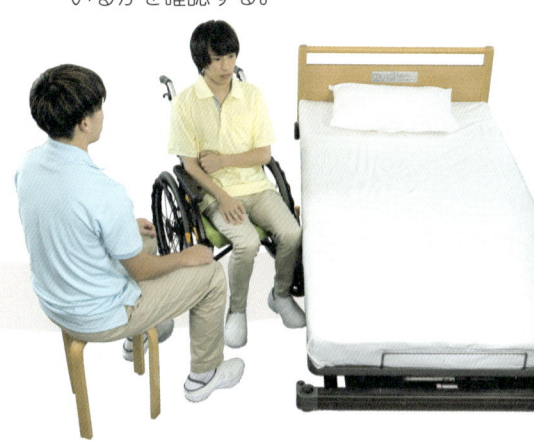

全介助 ② スライディングボード

「お尻がまったく浮かない」という場合は、スライディングボードを使うと、安全かつラクに移乗させることができます。正しい使い方を身につけておきましょう。

全介助の方法として紹介していますが、
利用者が自力でできるところは利用者自身に動いてもらいましょう。

ブレーキをかけ、ベッド側のアームサポートをはね上げ、フットサポートをとり外しておく。

左半身に麻痺（まひ）がある。

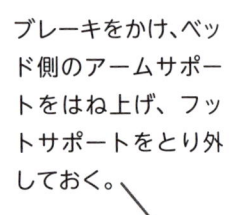
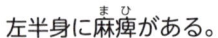

＼ Start ／

〇〇さん、これから
車いすに移りますよ。
ボードを使いますね

介護者

利用者の健側に車いすを近づける。スライディングボードを用意し、声をかける。

Point! 移乗の基本は、高いほうから低いほうへ。
ベッドから車いすへの移乗では、ベッドを高くし、スライディングボードが落ちないように正しくセットする。

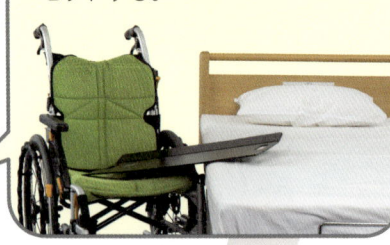

1 ボードの上に お尻をのせていきますね

介護者

利用者の正面に立ち、利用者の肩を支えて健側のお尻を少し浮かせる。ベッドと車いすの座面に渡すように、浮いたお尻の下に、ボードをさし込む。

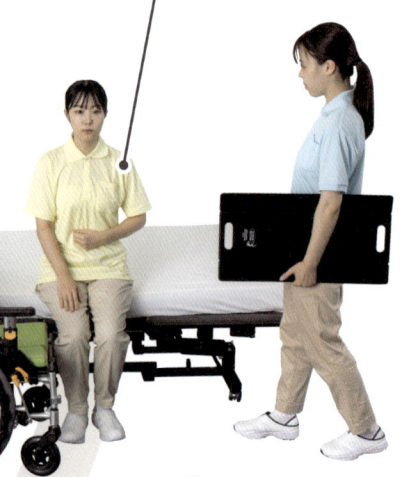
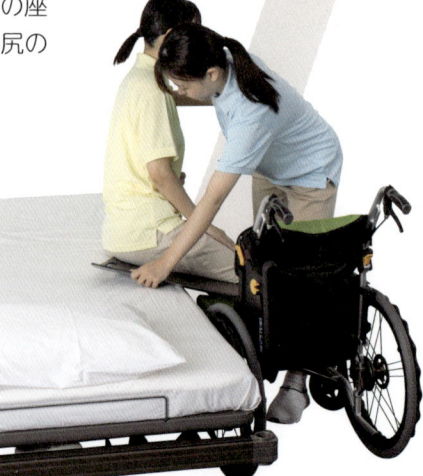

2 お尻を全部のせましょう

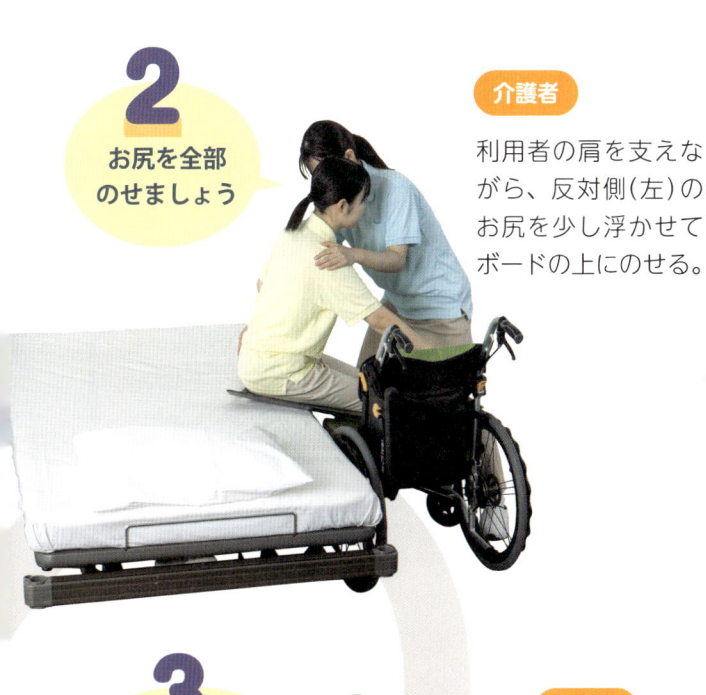

介護者

利用者の肩を支えながら、反対側（左）のお尻を少し浮かせてボードの上にのせる。

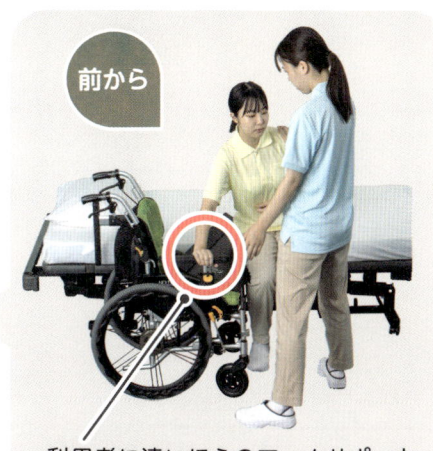

前から

利用者に遠いほうのアームサポートをつかんでもらう。機能面などの理由でつかめない場合、利用者には自分の太ももの上など自然な場所に右手を置いてもらい、介護者は利用者が倒れないように左手でその右肩を支える。

3 車いすのほうへすべらせますね

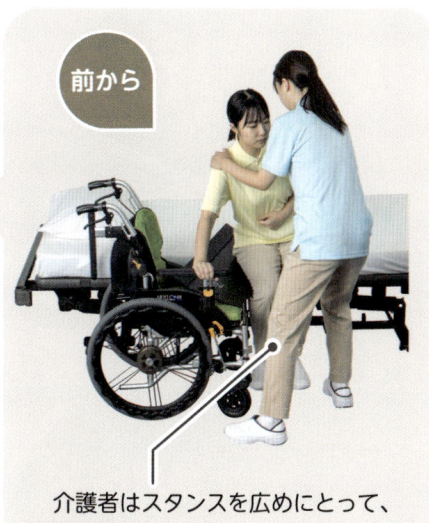

介護者

利用者の腰（骨盤帯）を押して、ボードの上をゆっくりとすべらせる。

前から

介護者はスタンスを広めにとって、姿勢を安定させる。

4 ボードを外しますね

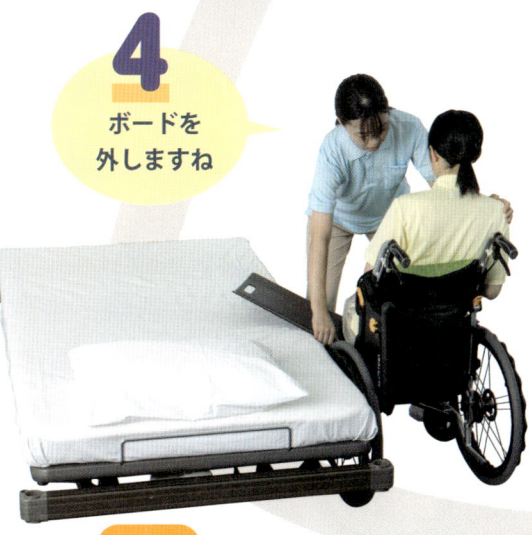

介護者

利用者の肩を支えながら上体を少し傾けて、ボードを外す。

\Goal/

移乗できましたね。姿勢は安定していますか？

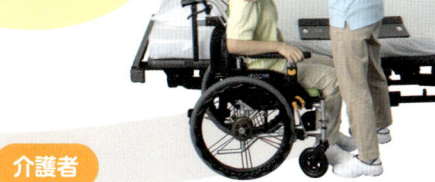

介護者

利用者が安定した姿勢で座れていることを確認する。

全介助 ③ 両足をのせてまわす

「脊髄損傷などで下半身に力が入らない」という場合は、太ももに利用者の足をのせて移乗させましょう。コツさえつかめば、体格差のある相手にも活用できる方法です。

全介助の方法として紹介していますが、利用者が自力でできるところは利用者自身に動いてもらいましょう。

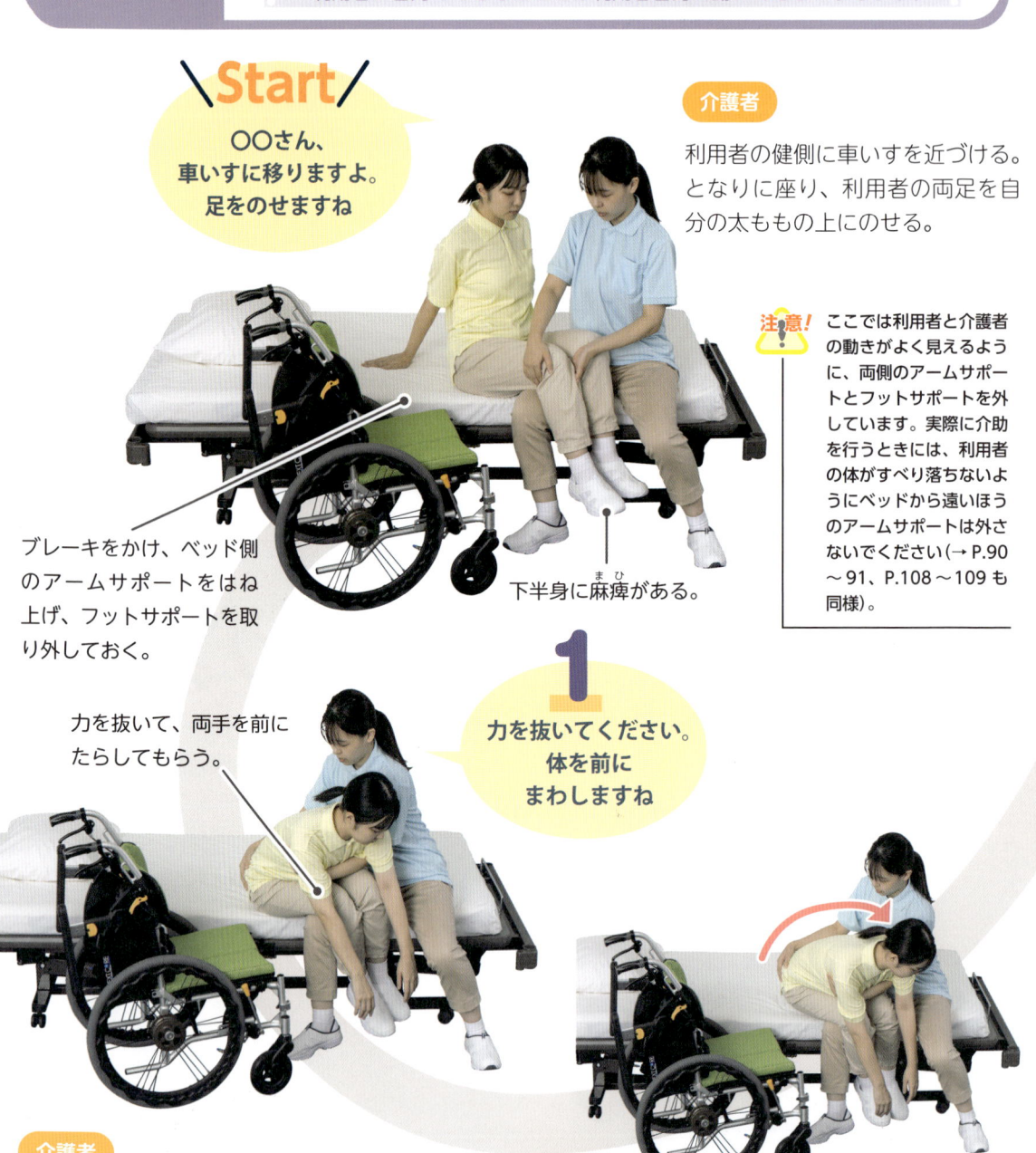

＼Start／

〇〇さん、車いすに移りますよ。足をのせますね

介護者
利用者の健側に車いすを近づける。となりに座り、利用者の両足を自分の太ももの上にのせる。

ブレーキをかけ、ベッド側のアームサポートをはね上げ、フットサポートを取り外しておく。

下半身に麻痺がある。

注意！ ここでは利用者と介護者の動きがよく見えるように、両側のアームサポートとフットサポートを外しています。実際に介助を行うときには、利用者の体がすべり落ちないようにベッドから遠いほうのアームサポートは外さないでください（→P.90〜91、P.108〜109も同様）。

力を抜いて、両手を前にたらしてもらう。

1
力を抜いてください。体を前にまわしますね

介護者
利用者のわきから手をさし入れて反対側の肩（肩甲帯）に手を添え、もう一方の手は腰（骨盤帯）に添える。

介護者
介護者の太ももを支点に、利用者の体を前にまわしてお尻を浮かせる（→P.91）。

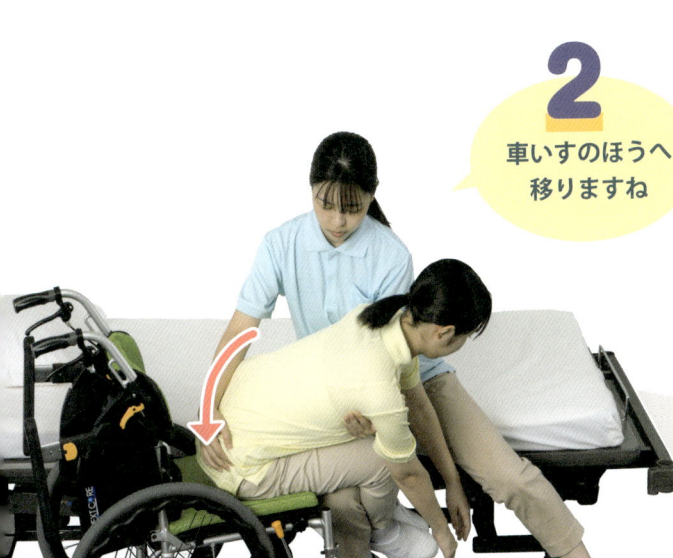

2

車いすのほうへ移りますね

介護者

自分の体を横移動させ、車いすの座面にお尻を近づけることで、利用者の体を車いすに移す。

介護者

利用者のお尻を車いすの座面に下ろし、深く座らせる。

3

姿勢を直しましょうね

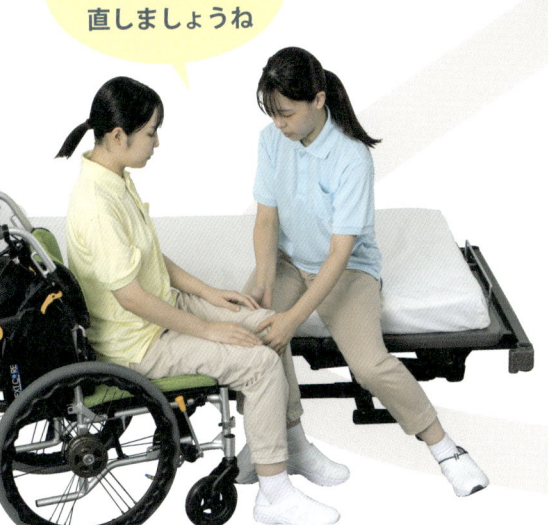

介護者

利用者の両足を太ももから下ろし、利用者の姿勢を整える。

\ Goal /

深く座れていますか？気持ち悪くはないですか？

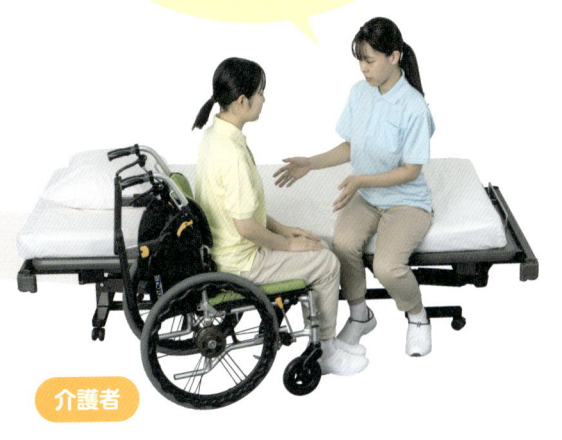

介護者

利用者が安定した姿勢で座れていることを確認する。

全介助 ④ 片足をのせてまわす

全介助❸と同じ要領で、利用者の片足だけをのせて移乗することもできます。両足をのせるのが難しいときや、両足をのせると利用者が不安を感じるときは片足でやってみてください。

全介助の方法として紹介していますが、
利用者が自力でできるところは利用者自身に動いてもらいましょう。

ブレーキをかけ、ベッド側のアームサポートをはね上げ、フットサポートをとり外しておく。

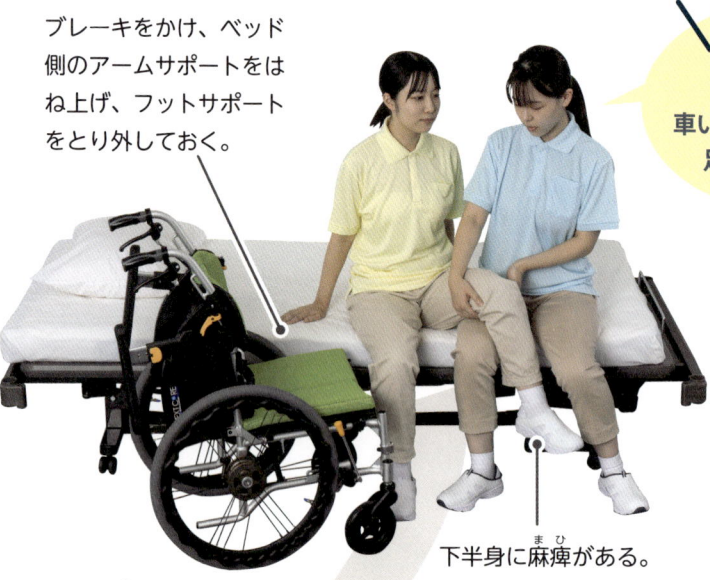

\ **Start** /

〇〇さん、
車いすに移りますよ。
足をのせますね

介護者

利用者の健側に車いすを近づける。となりに座り、利用者の片足を太ももの上にのせる。

注意! ここでは利用者と介護者の動きがよく見えるように、両側のアームサポートとフットサポートを外しています。実際に介助を行うときには、利用者の体がすべり落ちないようにベッドから遠いほうのアームサポートは外さないでください。

下半身に麻痺（まひ）がある。

1

力を抜いてください。
体を前にまわしますね

介護者

利用者のわきから手をさし入れて反対側の肩（肩甲帯）をもち、もう一方の手は腰（骨盤帯）に添える。

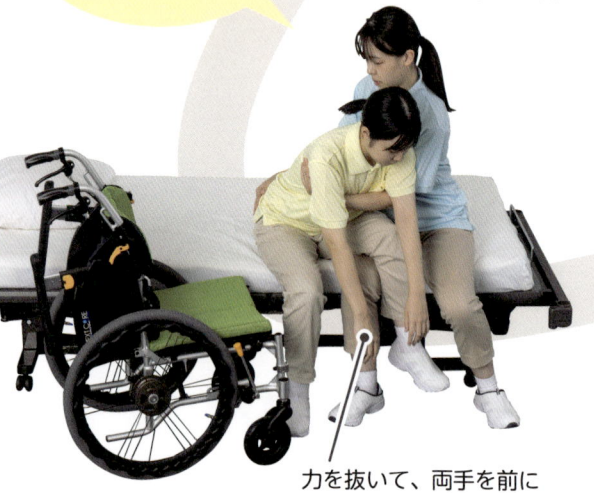

力を抜いて、両手を前にたらしてもらう。

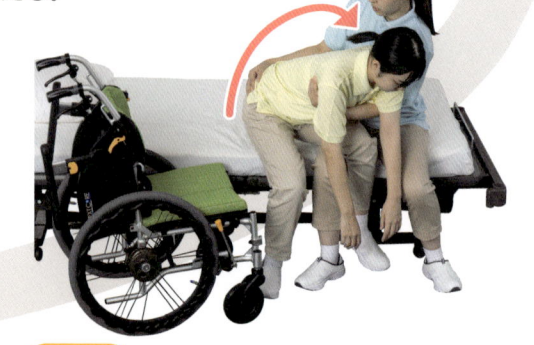

介護者

介護者の太ももを支点に、利用者の体を前にまわしてお尻を浮かせる（→ P.91）。

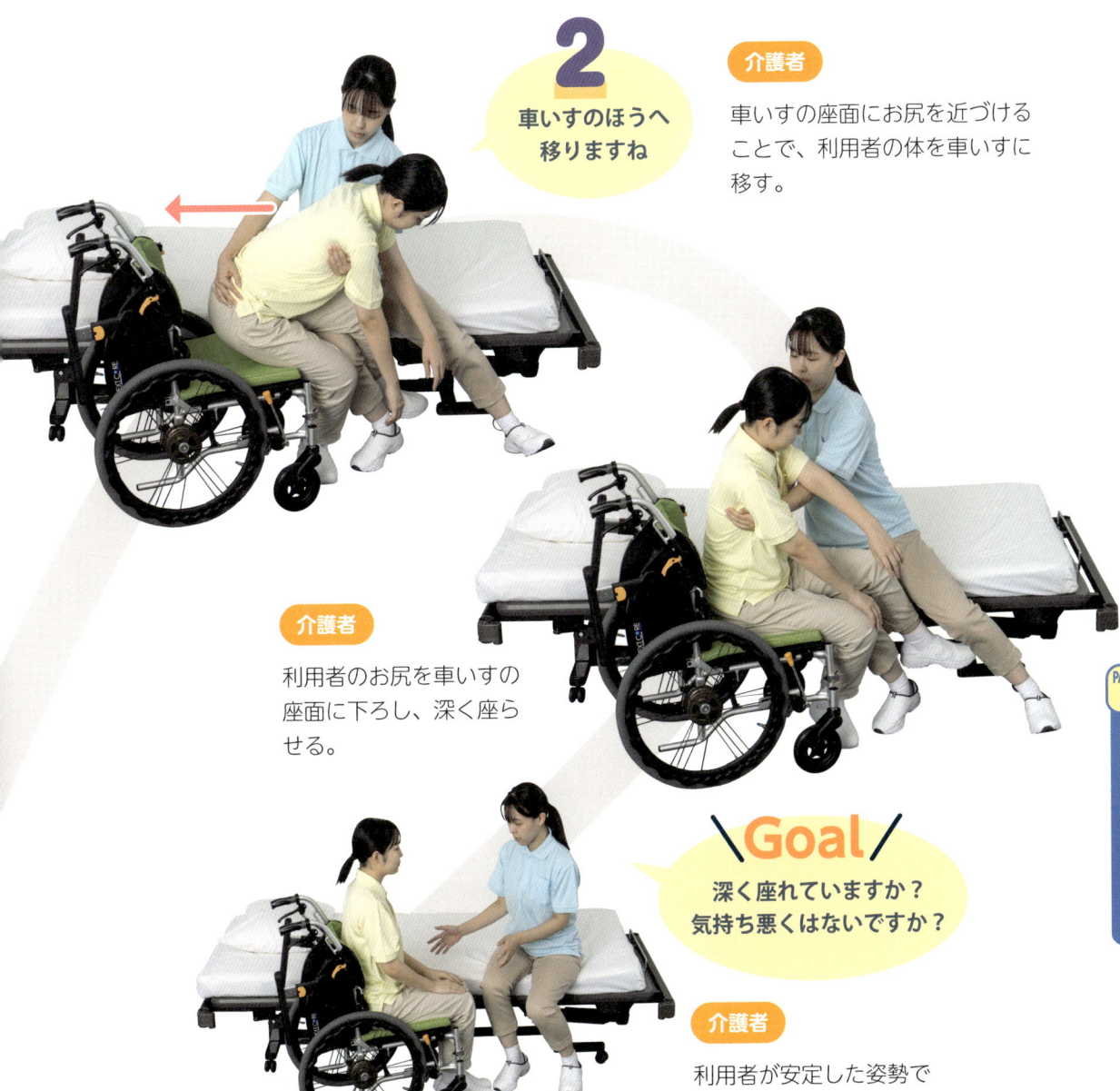

2

車いすのほうへ
移りますね

介護者

車いすの座面にお尻を近づける
ことで、利用者の体を車いすに
移す。

介護者

利用者のお尻を車いすの
座面に下ろし、深く座ら
せる。

\Goal/

深く座れていますか？
気持ち悪くはないですか？

介護者

利用者が安定した姿勢で
座れていることを確認する。

運 動 学 の 視 点

　介護者の太ももを支点に利用者の体を前にまわすようにすると、小さな力でお尻を浮かせる
ことができます。利用者の肩（肩甲帯）と腰（骨盤帯）を手のひらで支えれば、抱えられている利
用者の姿勢も安定します。安心して体重を預けてもらいましょう。

胸の前から手をさし入れ
て、反対側の肩（肩甲帯）
に手を添える。

背中から手をまわして、
反対側の腰（骨盤帯）をもつ。

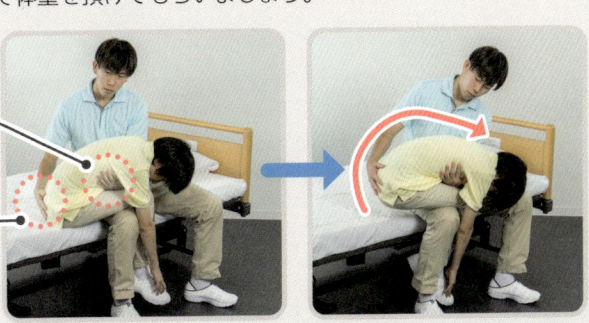

自立動作
一部介助
全介助

2 車いすからベッドへの移乗

ベッドから車いすへの移乗と、基本的な動作や介助のポイントは同じです。背もたれのない
ベッドへの移乗では、勢いを抑えた介助を心がけましょう。

自立動作

立ち上がることができる利用者であれば、自力での移乗が可
能です。移動距離が短くなるように、車いすはできるだけベッ
ドに近づけておくのがポイントです。

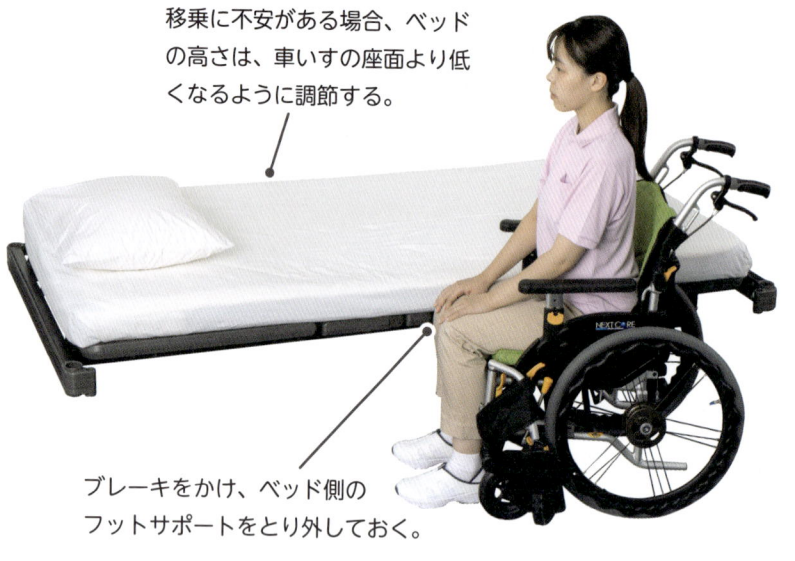

移乗に不安がある場合、ベッド
の高さは、車いすの座面より低
くなるように調節する。

ブレーキをかけ、ベッド側の
フットサポートをとり外しておく。

Start

車いすを
ベッドの横につける

移動距離が短くなるよう
に、車いすをベッドに近
づける(→ P.78)。片麻
痺などがなければ、利き
手側にベッドが来るよう
に車いすをつける。

1 ベッドに手をつく

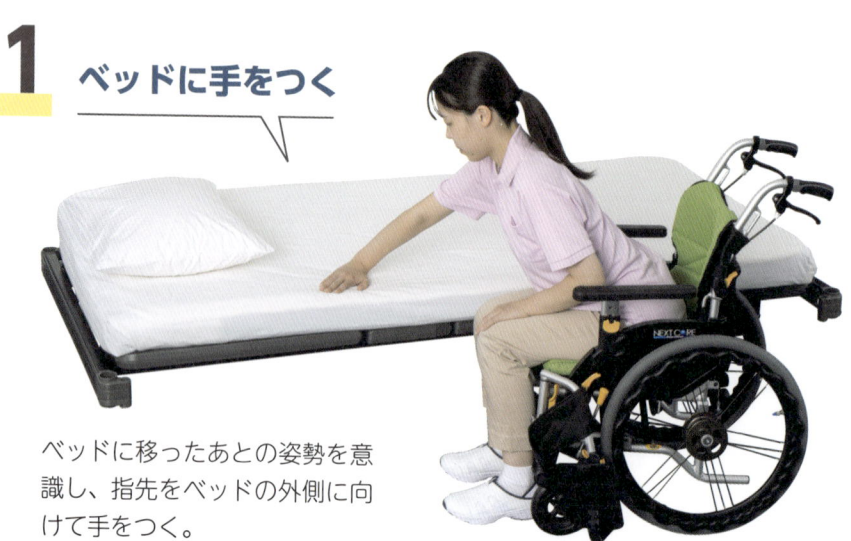

ベッドに移ったあとの姿勢を意
識し、指先をベッドの外側に向
けて手をつく。

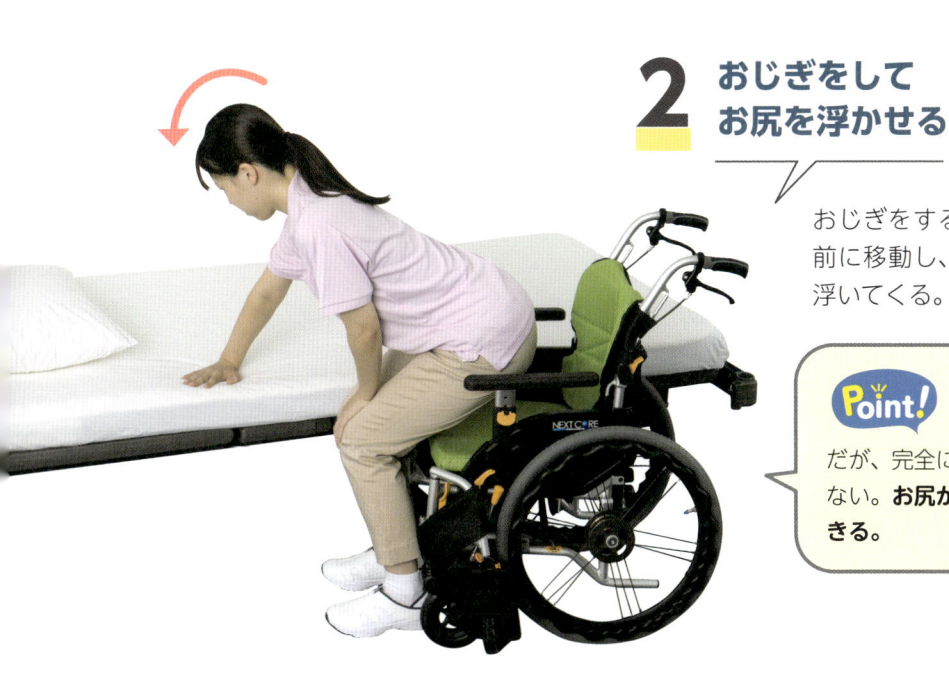

2 おじぎをして お尻を浮かせる

おじぎをすることで重心が前に移動し、自然とお尻が浮いてくる。

Point! 立ち上がるときと同じ動作（→P.53）だが、完全に立ち上がる必要はない。**お尻が浮けば、移乗はできる。**

3 お尻が浮いたら ベッドのほうへまわして下ろす

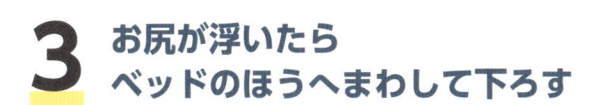

ベッドについた手のほうへ重心を移動させつつ、お尻をベッドのほうへまわして下ろす。

Point! お尻をまわしていくときに、手前のアームサポートにぶつかってしまうことがある。**可能ならば、はね上げておくほうがラクに、安全に移乗できる。**

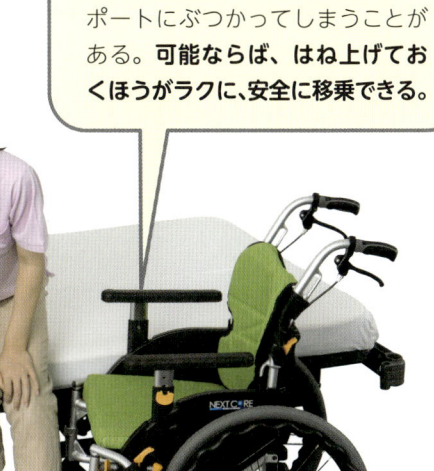

Goal ベッドに座る（端座位）

姿勢を整えて移乗完了。

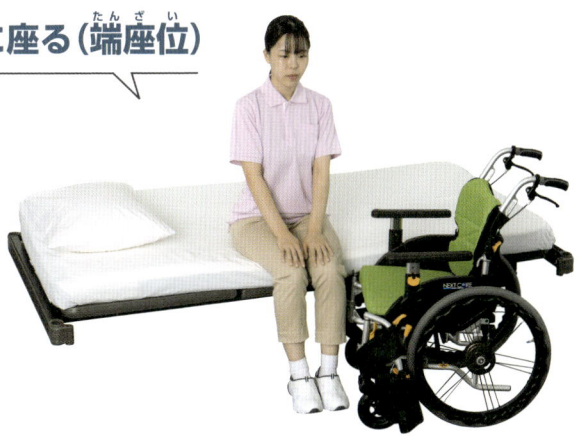

動作評価 & 一部介助

「お尻は浮くけれど、片麻痺（かたまひ）がある」という利用者には、ひざ折れケアを中心とした介助で移乗をサポートします。利用者ができない部分のみを介助して、自立を促します。

☑ **Check**

☑ 機能面などの理由で手をつけない
➡ **全介助 1** (P.96)

☑ ひざ折れのケアをしても、お尻が浮かない
➡ **全介助 2** (P.97)

☑ ひざ折れのケアをしても、お尻をまわせない
➡ **全介助 3** (P.97)

＼Start／

〇〇さん、ベッドに移りましょうね

ブレーキをかけ、ベッド側のアームサポートをはね上げ、フットサポートをとり外しておく。

左半身に麻痺がある。

介護者

車いすを健側からベッドに近づける。利用者の前にいすをおいて座る（→ P.58）。

☑ **Check! 1**

ベッドに手をつけますか？

自力でできる **利用者**

健側の手を伸ばし、ベッドに手をつく。

☑ 機能面などの理由でベッドに手をつけない
➡ **全介助 1** (P.96)

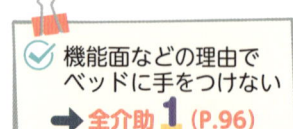

Point! 足の筋力が弱っていたり、麻痺があったりすると、ひざがカクンと折れて尻もちをついたり、前方に倒れたりしやすくなる。これをひざ折れという。**介護者は、ひざ折れしないよう、患側のひざに手を添えて利用者の動きをサポートする。**

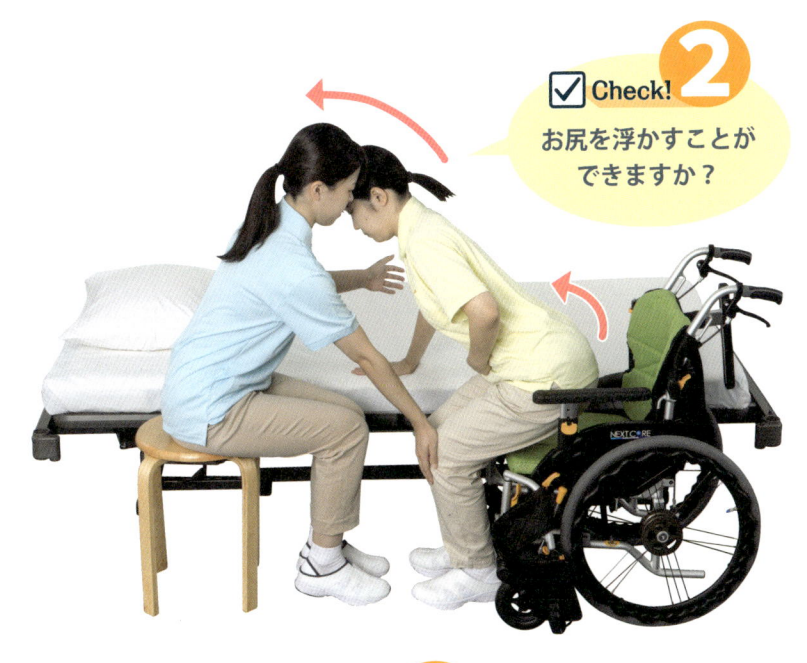

☑ Check! **2**

お尻を浮かすことが
できますか？

自力で できる **利用者**

おじぎをして、
お尻を浮かせる。

☑ ひざ折れのケアをしても、
お尻が浮かない
➡ **全介助 2** (P.97)

☑ Check! **3**

お尻をベッドのほうに
まわせますか？

自力で できる **利用者**

浮いたお尻をベッドの
ほうへまわす。

自力で できない **介護者**

患側のひざに手を添えて、
ひざ折れを防ぎ、お尻を
ベッドのほうへまわす動
きをサポートする。

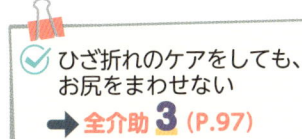

☑ ひざ折れのケアをしても、
お尻をまわせない
➡ **全介助 3** (P.97)

＼**Goal**／

座れましたね。
気持ち悪くはありませんか？

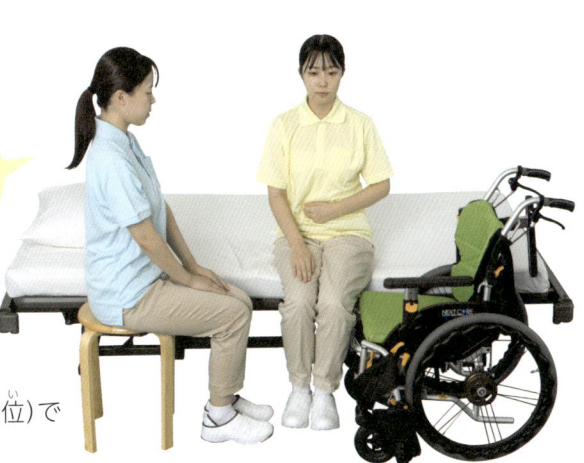

介護者

利用者が安定した姿勢（端座位）で
座れていることを確認する。

全介助 スライディングボード

「お尻がまったく浮かない」場合には、「ベッドから車いすへの移乗」の全介助❶〜❹のいずれの方法も使えます。ここでは、スライディングボードを活用した方法を解説します。

全介助の方法として紹介していますが、
利用者が自力でできるところは利用者自身に動いてもらいましょう。

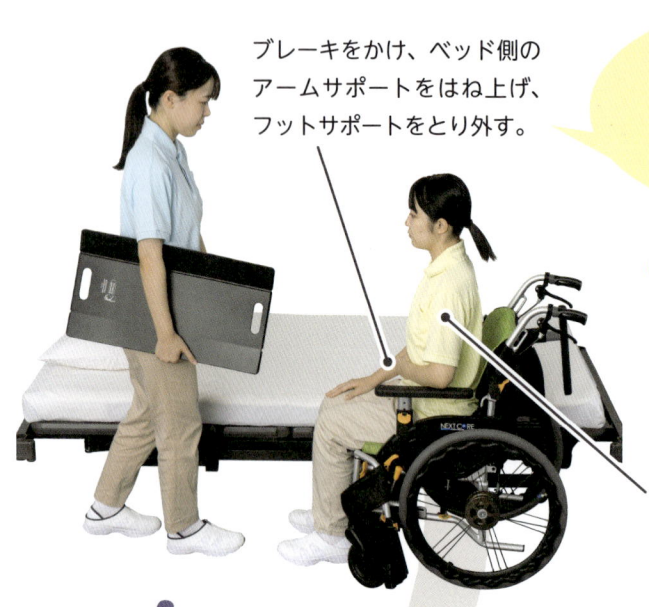

ブレーキをかけ、ベッド側の
アームサポートをはね上げ、
フットサポートをとり外す。

\\ **Start** /

○○さん、
ベッドに移りますよ。
ボードを使いますね

介護者

車いすを健側からベッドに近づける。スライディングボードを用意し、声をかける。

左半身に麻痺がある。

1
ボードの上にお尻を
のせていきますね

介護者

利用者の正面に立ち、肩を支えながら、健側のお尻を少し浮かせる。お尻の下に、ボードをさし入れる。

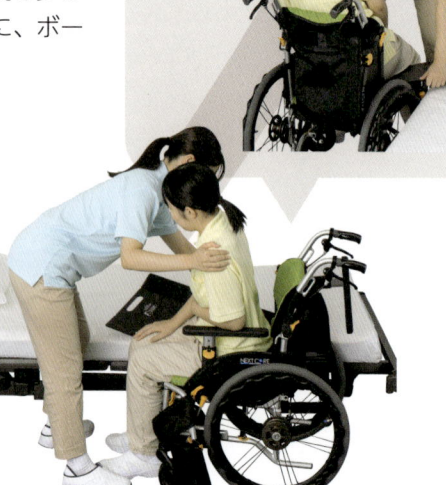

後ろから

ベッドのほうを低くし、高いほうから低いほうへ移乗できるようにする。

ベッドに健側の手をついてもらう。機能面などの理由で手をつけない場合、利用者には自身の太ももの上など自然な場所に健側の手を置いてもらい、介護者は利用者が倒れないように左手で健側の肩を支える。

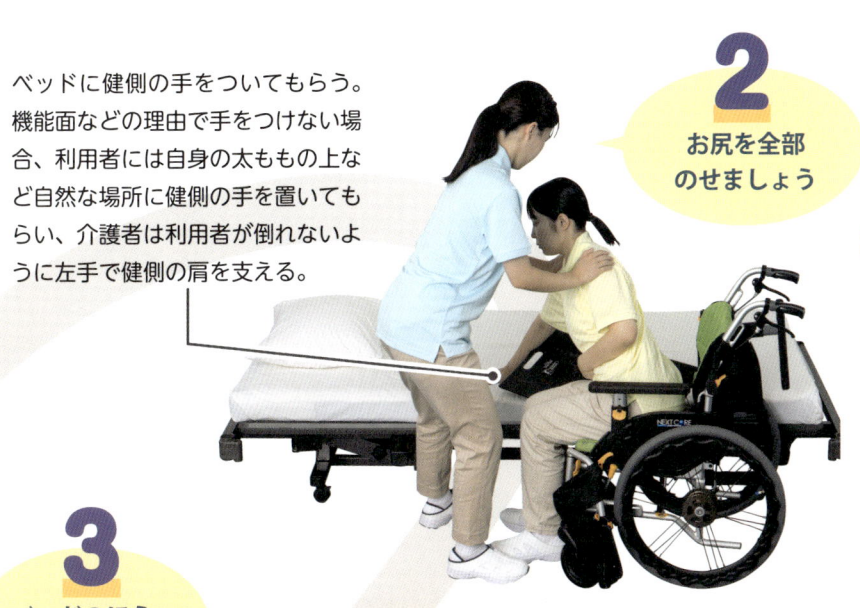

2 お尻を全部のせましょう

利用者の肩を支えながら、反対（左）のお尻を少し浮かせてボードの上にのせる。

3 ベッドのほうへすべらせますね

介護者

利用者の腰（骨盤帯）を押して、ボードの上をゆっくりとすべらせる。

Point! 利用者の腰（骨盤帯）を手のひらで支えて、ベッドのほうへ押し出す。

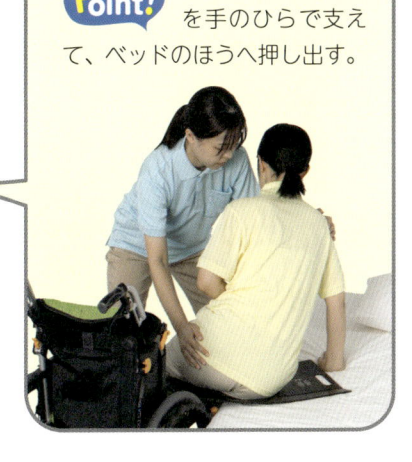

PART
3
移乗の介助

介護者はスタンスを広めにとって、姿勢を安定させる。

4 ボードを外しますね

\ **Goal** /
ベッドに座れましたね。姿勢は安定していますか？

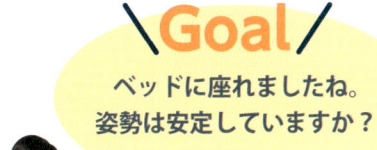

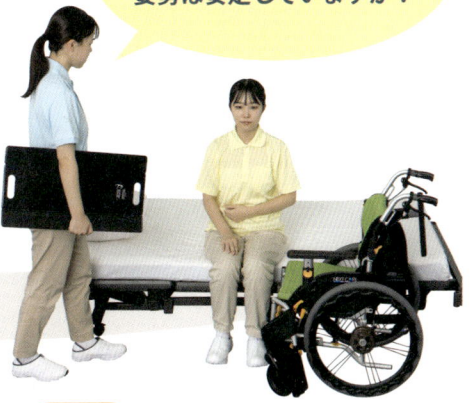

介護者

利用者の肩を支えながら上体を少し傾けて、ボードを外す。

介護者

利用者が安定した姿勢（端座位）で座れていることを確認する。

自立動作
一部介助
全介助

③ 車いすからいすへの移乗

車いすは、あくまでも移動のための道具であり、長時間座り続けるのには適していません。
食事のときは、食卓のいすに座ってもらうようにしましょう。

自立動作　「立ち上がって、一歩横に移動して、座る」。これが、となりへの移乗動作の基本です。車いすといすはできるだけ近づけ、テーブルからは少し離しておくのがポイントです。

Start
車いすを
いすのとなりにつける

食卓まで車いすで移動してきたら、食卓のいすのすぐとなりにつける。

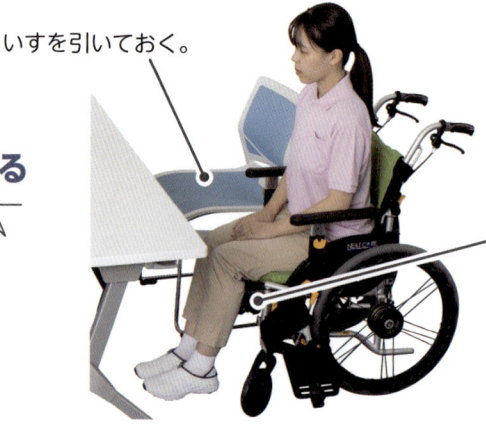

いすを引いておく。

ブレーキをかけ、移乗する側のフットサポートをとり外しておく。

1 おじぎをして、
お尻を浮かせる

おじぎをして前に重心を移動させることで、お尻が浮いてくる。

テーブルとのあいだに、おじぎができるだけのスペースをあけておく。

両手でひざを押すと、立つ動きをサポートできる。

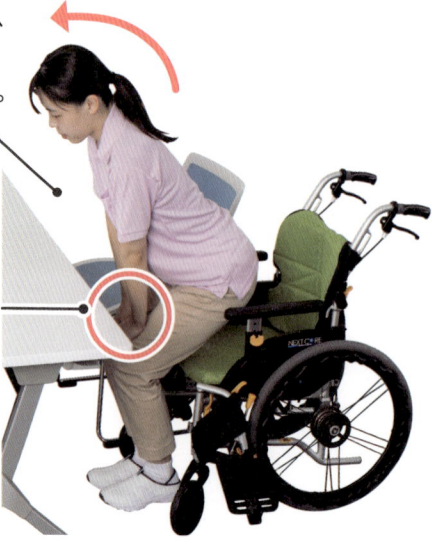

2 テーブルに
手をついて
立位を保持する

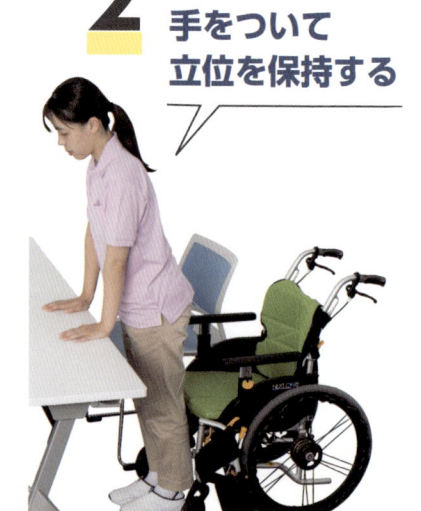

テーブルに手をついて支えることで、立位をサポートできる。

3 いすのほうに足を出して移動する

テーブルに手をついたまま、いすのほうに横移動する。

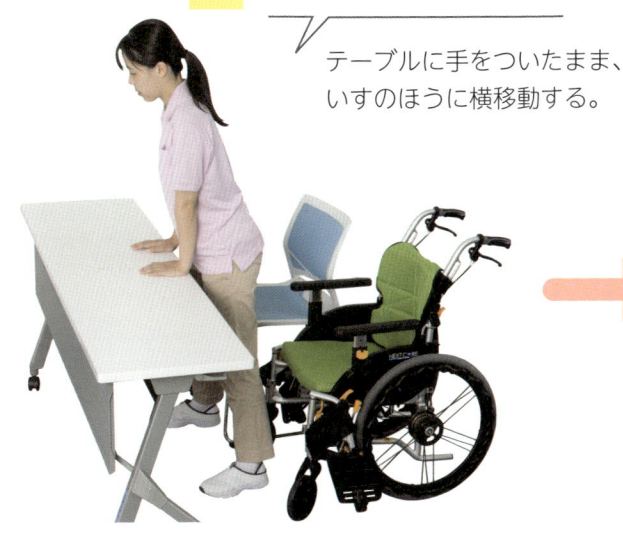

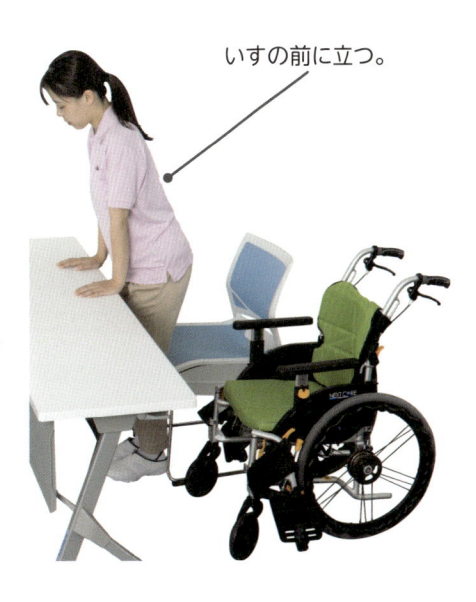

いすの前に立つ。

4 ゆっくりとお尻を下ろす

テーブルに手をついて、姿勢の安定を保ったまま、ゆっくりとお尻を下ろす。

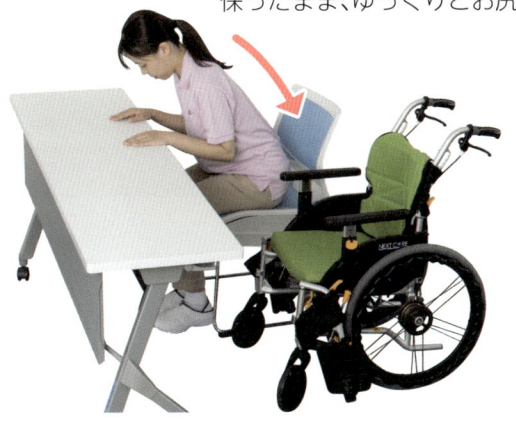

Goal

いすに深く座る

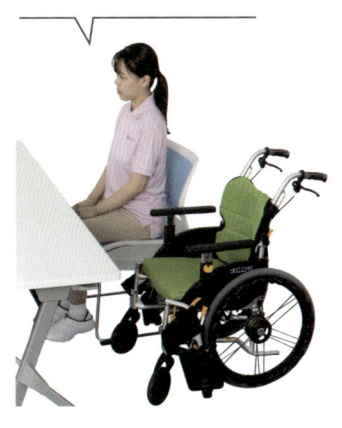

バリエーション

立ち上がりや立位保持に不安がある場合

車いすをいすのとなりにぴったりとつけて、移動距離をできるだけ短くする。**おじぎをしてお尻が浮いたら、中腰のままいすのほうへお尻を移動させる。**

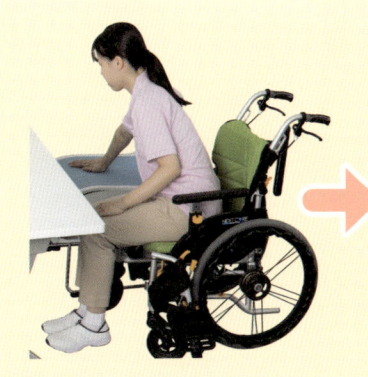

1 いすの座面に手をつく。

お尻を高く上げなくても移れるよう、アームサポートをはね上げておく

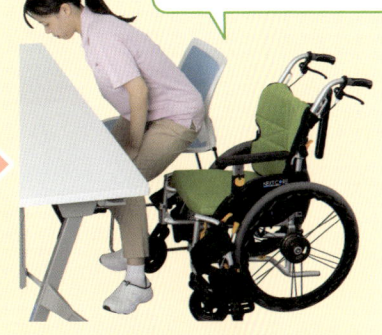

2 おじぎをしてお尻を浮かし、いすのほうへ移る。

③ 車いすからいすへの移乗

動作評価 & 一部介助	立位を保持できるのなら、車いすといすを入れ替えることで移乗をサポートします。立位保持に不安がある場合、利用者の安全を優先し、全介助（→ P.102）にしてください。

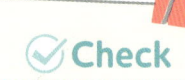

✅ Check

- ✅ 立ち上がれない
- ✅ 立位を保っていられない
- ✅ お尻を下ろせない
- ➡ **いずれも全介助**
  (P.102 ～ 103)

\Start/

〇〇さん、
いすに移りましょう

介護者

車いすをテーブルに近づけ、ブレーキをかける。

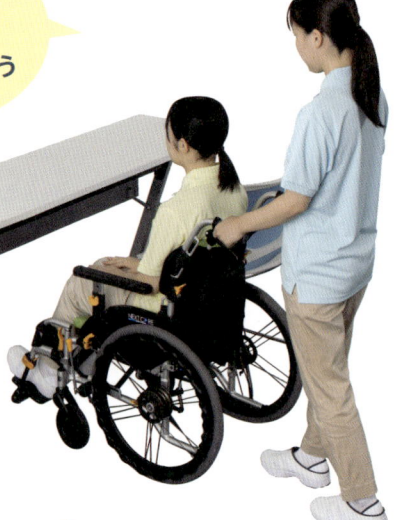

Point! ブレーキをかけて、フットサポートをとり外す。**利用者自身でできるなら、自分でやってもらう。**

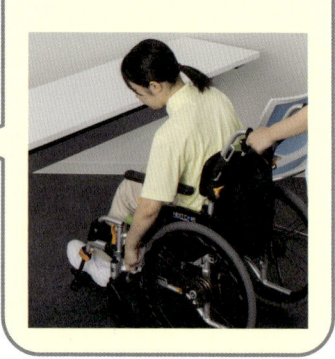

✅ Check! ①

立ち上がれますか？

自力でできる 利用者

ひざに手をついて、立ち上がる。介護者は利用者の後ろから見守る。

- ✅ 立ち上がれない
- ➡ **全介助**
  (P.102 ～ 103)

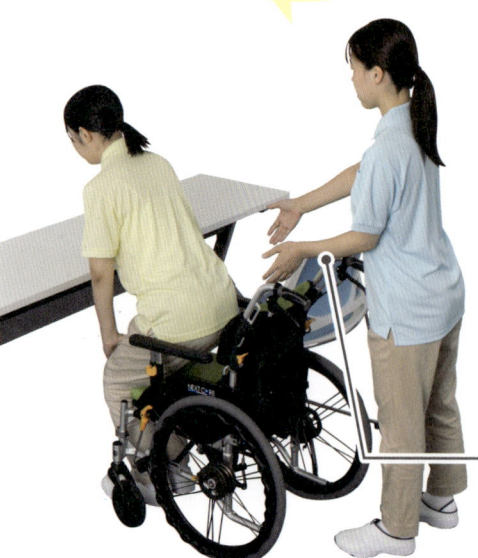

もしもの転倒に備えて、いつでも支えられるようにしておく。

Point! テーブルに近すぎると、重心を前に移動できず、立ち上がれなくなる。十分な距離をとろう。

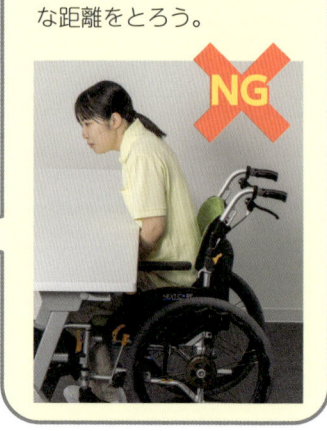

NG

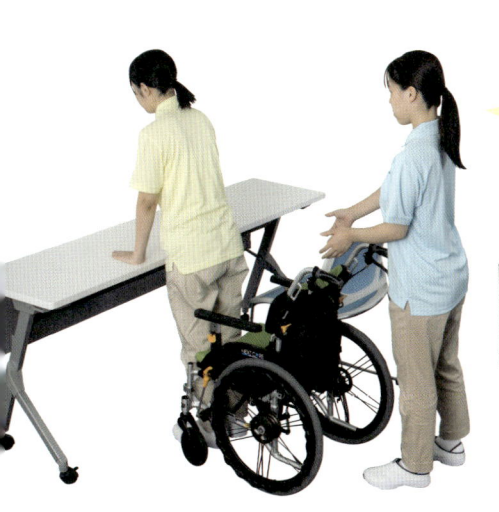

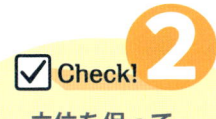
☑ **Check!** **2**

立位を保って
いられますか？

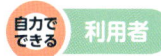
自力で できる 利用者

テーブルに手をついて
立位を保持する。

介護者は片手で車いす、もう
一方の手でいすをもち、素早
く入れ替える。

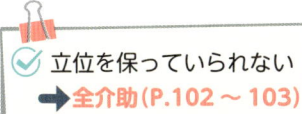
✓ 立位を保っていられない
➡ **全介助（P.102 ～ 103）**

☑ **Check!** **3**

お尻を下ろせますか？

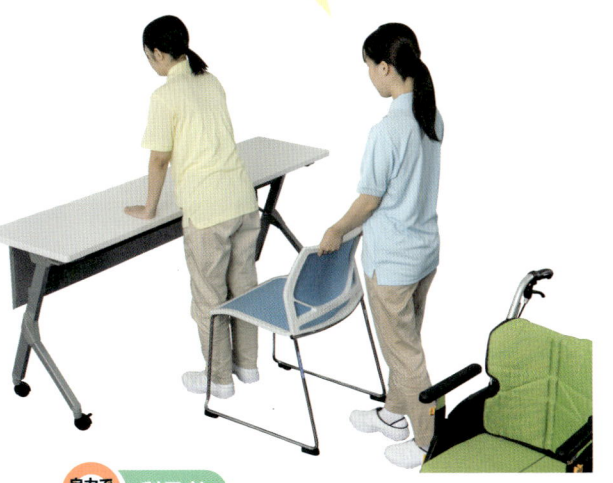

PART 3 移乗の介助

Point! 利用者を立たせている
時間をできるだけ短く
したい場合は、**車いすの後輪のブ
レーキをかけたまま、後輪だけ浮か
せて動かしてもよい。**

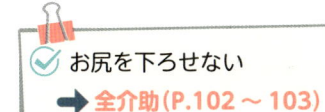
自力で できる 利用者

ゆっくりとお尻を下ろす。介護者は、
利用者が座るまでいすを押さえておく。

✓ お尻を下ろせない
➡ **全介助（P.102 ～ 103）**

\ **Goal** /

**座れましたね。
体調は大丈夫ですか？**

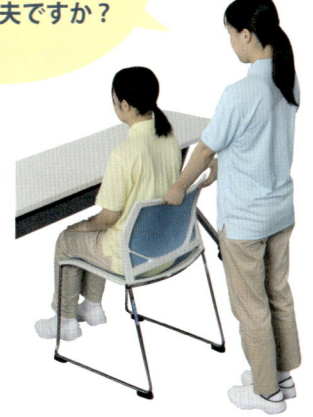

介護者

利用者を座らせたまま、いすの位置を
直す。利用者の体調などを確認する。

③ 車いすからいすへの移乗

全介助

　自力で「立ち上がれない」場合には、介護者の太ももに手をおいてもらう方法で移乗します。移乗距離はできるだけ短くしたいので、車いすはいすのすぐ横に並べましょう。

全介助の方法として紹介していますが、
利用者が自力でできるところは利用者自身に動いてもらいましょう。

＼Start／

〇〇さん、これから
いすに移りましょうね

介護者

車いすをいすの横につけ、ブレーキをかける。

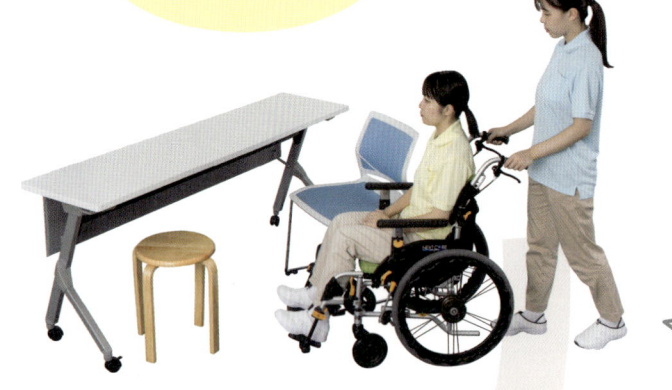

Point! 介護者が正面に座って介助できるよう、いすを引き出してスペースを確保しておく。移乗する側のアームサポートをはね上げ、フットサポートはとり外しておく。

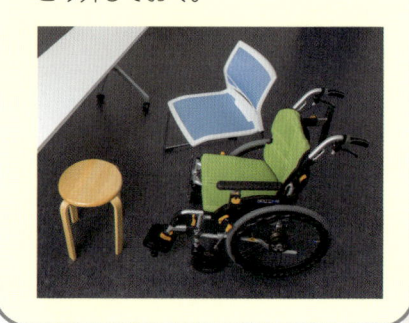

1

私の太ももに
手をおいてください

介護者

利用者の正面にいすをおいて座り（→ P.58）、
お互いの両ひざを合わせる。

介護者

介護者の太ももに利用者の両手をおいてもらい、腰（骨盤帯）を支える。

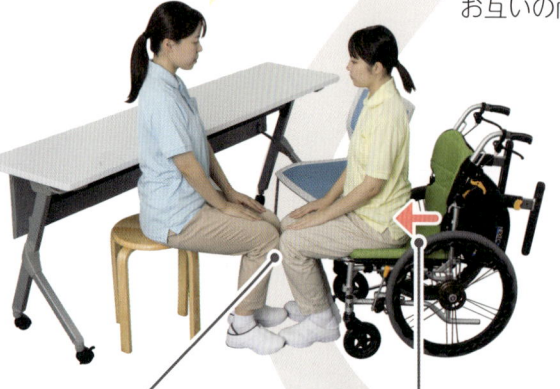

お互いの両ひざを合わせて、ひざ折れを防ぐ（→ P.94）。

お尻を少し前にずらしてもらう。

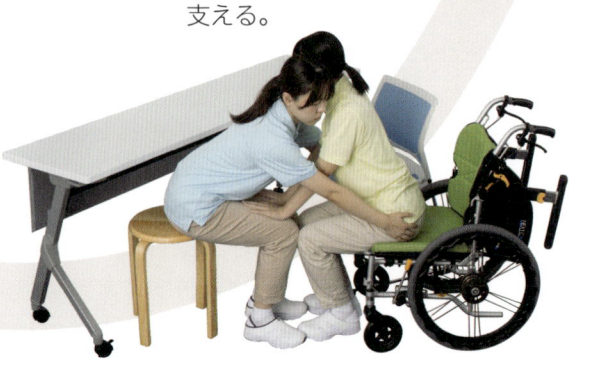

2

お尻が浮いたら
いすのほうへまわしますね

介護者

利用者に介護者の太ももを押し
ながら、おじぎをしてもらう。

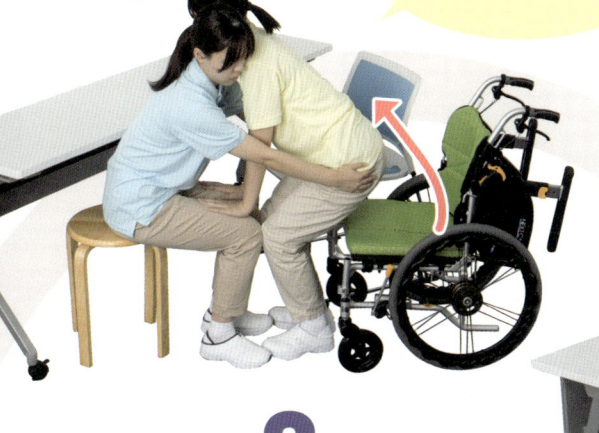

3

深く座れていますか？
姿勢を整えましょう

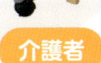

介護者

利用者のお尻が浮いたら、腰（骨盤帯）を
支えていすのほうへまわして座らせる。

介護者

利用者の座位の位置と
姿勢を整える。

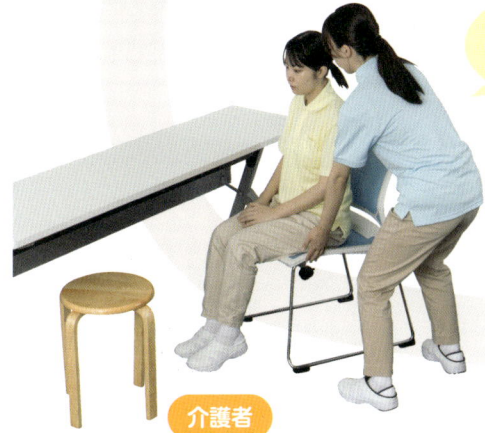

4

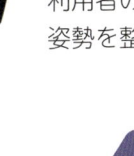

いすを動かしますね

\Goal/

テーブルとの距離は
大丈夫ですか？

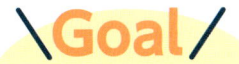

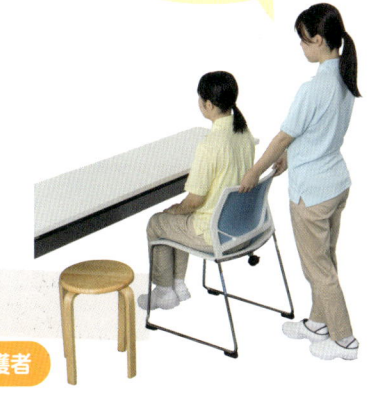

介護者

利用者を座らせたまま、
いすの位置を直す。

介護者

安定して座れていること、
いすの位置が適切かを確認する。

PART 3 移乗の介助

自立動作
一部介助
全介助

4 いすから車いすへの移乗

車いすからいすへの移乗と、逆の流れになります。座ったときに車いすが動かないよう、
ブレーキをかけておくのを忘れないようにしましょう。

自立動作
「立ち上がって、一歩横に移動して、座る」という基本動作は同じです。車いすをすぐ横に並べてお尻をすべらすようにすれば、立ち上がりに不安がある人でも自力での移乗は可能です。

Start
車いすを
となりにつける

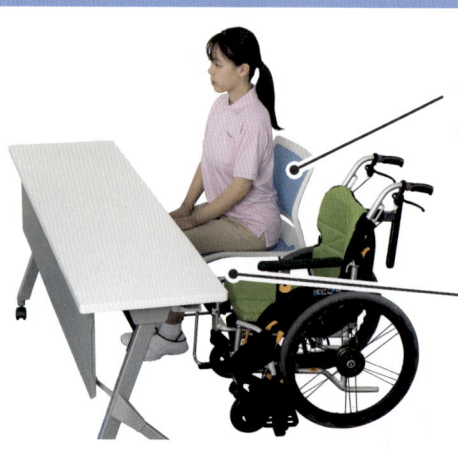

移動距離が短くてすむよう、食卓のいすのすぐとなりに車いすをつける。

いすを引いて、テーブルとのあいだに距離をとっておく。

ブレーキをかけ、いす側のアームサポートをはね上げ、フットサポートをとり外しておく。

1 おじぎをして、
お尻を浮かせて立ち上がる

ひざを押すと、立ち上がりの動きをサポートできる。

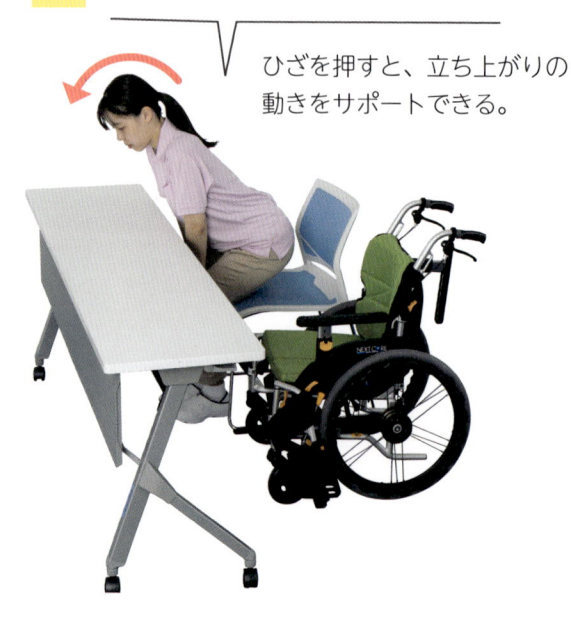

2 テーブルに
手をついて
立位を保持する

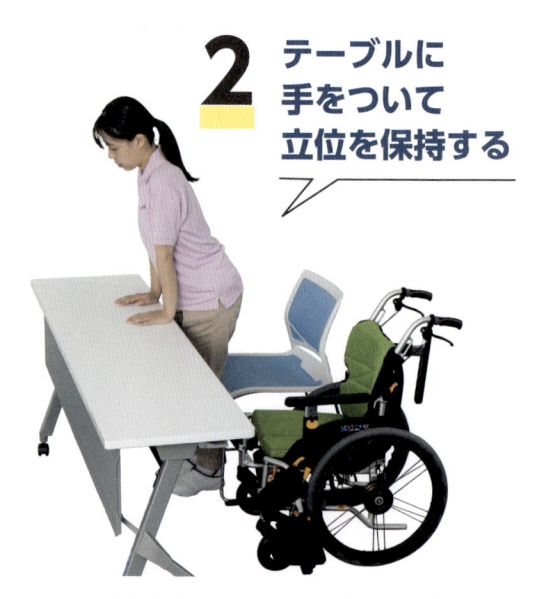

テーブルを支えることで、立位の保持をサポートできる。

3 車いすのほうに足を出して移動する

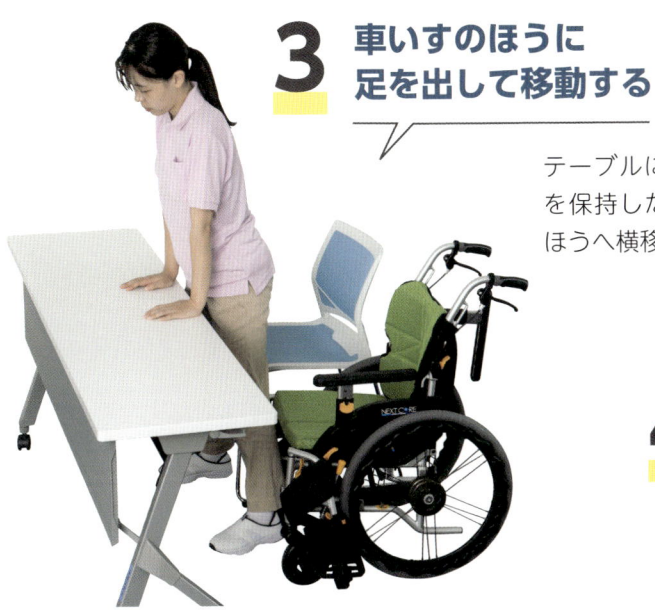

テーブルに手をついて立位を保持したまま、車いすのほうへ横移動する。

4 ゆっくりとお尻を下ろす

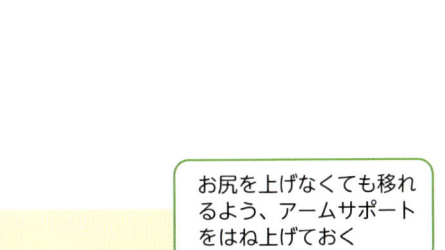

テーブルに手をついて姿勢の安定を保ったまま、ゆっくりとお尻を下ろす。

Goal

車いすに深く座る

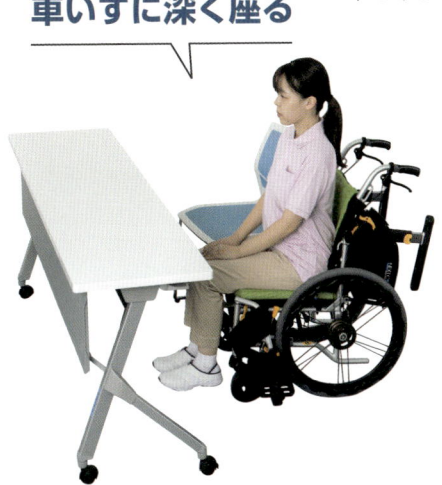

立ち上がりや立位保持に不安がある場合

車いすをいすのとなりにぴったりとつけて、移動距離をできるだけ短くする。**車いすの座面のほうが低いようなら、手をついてお尻をすべらすようにして移る。**

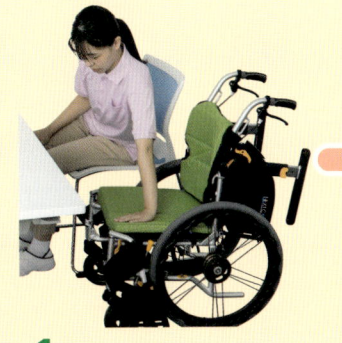

1 車いすの座面に手をつく。

お尻を上げなくても移れるよう、アームサポートをはね上げておく

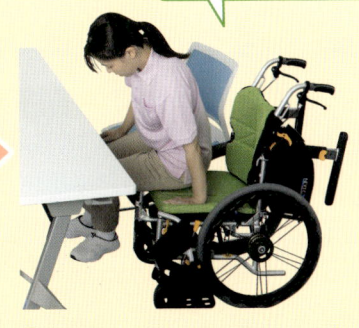

2 お尻をすべらすようにして、車いすのほうへ移る。

※動きを見やすくするため、遠いほうのアームサポートとフットサポートも外しています。

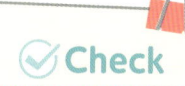

動作評価 & 一部介助	立位を保持できる利用者であれば、いすと車いすを入れ替えることで移乗をサポートします。利用者を立たせておく時間は、できるだけ短くすることが大切です。

✅ **Check**

- ✅ 立ち上がれない
- ✅ 立位を保っていられない
- ✅ お尻を下ろせない
- ➡ **いずれも 全介助（P.108〜109）**

\\ **Start** /

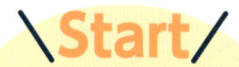

○○さん、
車いすに移りましょう

介護者

いすのとなりに
車いすを近づける。

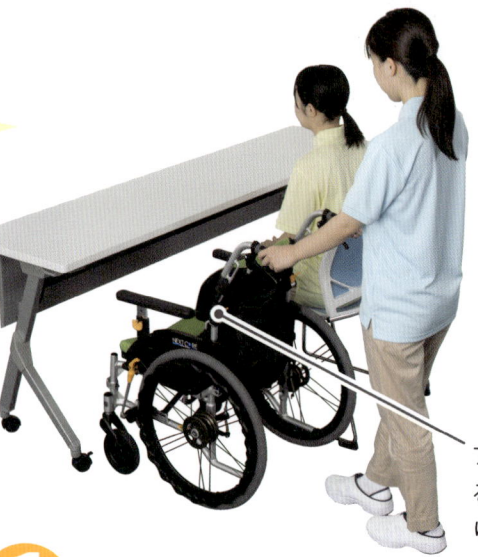

ブレーキをかけて、移乗する側のフットサポートをとり外しておく。

☑ **Check! 1**

立ち上がれますか？

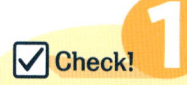

自力でできる **利用者**

ひざに手をついて立ち上がる。
介護者は利用者の後ろから見守る。

✅ 立ち上がれない
➡ **全介助（P.108〜109）**

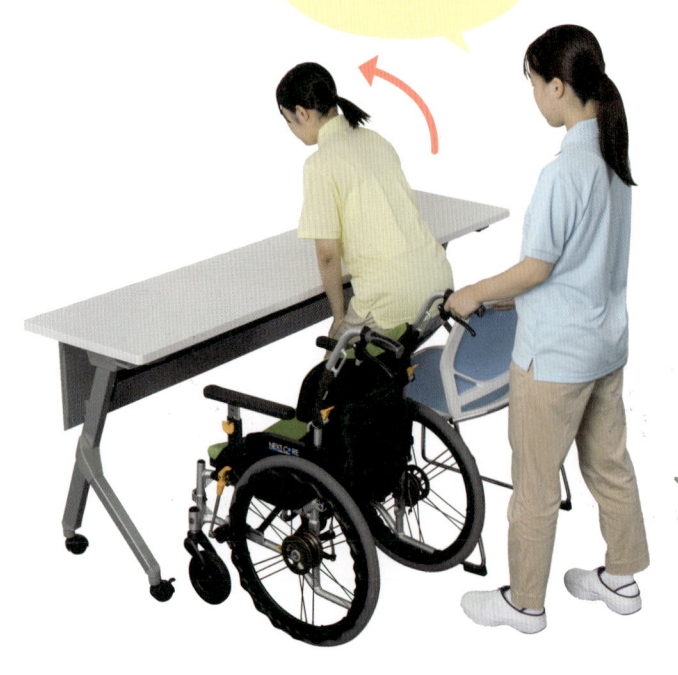

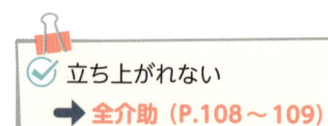

 **Point!**

立ち上がるためには、重心を前に移動させる必要がある。**テーブルに近すぎると重心を前に移動できないので、いすを引いて距離をとっておこう。**

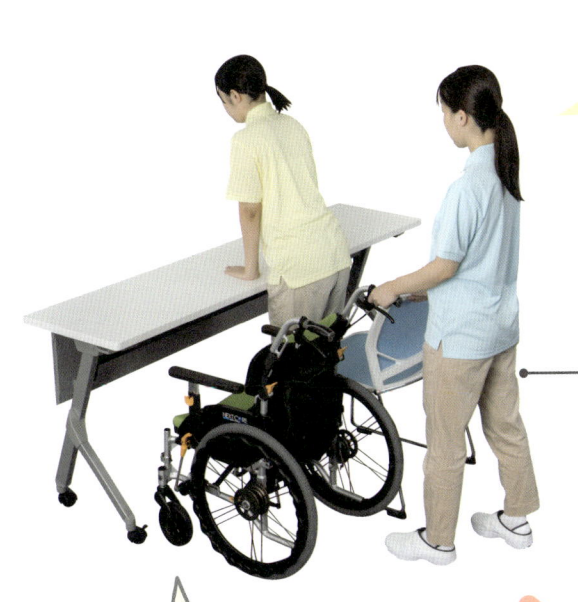

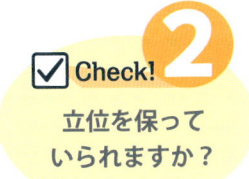

☑ Check! **2**

**立位を保って
いられますか？**

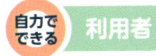
**自力で
できる** **利用者**

テーブルに手をついて立位を保持する。

介護者は片手で車いす、もう一
方の手でいすをもち、素早く入
れ替える。

☑ 立位を保っていられない
➡ **全介助（P.108〜109）**

Point! いすと車いすを入れ替
える際、利用者が立位
を保持する時間を短くするために、
車いすの後輪のブレーキをかけた
ままにしておいてもよい。**後輪だ
けを浮かせて、素早く入れ替える。**

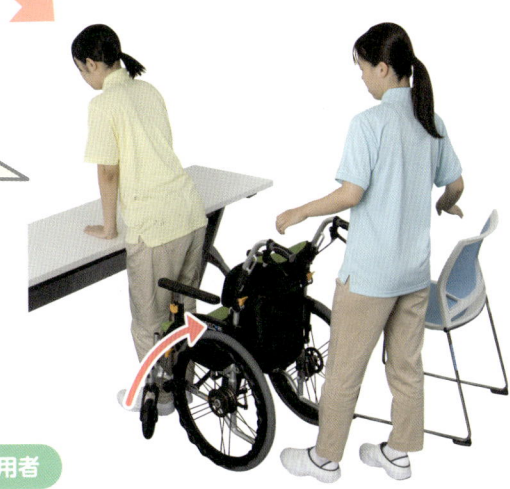

☑ Check! **3**

お尻を下ろせますか？

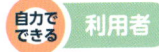
**自力で
できる** **利用者**

ゆっくりとお尻を下ろす。
介護者は利用者が座るまで
車いすを押さえておく。

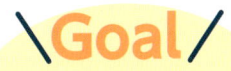
\ **Goal** /

**深く座れていますか？
体調は大丈夫ですか？**

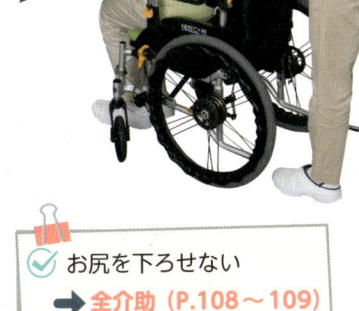

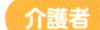
☑ お尻を下ろせない
➡ **全介助（P.108〜109）**

介護者

利用者が安定して座れて
いることや体調を確認する。

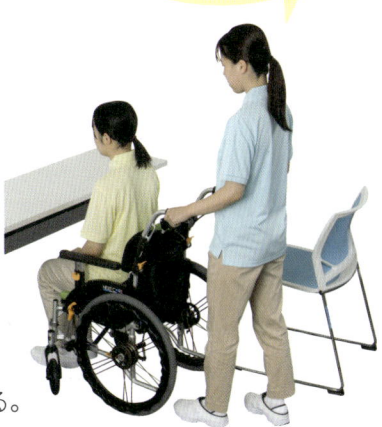

全介助

　自力で「立ち上がれない」場合には、介護者の太ももに手をおいてもらう方法で移乗します。お尻を浮かすことができれば、腰（骨盤帯）を支えて移乗させることができます。

全介助の方法として紹介していますが、
利用者が自力でできるところは利用者自身に動いてもらいましょう。

\Start/

〇〇さん、これから
車いすに移りましょうね

介護者

車いすをいすのとなりにつける。

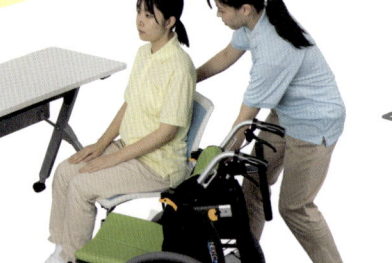

Point! 介護者が正面に座って介助できるよう、いすを引き出してスペースを確保しておく。移乗する側のアームサポートをはね上げ、フットサポートはとり外しておく。

注意! ここでは利用者と介護者の動きがよく見えるように、両側のアームサポートとフットサポートを外しています。実際に介助を行うときには、利用者の体がすべり落ちないようにベッドから遠いほうのアームサポートは外さないでください

1 私の太ももに
手をおいてください

介護者

利用者の正面にいすをおいて座り（→ P.58）、お互いの両ひざを合わせる。

介護者

介護者の太ももに利用者の両手をおいてもらい、利用者の腰（骨盤帯）を支える。

お尻を少し前に
ずらしてもらう。

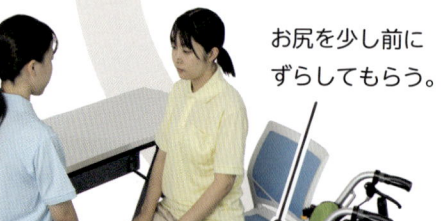

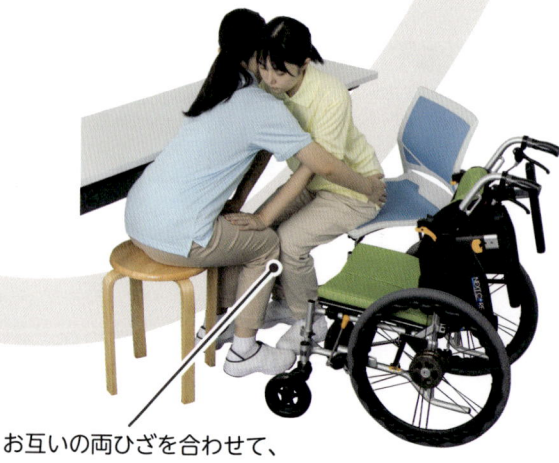

お互いの両ひざを合わせて、
ひざ折れを防ぐ（→ P.94）。

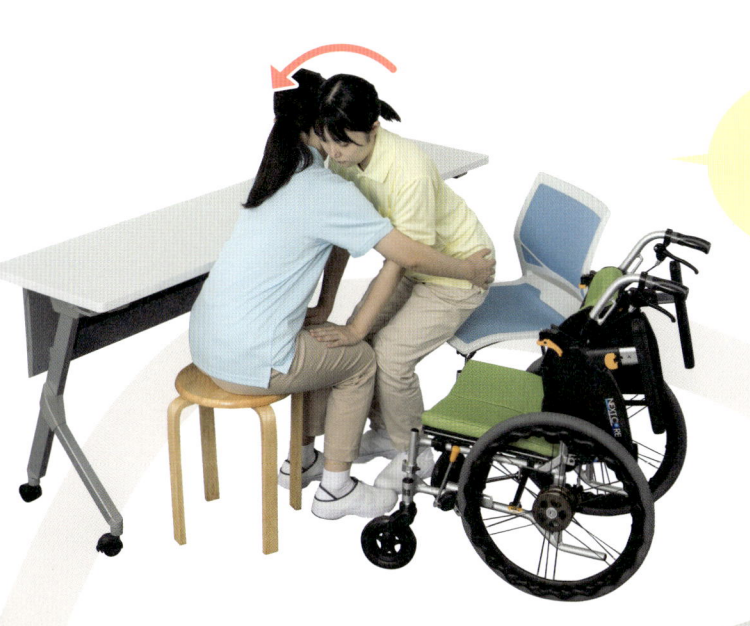

2

お尻が浮いたら
車いすのほうへ
まわしますね

介護者

利用者に介護者の太ももを押し
ながら、おじぎをしてもらう。

介護者

利用者のお尻が浮いたら、腰（骨
盤帯）を支えたまま、車いすのほ
うへまわして座らせる。

3

深く座れていますか？
姿勢を整えましょう

介護者

利用者の座り位置や姿勢を整える。

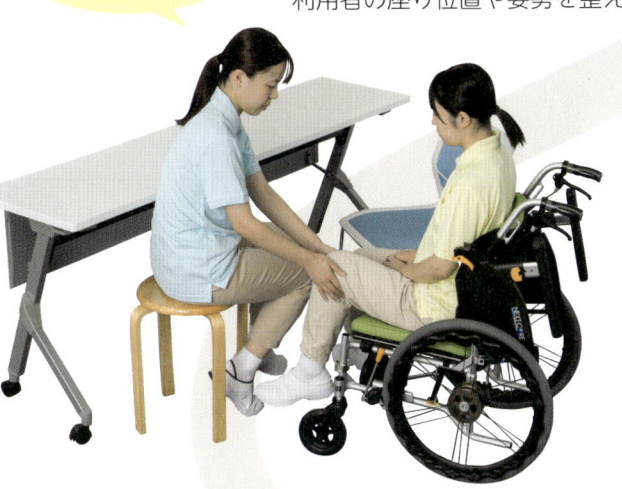

\ **Goal** /

座れましたね。
体調は大丈夫ですか？

介護者

利用者が安定して座れて
いることを確認する。

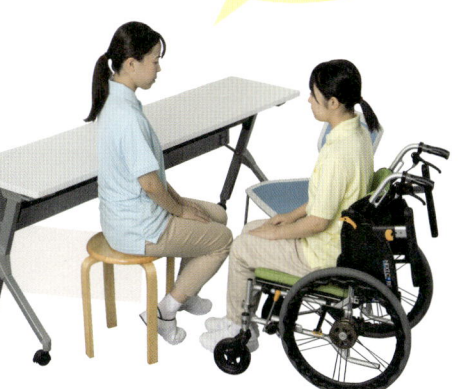

PART
3
移乗の介助

5 トイレでの移乗の介助

トイレでの移乗は、かぎられたスペースの中で行うことが求められます。車いすから便座、便座から車いすへの移乗について見ていきましょう。

トイレの環境に合わせて、車いすの位置を変える

　車いすで入っていけるバリアフリーのトイレであっても、介護者がいっしょに入って介助するのに十分なスペースがあるとはかぎりません。また、手すりの形状や位置も、トイレによっていろいろです。**どのように車いすをつければ安全に移乗できるか、それぞれの環境に合わせて最適なポジションを見つけましょう。**

スペースに余裕があるなら、車いすを便座の横につける。

● 車いすから便座への移乗時のポイント！

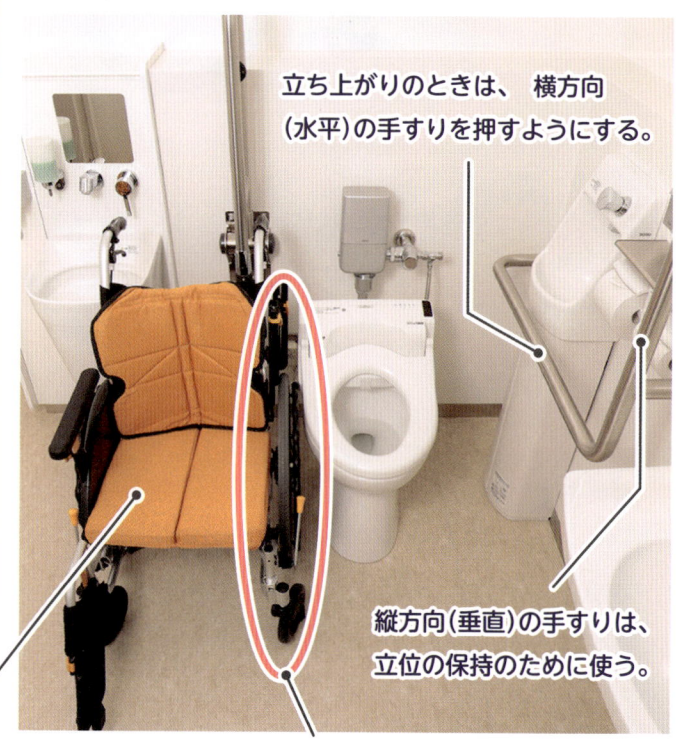

立ち上がりのときは、横方向（水平）の手すりを押すようにする。

縦方向（垂直）の手すりは、立位の保持のために使う。

便座側のアームサポートをはね上げ、フットサポートはとり外す。

● 狭いトイレでの介助のポイント！

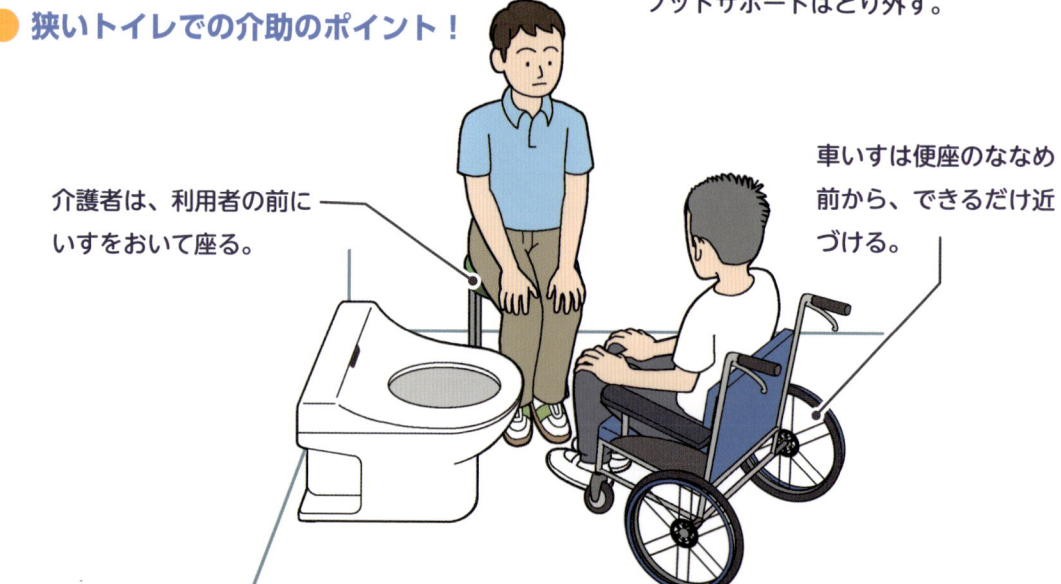

介護者は、利用者の前にいすをおいて座る。

車いすは便座のななめ前から、できるだけ近づける。

横方向（水平）の手すりを「押して」立つ

立ち上がる動作はおじぎをして重心を前に移動させる屈曲のフェーズ（第1相）、お尻が浮くフェーズ（第2相）、体を起こしていく伸展のフェーズ（第3相）に分けられます（→ P.53 ～ 54）。

下肢の筋力が弱くなっている場合、横方向の手すりを押すようにして立つのがポイントです。ひざや股関節を伸ばしていく力（伸展のフェーズ）の助けとなります。

横方向の手すりを押して立つ

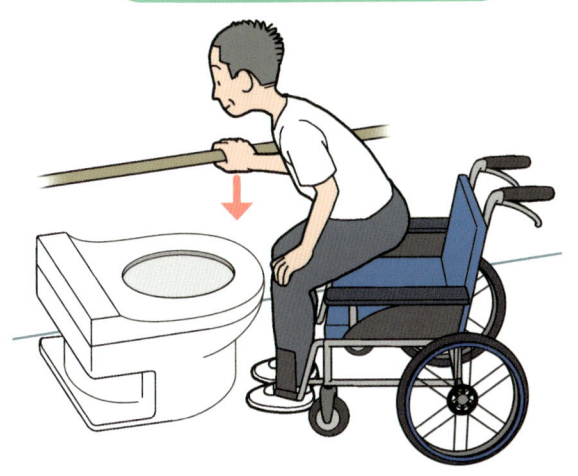

横方向の手すりを上からつかんで押すようにすると、体を「伸ばしていく力」が助けられ、立ちやすくなる。

前においたいすを押して立つ

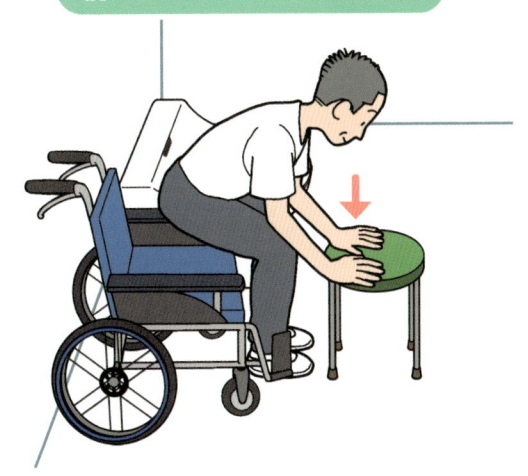

手すりのないトイレでは、利用者の前にいすをおく。いすを押しても、同様の効果が得られる。

アームサポートをつかんで立つ

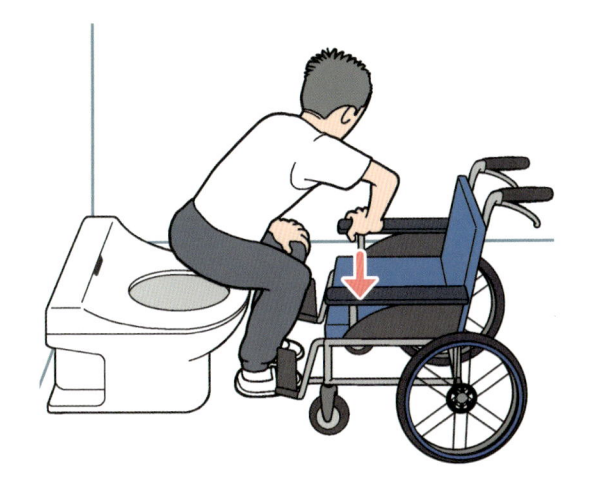

便座から車いすへ移乗する際は、車いすのアームサポートをつかんで「押して」立つ。

縦方向の手すりを引っ張り込まない

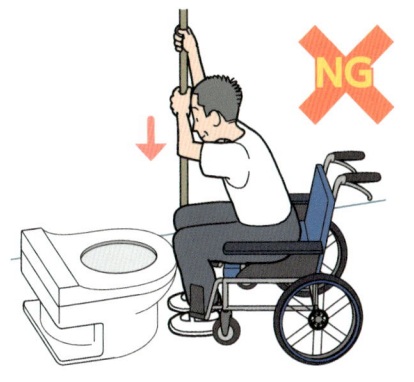

NG

縦方向の手すりを引っ張り込んで立とうとすると屈曲の力（曲がっていく力）が強くなる。伸展とは逆方向の力が加わり、立ち上がれなくなる。縦方向の手すりしかない場合は、手すりをにぎった手を前方に押すようなイメージで、体の重心を前方に移動させてお尻を浮かせるとよい。

> **自立動作** 立位での方向転換が不安定な状態でも、車いすを便座のすぐ横につけることができれば、お尻を水平方向にずらすだけでよいので、自力でも安全に移乗することが可能です。

Start 車いすを便座の横につける

トイレ内にスペースがあって可能なら、車いすを便座の真横につける。

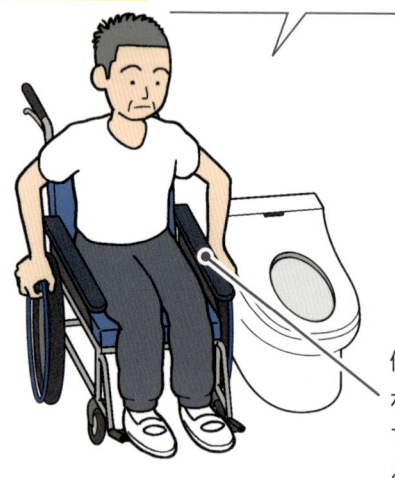

便座側のアームサポートをはね上げ、フットサポートをとり外す。

1 ひざに手をついて、押しながらお尻を浮かせる

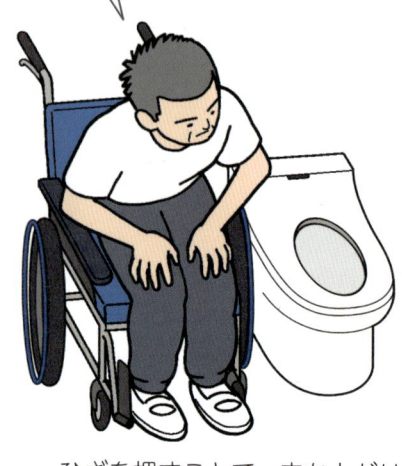

ひざを押すことで、立ち上がりの動きをサポートする。

2 お尻が浮いたら、足を横に出して便座の前へ

これくらいお尻が浮くなら、横移動で便座に移れる。

3 便座に座る

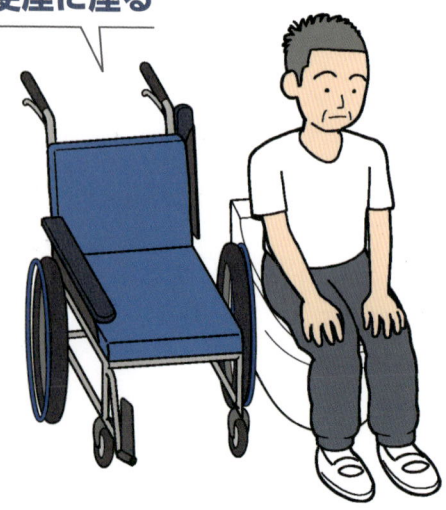

Point! 立位が不安定でも座位が保持できる人であれば、**衣服の着脱は便座に座ってから、利用者自身に行ってもらう。**

4 ひざに手をついて、押しながらお尻を浮かせる

用を足し終え、車いすにもどるときも、同様にひざを押してお尻を浮かせる。

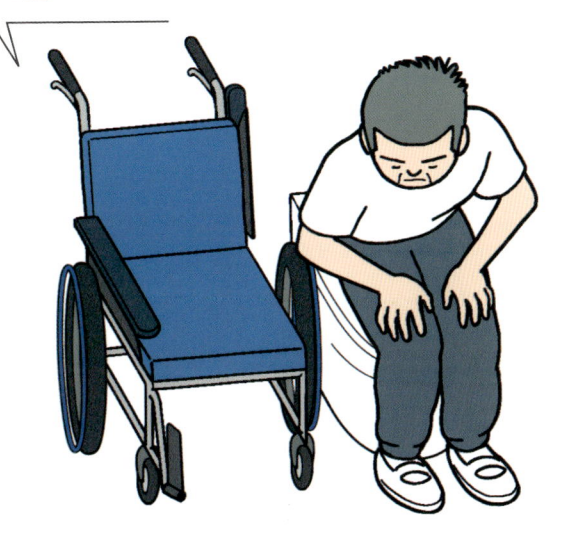

5 お尻が浮いたら、足を横に出して車いすの前へ

便座に座ったときと正反対の動きで、車いすに移る。

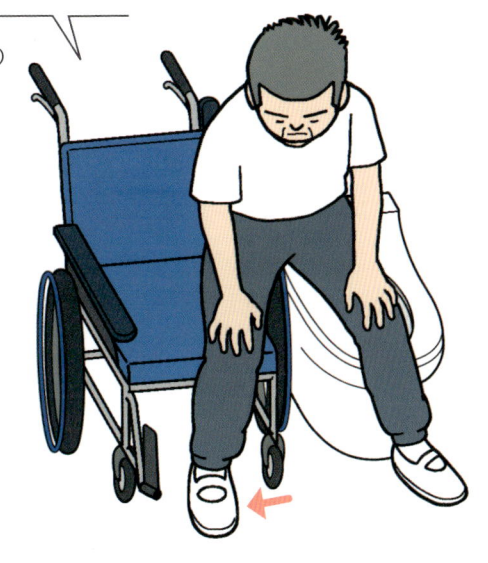

6 車いすに座る

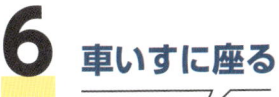
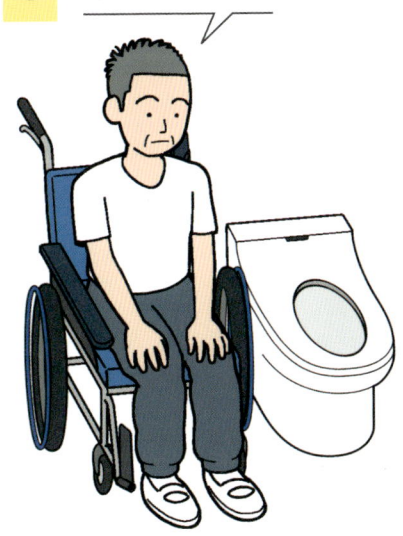

Goal 車いすでトイレを出ていく

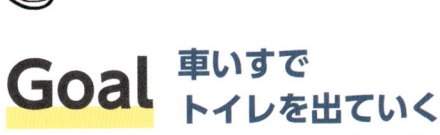

便座側のアームサポートとフットサポートをもどす。

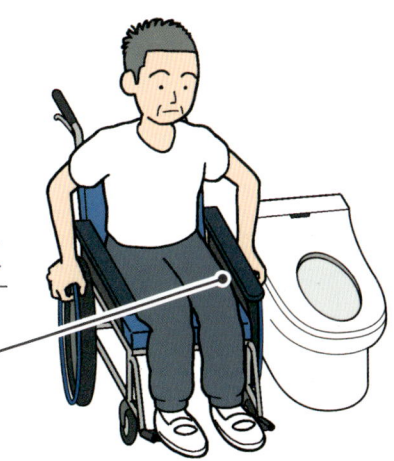

全介助

トイレでは、衣服の着脱の介助、排泄（はいせつ）の介助などが必要となるケースもありますが、この本では省略します。トイレでの移乗介助にしぼって、解説していきます。

全介助の方法として紹介していますが、
利用者が自力でできるところは利用者自身に動いてもらいましょう。

\Start/

〇〇さん、これから
便座に移りましょうね

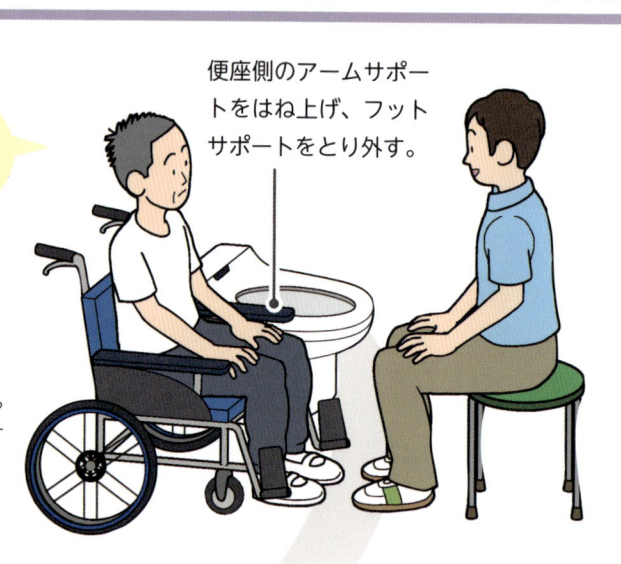

便座側のアームサポートをはね上げ、フットサポートをとり外す。

介護者

車いすを便座の横につける。介護者は、利用者の前にいすをおいて座る（→ P.58）。

1

私の太ももに手をおいてください。お尻をちょっともち上げますね

介護者

ひざ折れ防止のため、お互いの両ひざを合わせる（→ P.94）。

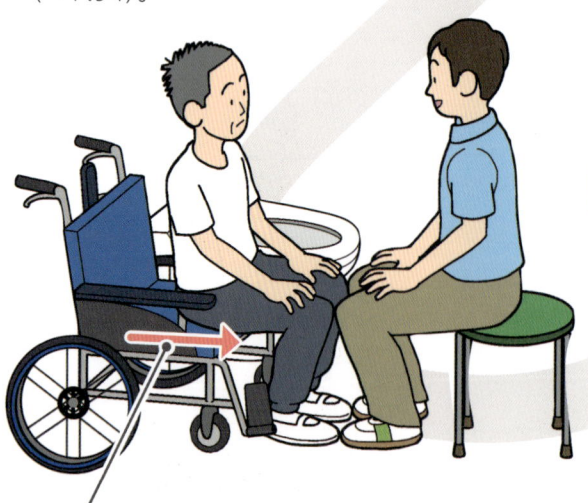

お尻を少し前にずらしてもらう。

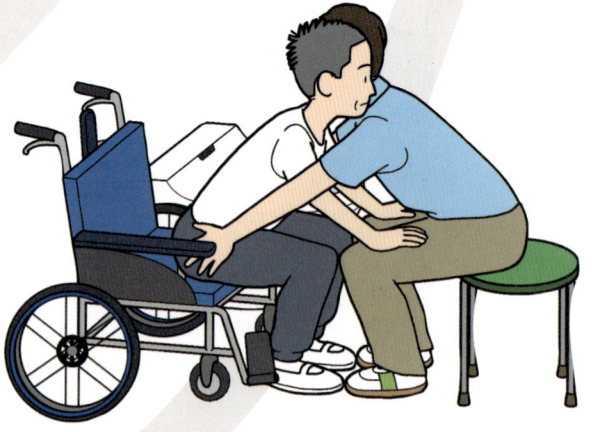

介護者

介護者の太ももに利用者の両手をおいてもらい、利用者の腰（骨盤帯）を支える。

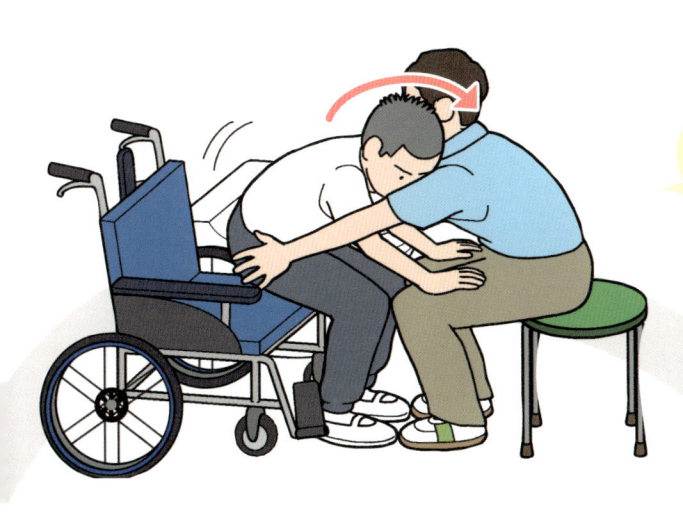

2

おじぎをしてお尻が浮いたら、
便座のほうへ移りましょう

介護者

腰(骨盤帯)を支え、利用者には介護
者の太ももを押しながら、おじぎを
してもらう。

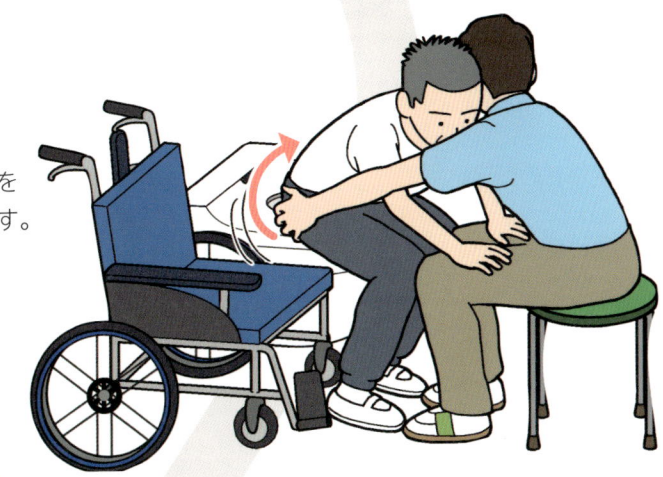

介護者

お尻が浮いたら、腰(骨盤帯)を
支えたまま便座のほうへまわす。

3

便座に座れましたね。
あとはご自分でできますか？

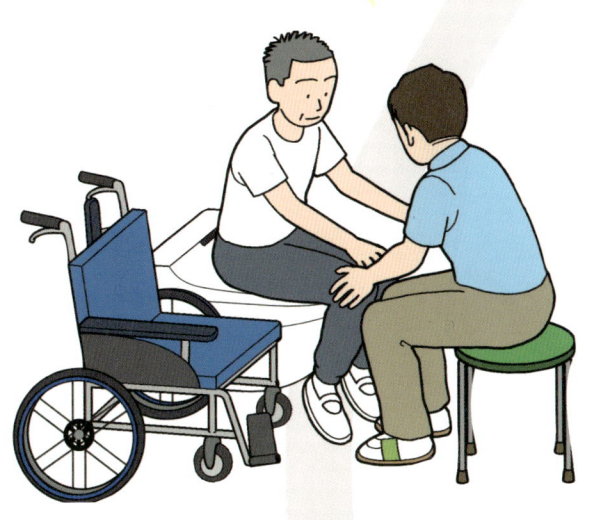

介護者

利用者の座り位置を整える。利用
者自身で衣服の着脱などができる
ようなら、トイレの外へ。

Point! 衣服の着脱や後始末の介
助が不要な場合、利用者
が用を足しているあいだはトイレの
外で待機する。用を足し終えたら声を
かけてもらい、便座から車いすへの移
乗を介助する。

➡ 次ページに続く

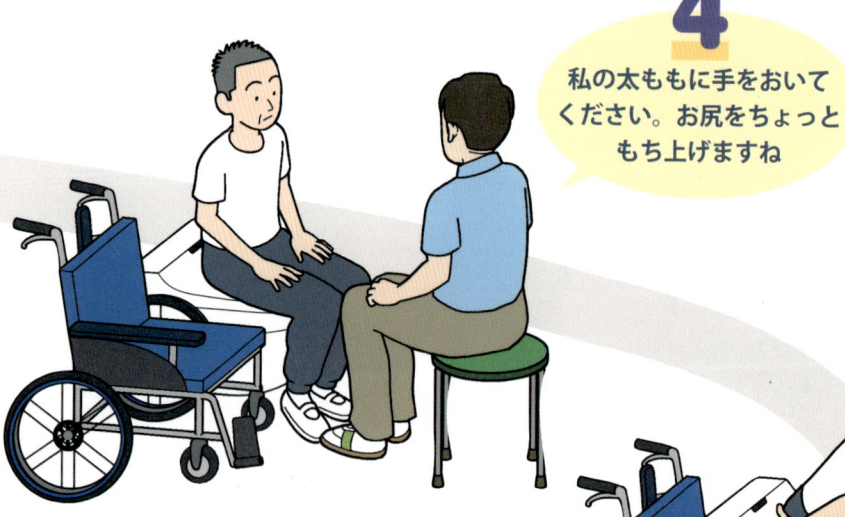

4

私の太ももに手をおいて
ください。お尻をちょっと
もち上げますね

介護者

利用者の前にいすをおいて座り
（→ P.58）、お互いの両ひざを
合わせる。

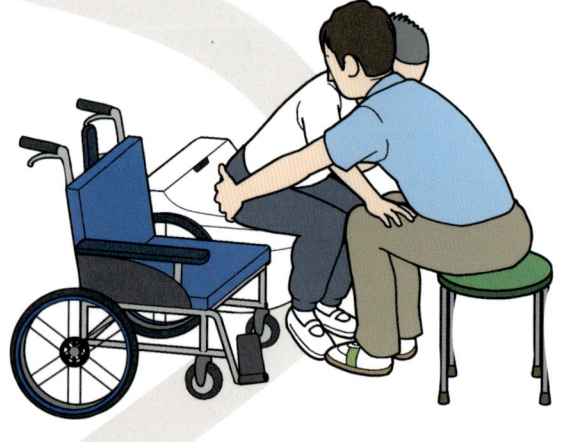

介護者

介護者の太ももに利用者の両手
をおいてもらい、利用者の腰（骨
盤帯）を支える。

5

おじぎをしてお尻が浮いたら、
車いすのほうへ移りましょう

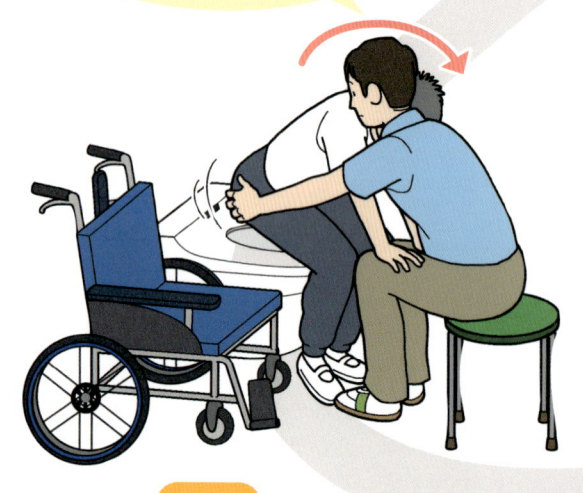

介護者

腰（骨盤帯）を支え、利用者には介護
者の太ももを押しながら、おじぎを
してもらう。

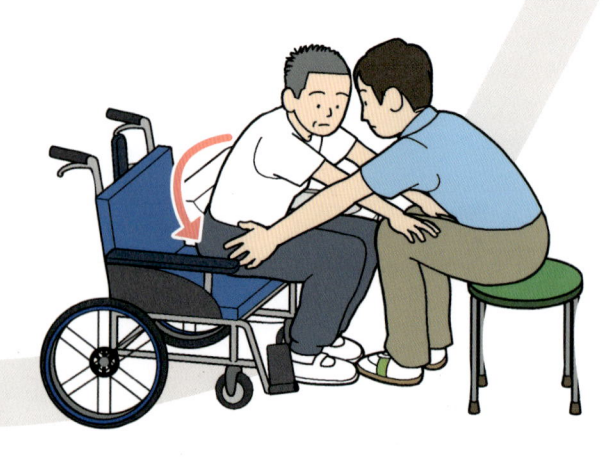

介護者

お尻が浮いたら、腰（骨盤帯）を支
えたまま車いすのほうへまわす。

6

車いすに座れましたね

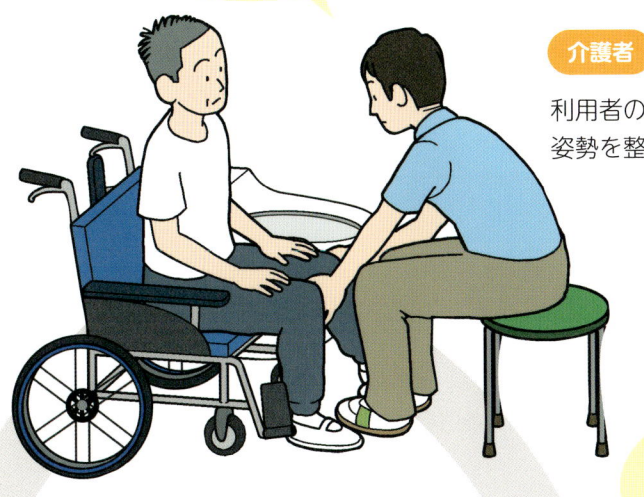

介護者

利用者の座り位置や
姿勢を整える。

\Goal/

体調はいかがですか？
トイレを出ましょうね

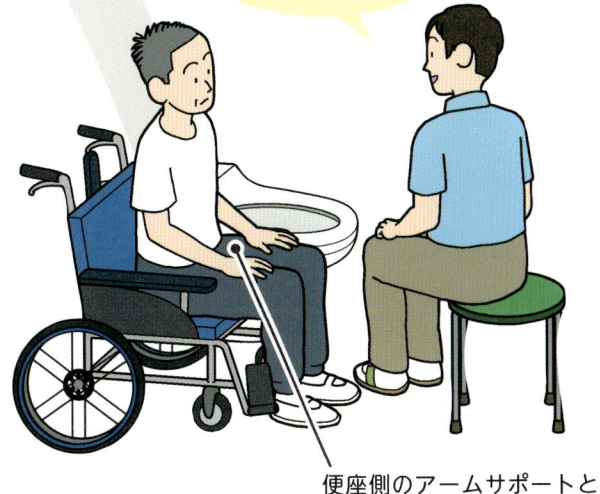

介護者

利用者が安定して座れて
いることを確認し、体調
を確認する。

便座側のアームサポートと
フットサポートをもどす。

Q&A 教えて先生！

Q トイレまでの移動が困難な場合には、どうすればいいですか？

A ポータブルトイレを使用します。さまざまなタイプのものがありますが、利用者の体格に合わせて高さや便座の大きさを変えられるものがいいでしょう。**ポータブルトイレをベッドのすぐ横において移乗させてください。基本的なやり方は、ベッドから車いすへの移乗（全介助❶→ P.84）と同じです。**

また、トイレまわりの介助では、利用者の尊厳とプライバシーに配慮することも大切です。常に利用者を尊重した介護を心がけましょう。

⑥ 浴槽への出入りの介助

浴室での移乗介助は、床がぬれていることによる転倒のリスクに注意する必要があります。
また、入浴前と入浴後の体調変化にも気をつけましょう。

安全で快適な入浴をサポートする

　介護者は、自力で入浴することが困難な利用者に対して、さまざまなサポートをすることが求められます。

　入浴の目的は、体の清潔を保ち、感染症を予防することにあります。また、お湯につかることで血行をよくして筋肉のこわばりをほぐした

り、関節の痛みを軽減したりといった効果も期待されています。

　身体機能の低下で思うように動けなくなっている利用者にとって、入浴はリラックスできる貴重な時間です。安全に、快適な入浴を楽しめるように介助を行っていきましょう。

入浴の介助の流れ

　入浴の介助は、移乗の介助だけでなく、衣服の着脱の介助、体を洗うときの介助など多岐にわたります。

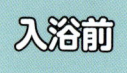

脱衣の介助、浴室の温度管理

脱衣所と浴室の温度差が大きいと、ヒートショックの原因になる。ヒートショックとは、急激な温度変化によって血圧が上下し、心臓に負担がかかること。

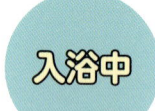

体を洗う介助、浴槽への出入りの介助

この本では
ここを解説！

長時間の入浴は、めまいや脱水症状を引き起こすので要注意。

着衣の介助、体調のチェック

しっかりと水分補給を行ったうえで、体調に異常がないかを確認する。

利用者の動作評価を行う

　ここでは、「介助があれば動くことのできる利用者」に対する浴槽への出入りの介助について解説します。

　浴室は床や浴槽のふちなどがぬれて、すべりやすくなっています。転倒のリスクに配慮し、適切な介助を行っていきましょう。

　まずは、右の動作評価で、利用者の「立ち上がり」の機能がどの程度かを確認してください。あわせて、その日の利用者の体調を確認することも大切です。

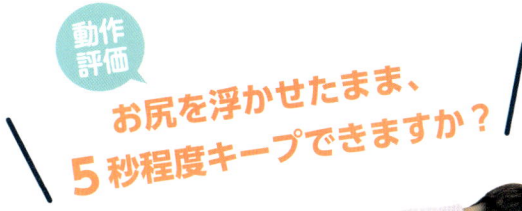

動作評価

お尻を浮かせたまま、5秒程度キープできますか？

「お尻がまったく浮かない」ようであれば、1人での介助は危険です。2人で介助を行うか、リフトを活用した入浴を検討してください

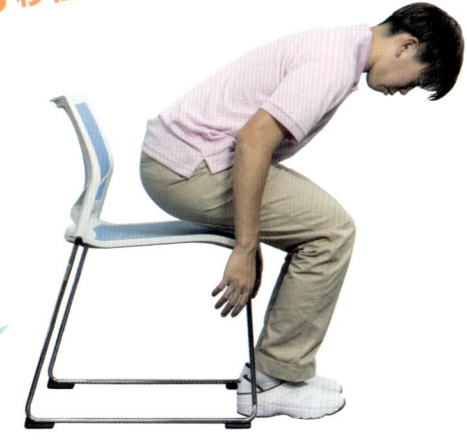

安全な入浴のための入浴補助用具

　手すりは浴槽内での立ち座りや立位を保持するとき、浴槽内での姿勢を安定させるときなどに活用します。あらかじめ浴室内のどの位置に手すりがあるかを、よく確認しておきましょう。

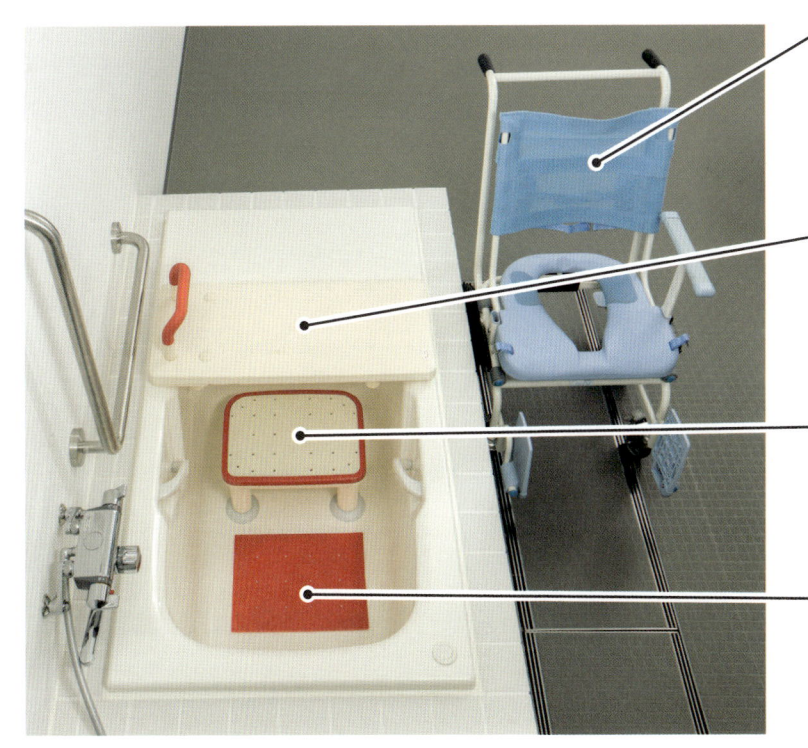

シャワーチェア

浴室内の移動や浴槽への出入りを安全に行うことができる。

バスボード

浴槽の両ふちにわたすように設置する。

浴槽内いす

浴槽内の腰かけいすとして使う。立ち上がりがラクになる。

すべり止めマット

浴槽内はすべりやすいので、足もとに敷いて使う。立ち上がりやすくなる。

自立動作

　片麻痺（かたまひ）があっても、浴槽のふちに座って片足ずつ入れていく入り方であれば、1人での入浴が可能となる人もいるかもしれません。安全に、自立を促していくことが大切です。

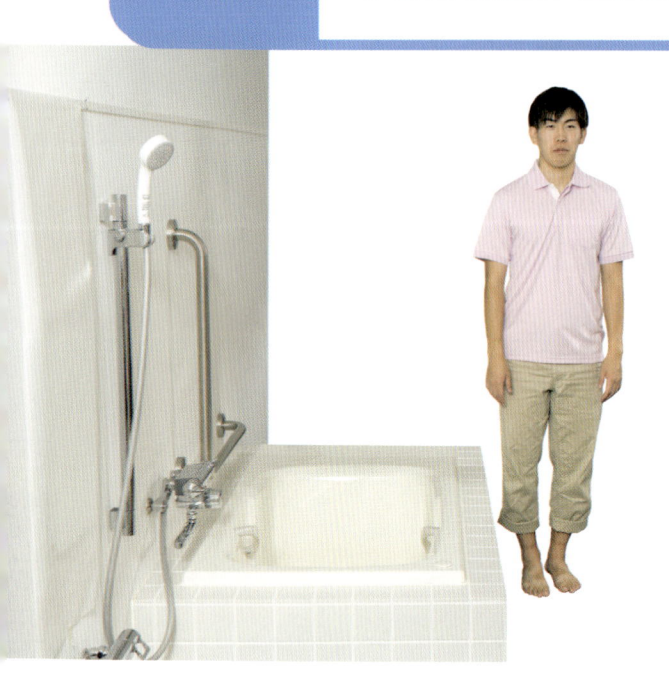

Start
浴槽の横に立つ

Point! 介護者が利用者の自立動作を見守る場合、床がすべりやすくなっているので、何があっても支えられるよう、近くに立って見守る。

2 片足ずつ浴槽の中へ入れる

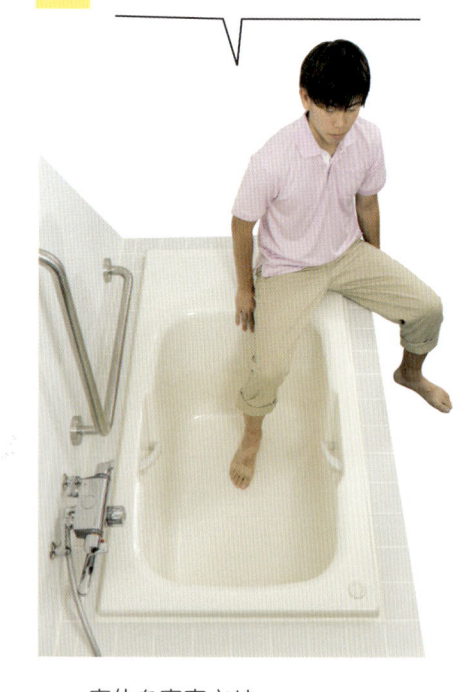

座位を安定させ、片足ずつ浴槽の中に入れる。

1 浴槽のふちに座る

すべらないように注意し、浴槽のふちに座る。

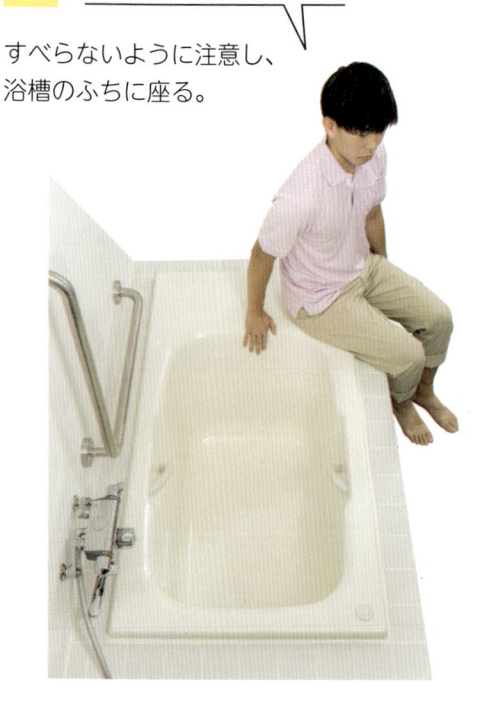

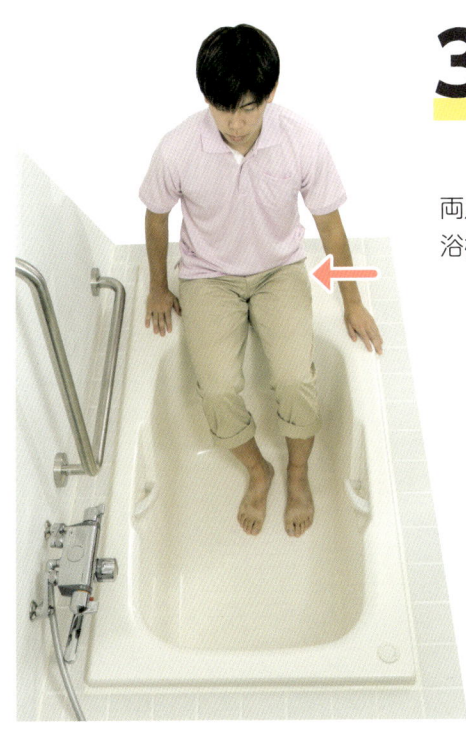

3 お尻の位置を横にずらす

両足とも浴槽の中に入れたら、
浴槽のふちの中央へお尻をずらす。

4 立ち上がり、一歩前に出る

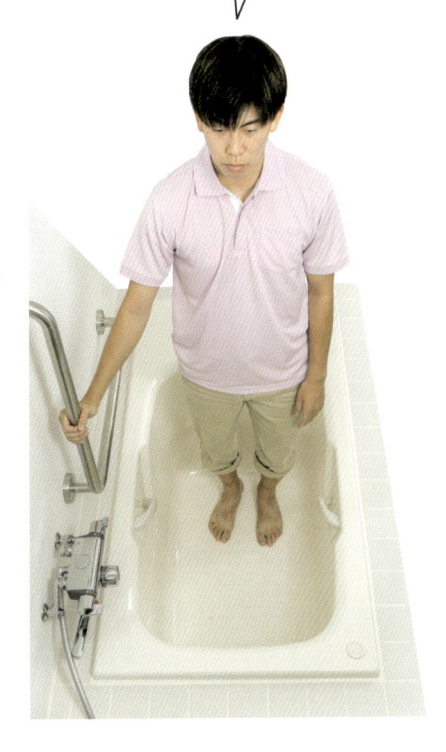

横方向の手すりを下に押して立ち上がり、縦方向の手すりにもち替えて立位を保持。それから一歩前に出る。

> **Point!** **立位の保持に不安があるときは、縦方向の手すりを支えとして使う。**立ち上がるときには、横方向の手すりを押すようにして使う（→P.111）。

Goal

浴槽内にゆっくり座る

浴槽内ですべったり、後方に倒れたりしないように注意しながら、ゆっくりと座る。

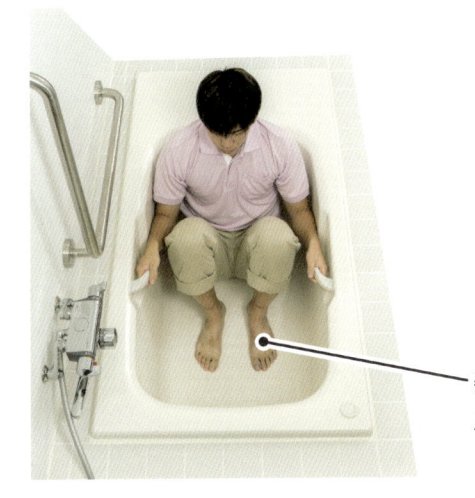

姿勢が安定したら、
足を伸ばしてリラックス。

動作評価 & 一部介助

自力で立てる利用者に対しては、一部介助でサポートします。「お尻が浮かない」場合は、1人での介助は避けましょう。入浴の介助は安全を一番に考えます。

☑ Check

☑ ひざ折れのケアをしても、お尻が浮かない
➡ **ひとり介助はしない**

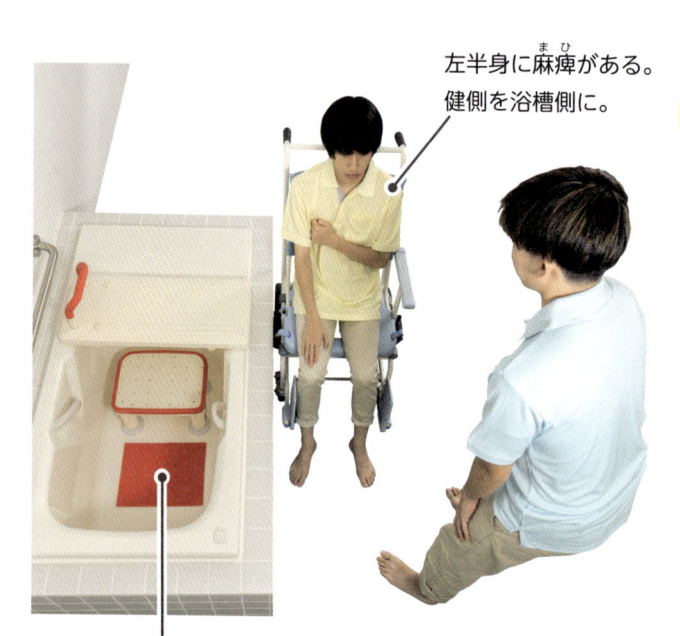

左半身に麻痺（まひ）がある。健側を浴槽側に。

バスボード、浴槽内いす、すべり止めマットを設置しておく。

\ Start /
〇〇さん、
お風呂に入りましょうね

介護者
シャワーチェアを浴槽のすぐ横につける。

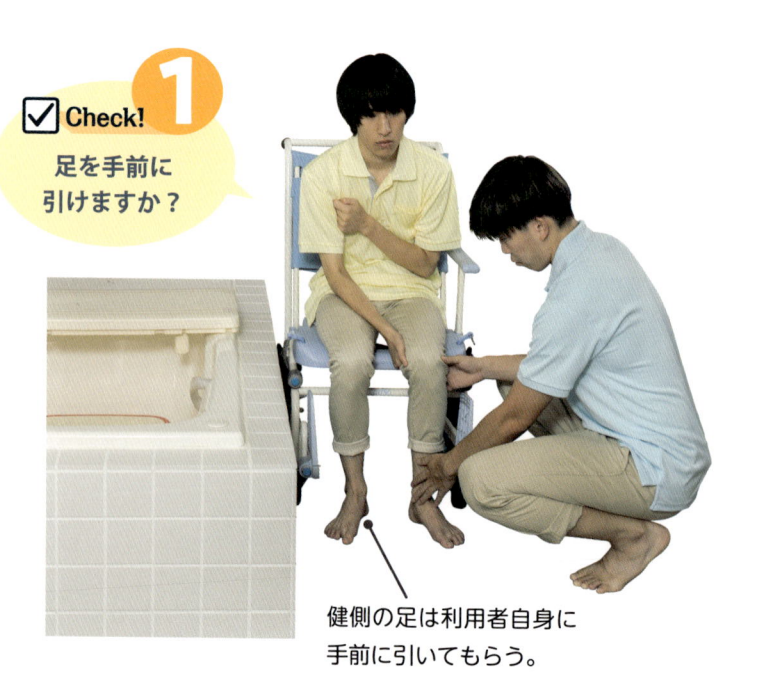

☑ Check! ①
足を手前に引けますか？

自力でできる 利用者
両足を手前に引く。

自力でできない 介護者
利用者の患側の足をもち、手前に引く。

健側の足は利用者自身に手前に引いてもらう。

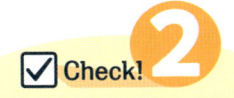

Check! 2

お尻を浮かせて、バスボードに座れますか？

自力でできる 利用者

浴槽のふちに手をついて、
おじぎをしてお尻を浮かせる。

自力でできない 介護者

利用者の患側のひざに手を添えて、ひざ折れを防ぐ（→ P.94）。そのうえで、おじぎをしてお尻を浮かせてもらう。

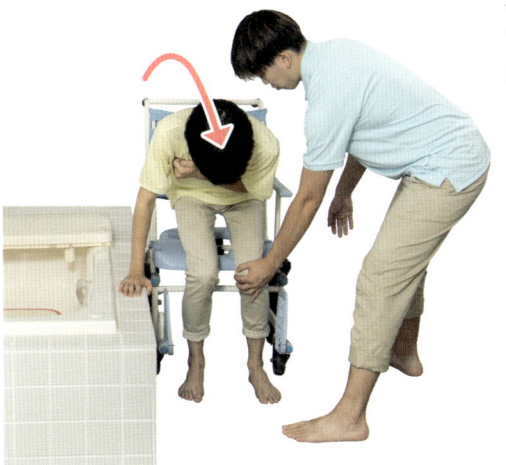

> ✓ ひざ折れのケアをしても、お尻が浮かない
> ➡ **ひとり介助はしない**

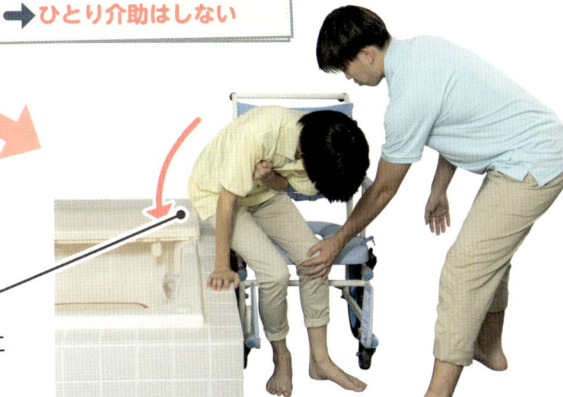

お尻が浮いたら、
バスボードのほうに
まわして座る。

Check! 3

足を浴槽の中に入れられますか？

自力でできる 利用者

片足ずつ、浴槽の中に入れる。

自力でできない 介護者

利用者の患側の足をもち、
浴槽の中へ入れる。

両足を浴槽の中に入れたら、バスボードの取っ手を握ってもらい、座位の安定を確認する。

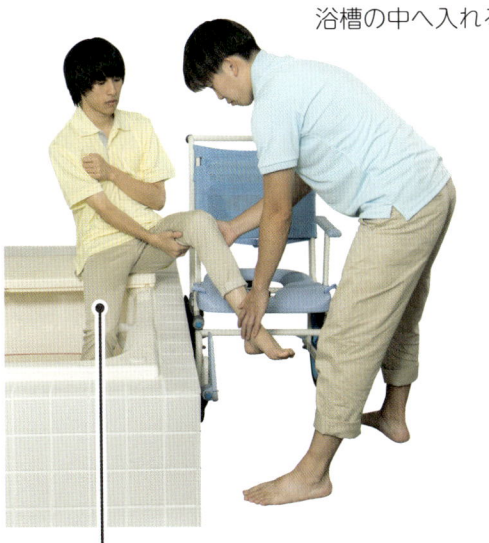

健側の足は利用者自身に
浴槽に入れてもらう。

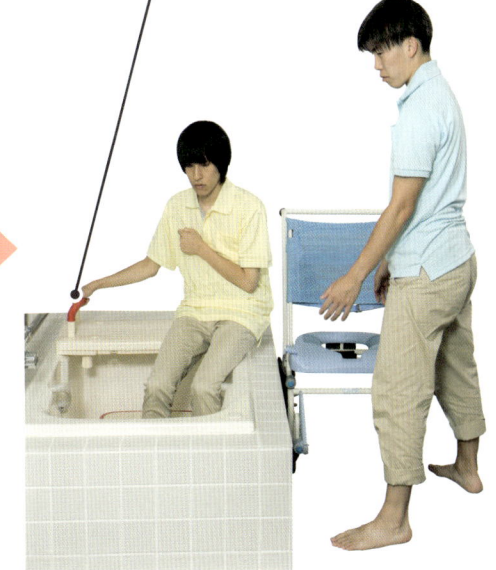

➡ 次ページに続く

☑ Check! 4
お尻を少しずらせますか？

自力でできる 利用者
バスボードの取っ手をつかんで、お尻を浴槽のふちの中央に寄せる。

自力でできない 介護者
利用者の患側の腰とひざに手を添えて、お尻を浴槽の中央にずらす。

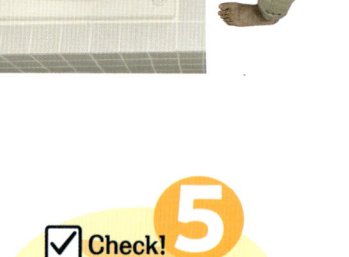

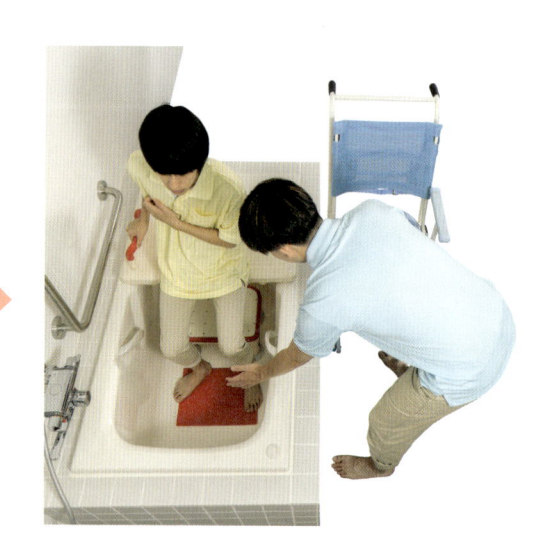

☑ Check! 5
お尻を浮かせることができますか？

自力でできる 利用者
手すりをつかみ、おじぎをしてお尻を浮かす。

自力でできない 介護者
利用者の患側のひざに手を添えて、ひざ折れを防ぐ（→ P.94）。そのうえで、おじぎをしてお尻を浮かせてもらう。

縦方向の手すりは引っ張り込まず、押すようなイメージでお尻を浮かせる（→ P.111）。

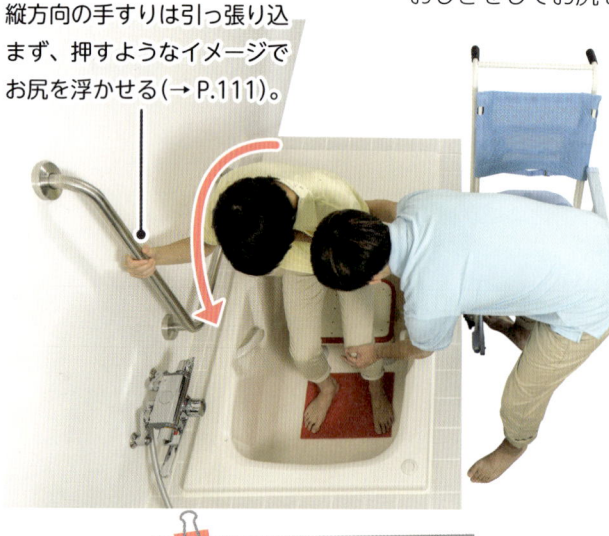

Point! ひざ折れケアだけでは立ち上がるのが難しい場合、**腰（骨盤帯）にも手を添えてしっかりとサポートする。**

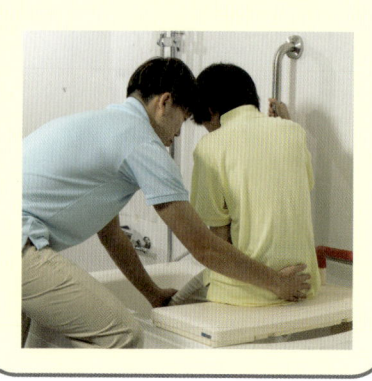

ひざ折れのケアをしても、お尻が浮かない
➡ **ひとり介助はしない**

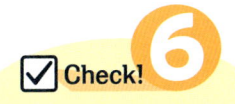

☑Check! **6**

少しのあいだ、そのままの姿勢（中腰の姿勢）を保てますか？

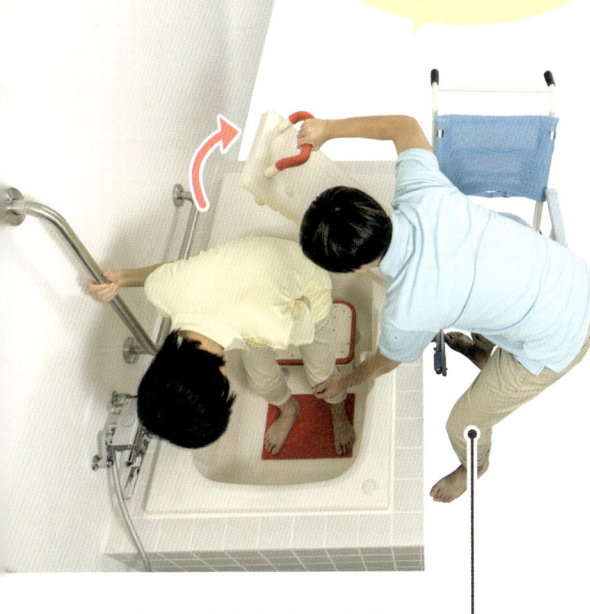

自力で立ち上がれる利用者であっても、バスボードのとり外しは介護者が行う。

自力でできる　利用者

お尻が浮いたところで、手すりをつかんで姿勢を保持する。

自力でできない　介護者

利用者の患側のひざに手を添えて、ひざ折れを防ぎ、少しだけお尻を浮かせてもらって、バスボードをとり外す。

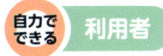
正面から

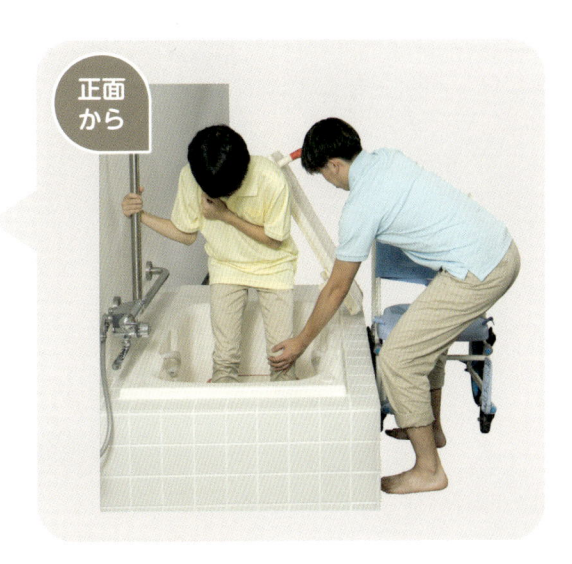

☑Check! **7**

お尻を下ろせますか？

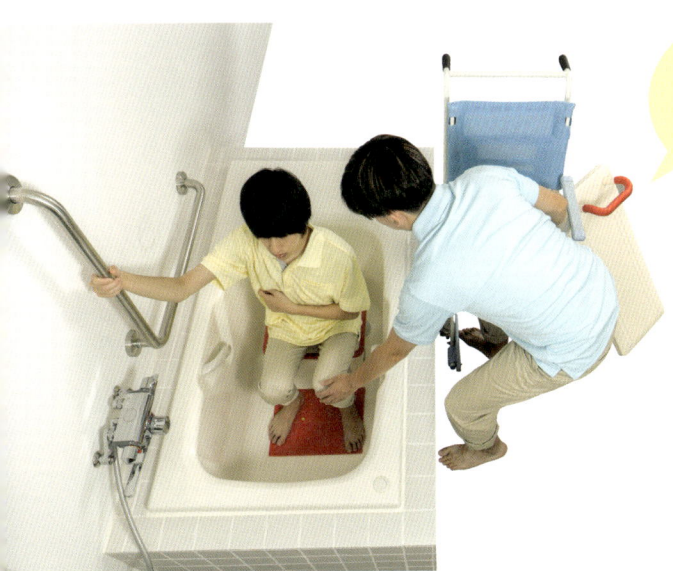

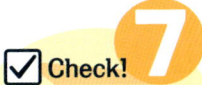

自力でできる　利用者

手すりをつかんだまま、ゆっくりお尻を下ろして、浴槽内のいすに座る。

自力でできない　介護者

利用者の患側のひざに手を添えて、ひざ折れを防ぎ、座る動きをサポートする。

＼Goal／

安定して座れていますか？ゆっくりつかってくださいね

介護者

利用者の姿勢が安定していることを確認したら、声をかけてリラックスしてもらう。

自立動作

　浴槽内で立ち上がるときには、浮力があるので意外とラクに立ち上がれます。ただし、足もとはすべりやすくなっています。手すりにつかまるなど、転倒には十分に注意しましょう。

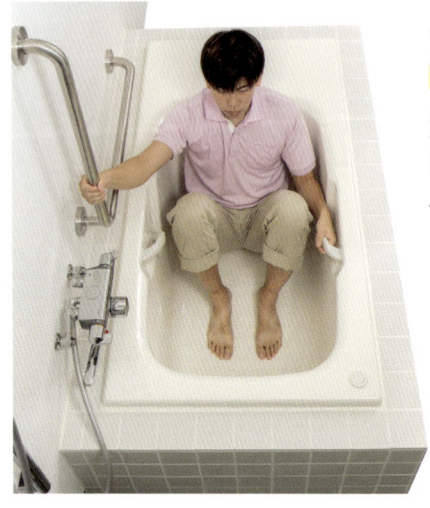

Start

**浴槽内で
手すりをつかむ**

立ち上がりのときにすべって転倒
しないように、先に手すりをつかむ。

**1 おじぎをして、
お尻を浮かせて立ち上がる**

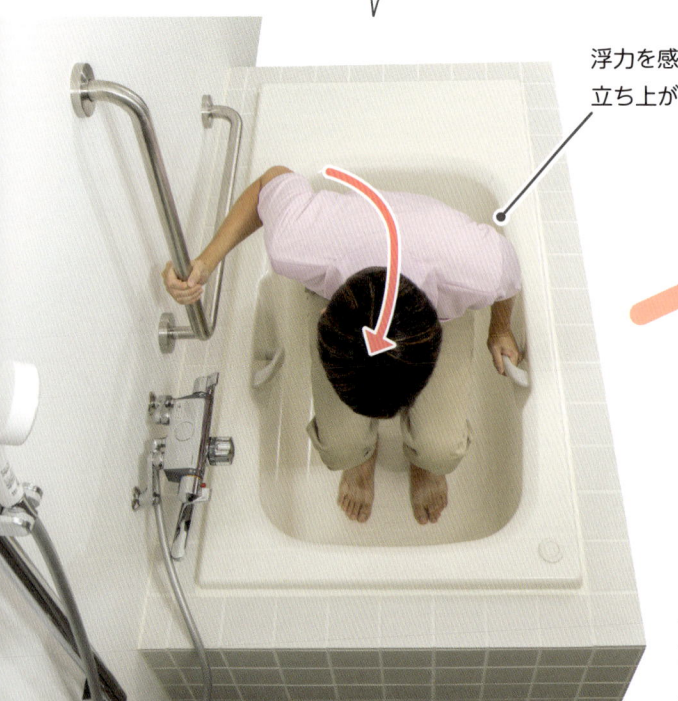

浮力を感じながら
立ち上がる。

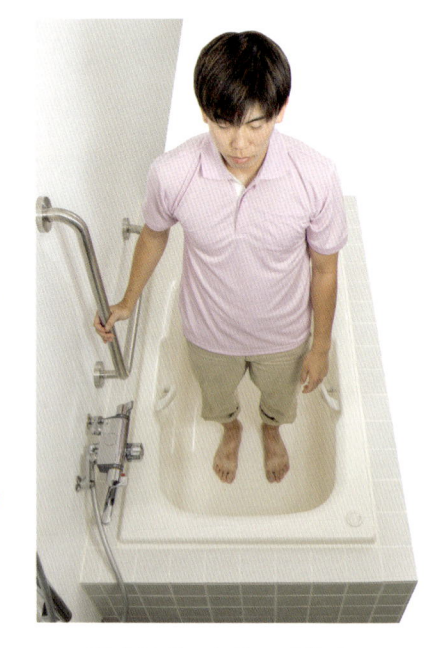

手すりをつかみ、立位を
しっかりと保持する。

おじぎをして重心を
前に移しながら、お
尻を浮かせていく。

2 浴槽のふちに座る

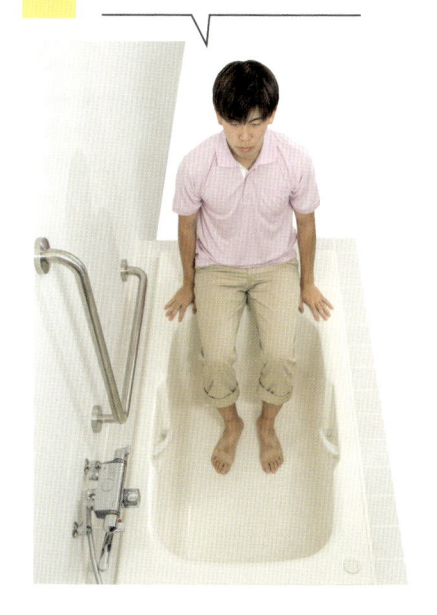

後ろにずれ、ゆっくりと浴槽のふちに腰かける。後方に倒れないように注意。

3 お尻の位置を横にずらす

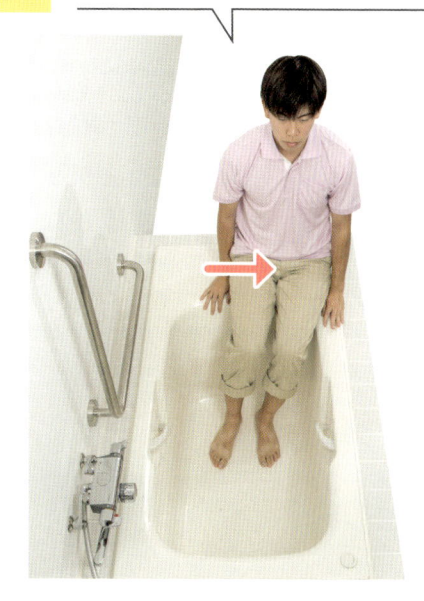

お尻をすべらせるようにして、浴槽の端までずらす。

4 片足ずつ浴槽の外へ出す

座位をしっかりと保持したまま、片足ずつ浴槽の外へ出す。

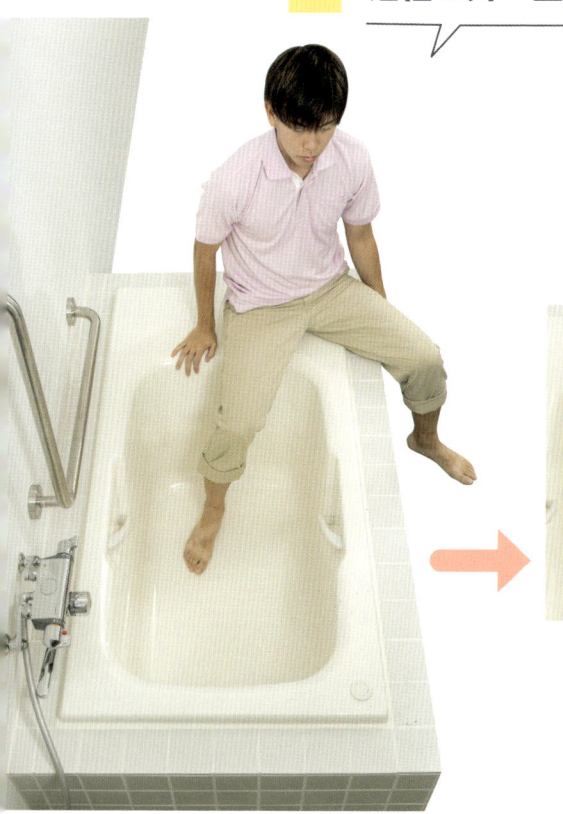

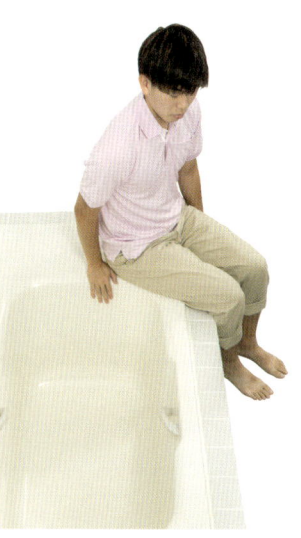

Goal

浴槽の外で、立ち上がる

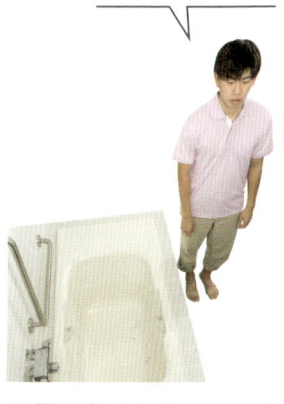

両足を出せたら、ゆっくりと立ち上がる。立ちくらみなどに注意する。

動作評価 & 一部介助

浴槽内の立ち上がり介助は、浮力があるので浴槽の外での介助よりもラクに行えます。ただし、「お尻がまったく浮かない」場合は、1人での介助は避けましょう。

☑**Check**

☑ ひざ折れのケアをしても、お尻が浮かない

➡ **ひとり介助はしない**

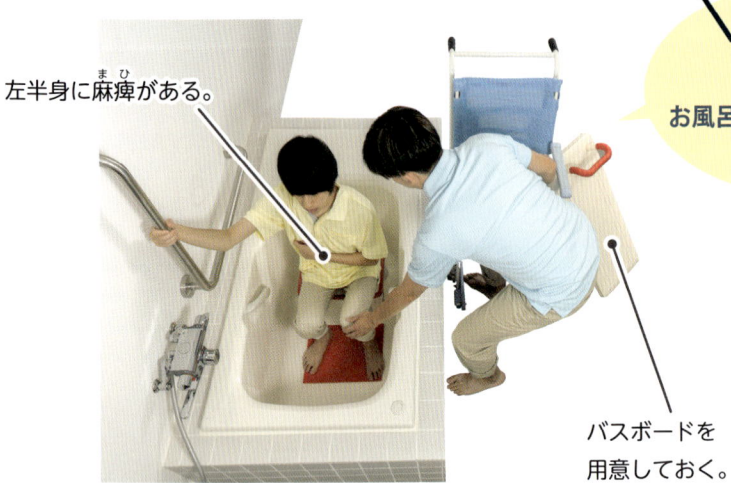

左半身に麻痺がある。

\ **Start** /

〇〇さん、お風呂から出ましょうね。

自力でできない **介護者**

浴槽内で手すりをつかんでもらう。患側のひざに手を添えて、ひざ折れを防止する。（→ P.94）

バスボードを用意しておく。

☑ **Check!** ❶

お尻を浮かせて、少しのあいだ、そのままの姿勢（中腰の姿勢）を保てますか？

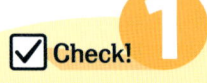

自力でできる **利用者**

手すりをつかみ、おじぎをしてお尻を浮かす。

自力でできない **介護者**

利用者の患側のひざに手を添えたまま、おじぎをして、お尻を浮かせてもらう。

縦方向の手すりは引っ張り込まず、押すようなイメージでお尻を浮かせる（→ P.111）。

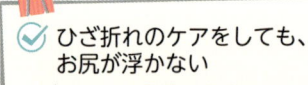

☑ ひざ折れのケアをしても、お尻が浮かない

➡ **ひとり介助はしない**

お尻を浮かせてもらったら、バスボードをもとにもどす。

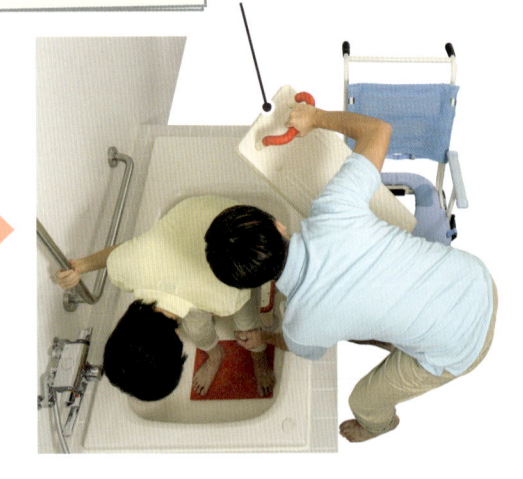

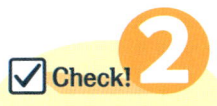

✓ Check! **2**

お尻を少し
ずらせますか？

**自力で
できる** 利用者

バスボードの取っ手をつかんで、
お尻を浴槽の端に寄せる。

**自力で
できない** 介護者

利用者の患側の腰とひざに手を添えて、
お尻を浴槽の端にずらす。

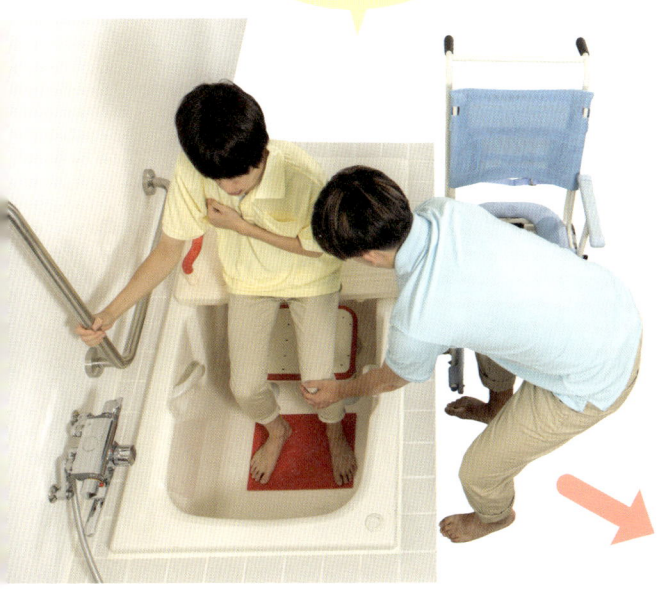

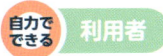

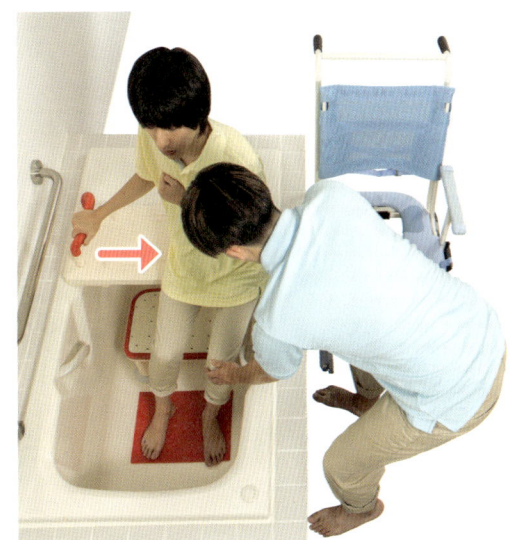

PART
3
移乗の介助

✓ Check! **3**

足を浴槽の外に
出せますか？

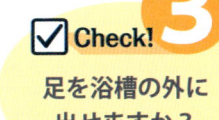

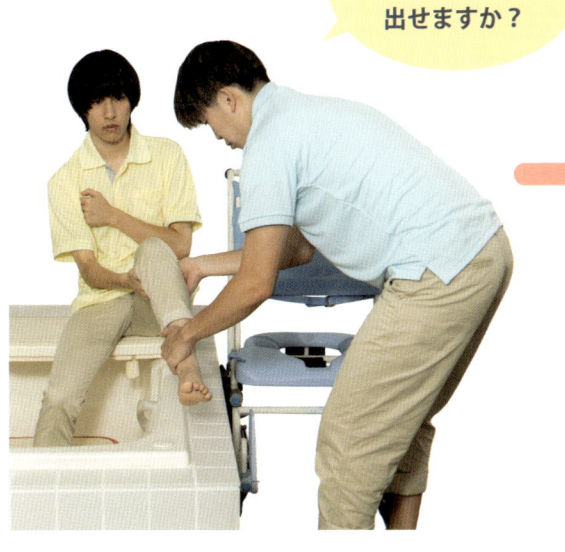

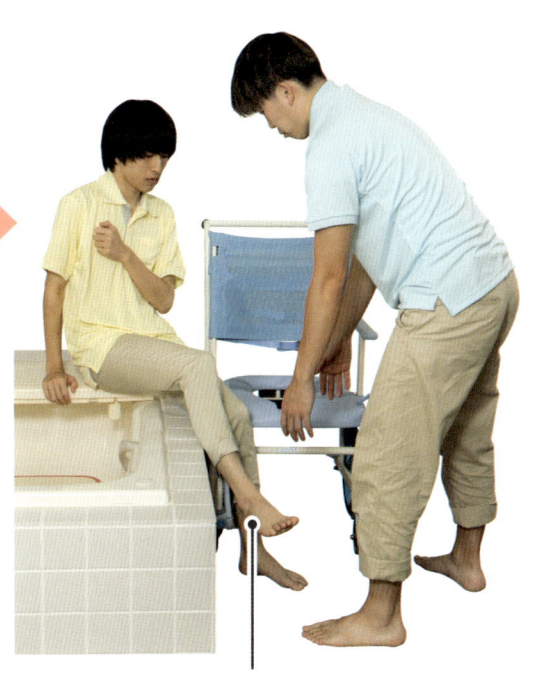

**自力で
できる** 利用者

片足ずつ、浴槽の外へ出す。

**自力で
できない** 介護者

利用者の患側の足をもち、
浴槽の外へ出す。

健側の足は利用者自身に
浴槽から出してもらう。

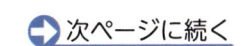

➡ 次ページに続く

129

お尻を浮かして、
シャワーチェアに移れますか？

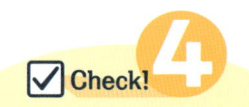

自力でできる 利用者

浴槽のふちに手をついておじぎをし、お尻を浮かせてシャワーチェアのほうへまわす。

自力でできない 介護者

利用者の患側の腰とひざに手を添えて、ひざ折れを防止し、おじぎをしてお尻を浮かせてもらい、シャワーチェアのほうへまわす。

- ☑ ひざ折れのケアをしても、お尻が浮かない
  → **ひとり介助はしない**

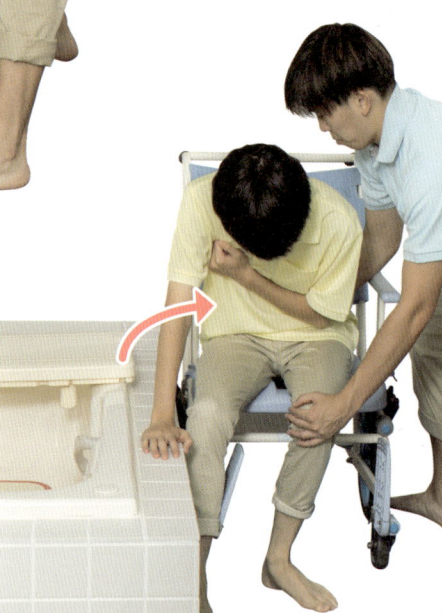

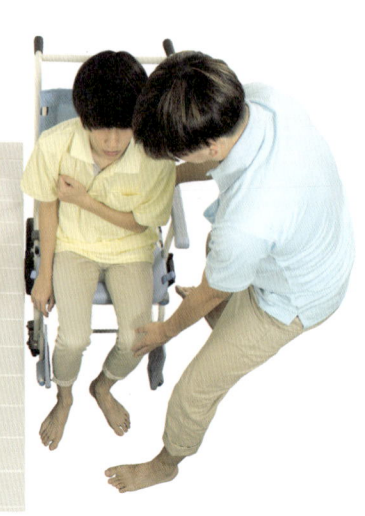

\ **Goal** /

安定して座れていますか？
体をふきましょうね

介護者

利用者の姿勢が安定していることを確認したら、脱衣所へ移動する。

PART 4

移動の介助

移動の方法は、基本的に「歩いて移動する」か、「車いすで移動する」かの2種類です。歩いて移動することで得られるものは、数多くあります。可能なかぎり利用者自身の足で、安全に歩けるように介助していきましょう。

移動介助の基本

1. 歩く（歩行）
2. 階段を上がる／下りる
3. 杖を使った歩行の基本
4. 杖歩行で階段を上がる／下りる
5. 車いすを使った移動の基本
6. 車いすで段差を上がる／下りる
7. 車いすで坂を上がる／下りる

移動介助の基本

移動の方法は、「自分の足で歩く」か、「車いすにのる」かです。
介護者は、利用者の「立って歩く力」を引き出す介助を行っていくことが大切です。

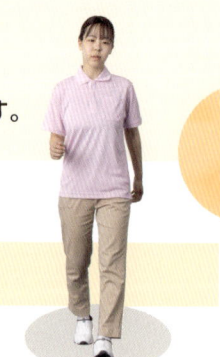

歩くことの意義を理解して介助する

歩くことは筋力や関節可動域の低下を防ぐだけでなく、循環器機能や呼吸器機能、消化器機能、泌尿器機能、さらには認知機能の低下を防ぐことにも深く関係しています（→ P.31）。

歩く力が残っている人に対しては、その力を引き出す介助を心がけることが重要です。「あぶないから」「時間がないから」などの理由で、利用者の歩く機会を安易に奪わないように注意しましょう。

歩行の介助は、利用者の自立度に応じて、遠位での見守り、近位での見守り、寄り添って支える介助などの方法があります。

ここでは、近位での見守りをベースとした介助について解説していきます。それぞれの利用者にとって最適な距離感での介助を行っていくことが大切です。

歩行の見守り介助のポイント

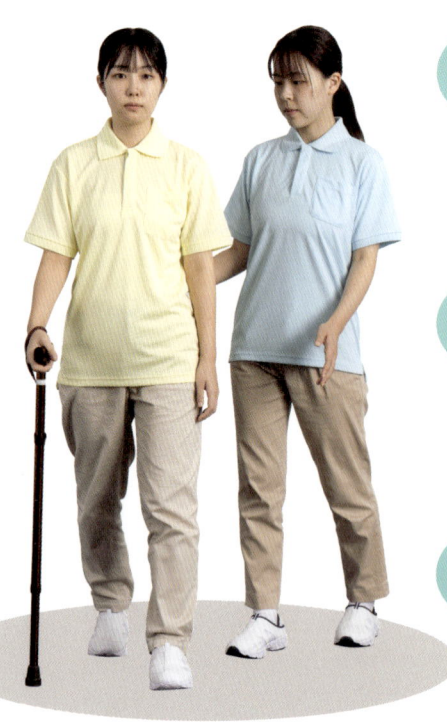

① 利用者の体の状態に合わせて、立ち位置を決める

利用者がバランスをくずしたとき、すぐに支えられるよう、利用者のななめ後ろで見守る。片麻痺がある場合には、患側（麻痺のある側）に立つ。

② 福祉用具（杖・歩行器など）は適切なものを使う

福祉用具を利用する場合、利用者の体の状態に合っていることを確認する。道具の破損や故障は、事故やけがにつながることもあるので注意すること。

③ 歩行の邪魔になるような障害物などはないかよく確認する

ちょっとした段差も、思わぬ転倒の要因となる。トイレや食卓など、よく行く場所への歩行経路については、あらかじめ障害物をとり除いておく。

車いすはあくまで移動のためのツール

車いすは、座面シートや背もたれがたわみやすいなど、長時間座っているのに適した構造にはなっていません。<mark>不安定な座位をとって姿勢がくずれたまま長時間座っていると、かたよった箇所に負荷がかかって痛めたり、ずれ落ちてけがをしたりするなどのリスクが高くなります。</mark>

また、車いすには「自走用」と「介助用」があります。自走用は後輪が大きく、利用者が自分で

こぐときにつかむハンドリムがついています。一方、介助用の後輪は小さく、手押しハンドル（グリップ）にブレーキがついています。

ほかにも、電動アシストのついた車いすや、座位での姿勢保持が難しい利用者のためのティルト・リクライニング車いすなどもあります。利用者の体の状態や用途に合わせて選ぶことが大切です。

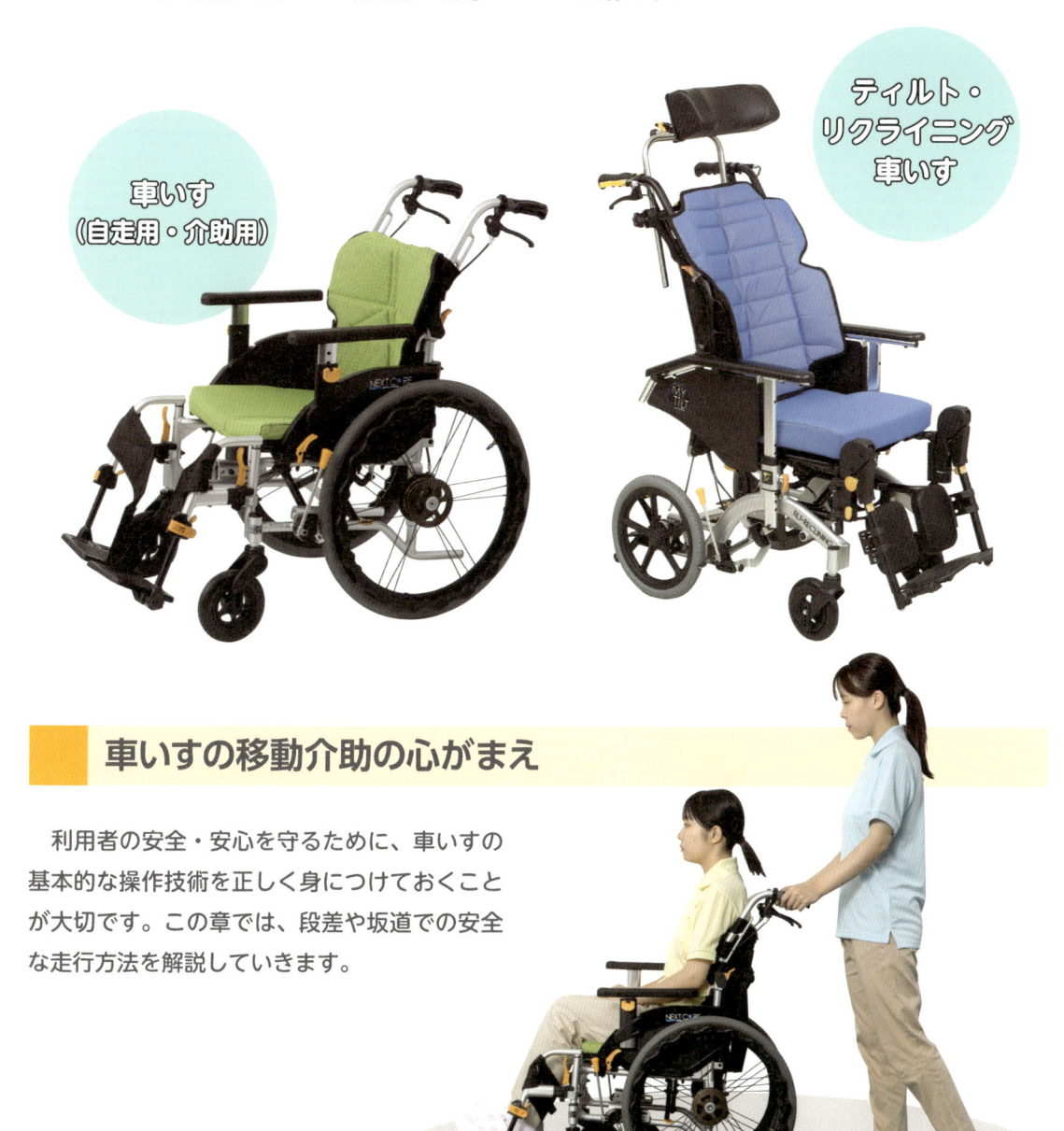

車いす
（自走用・介助用）

ティルト・
リクライニング
車いす

車いすの移動介助の心がまえ

利用者の安全・安心を守るために、車いすの基本的な操作技術を正しく身につけておくことが大切です。この章では、段差や坂道での安全な走行方法を解説していきます。

① 歩く（歩行）

筋力低下や麻痺などの影響で歩きづらさを感じている利用者が、杖や歩行器などを使わずに歩く場合を想定して見ていきましょう。

自立動作　歩行介助を適切に行っていくために、歩行のメカニズムについて確認しておきましょう。立位を支える抗重力筋の働きと、重心移動に注目です。

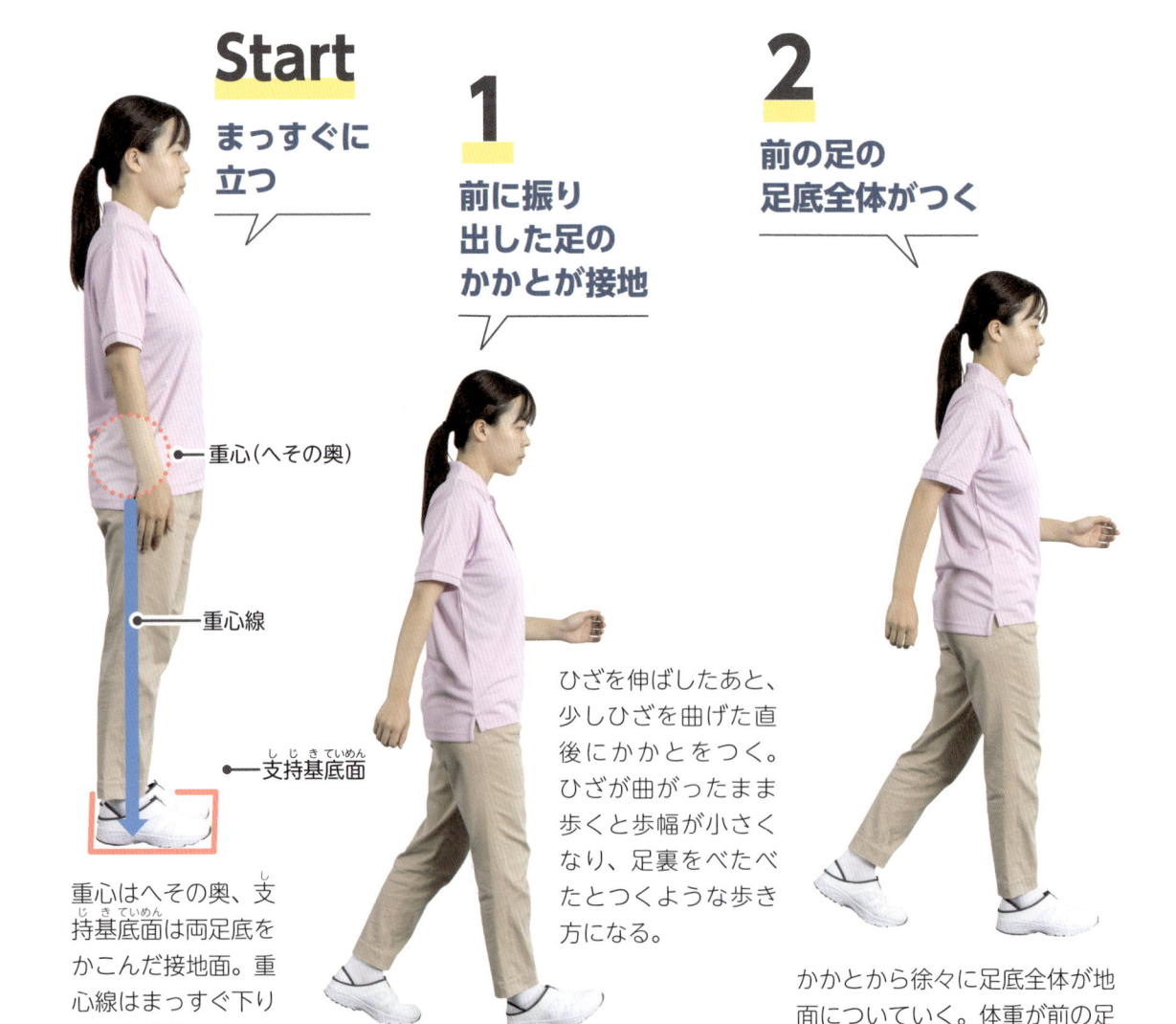

Start
まっすぐに立つ

— 重心（へその奥）

— 重心線

— 支持基底面

重心はへその奥、支持基底面は両足底をかこんだ接地面。重心線はまっすぐ下りている状態。

1
前に振り出した足のかかとが接地

ひざを伸ばしたあと、少しひざを曲げた直後にかかとをつく。ひざが曲がったまま歩くと歩幅が小さくなり、足裏をべたべたとつくような歩き方になる。

2
前の足の足底全体がつく

かかとから徐々に足底全体が地面についていく。体重が前の足のほうにのっていく。

3 前の足の足底に 体重がのり、後ろの足は つま先も浮き始める

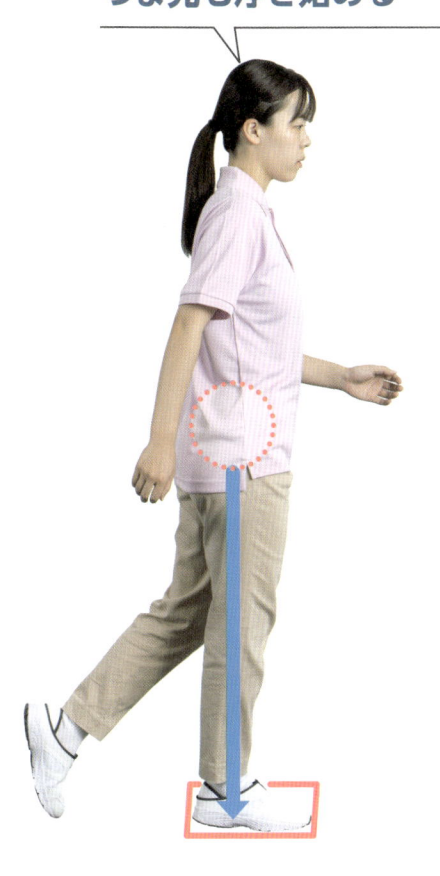

重心は、ふみ出した足の上にまっすぐのっている。後ろの足が浮き始めているので、支持基底面は片方の足底のみをかこんだ接地面。

4 後ろの足を 前に振り出す

5 振り出した足の かかとが接地する

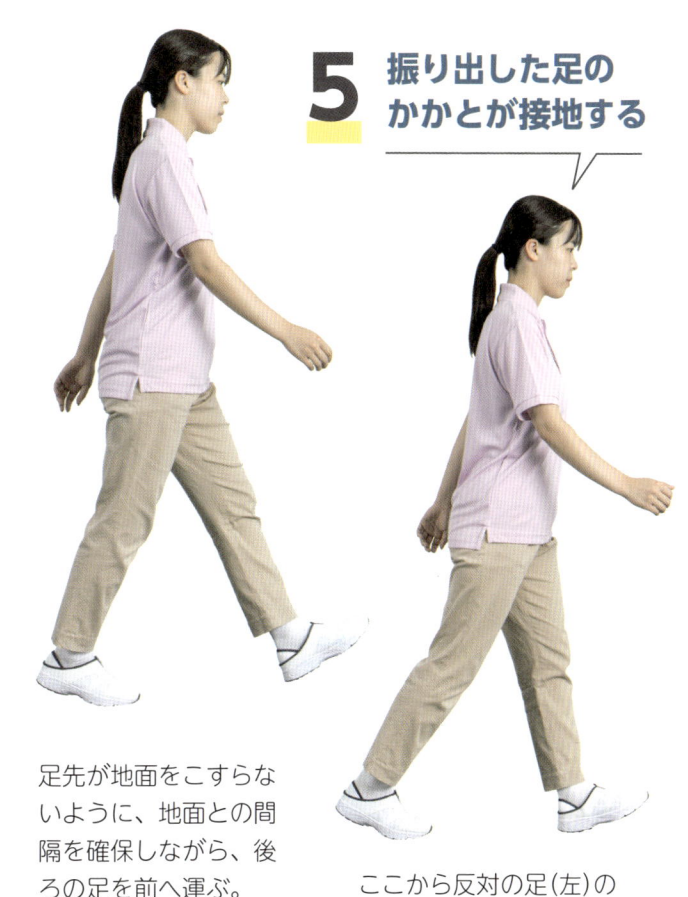

足先が地面をこすらないように、地面との間隔を確保しながら、後ろの足を前へ運ぶ。

ここから反対の足（左）の立脚相が始まる。

運 動 学 の 視 点

　片足に着目して、その足が地面についている期間を立脚相、足が地面から離れている期間を遊脚相といいます。**麻痺や痛みがあると、立脚相での片足立ちの時間が短く、健側の歩幅も小さくなってスムーズな歩行が難しくなります。**

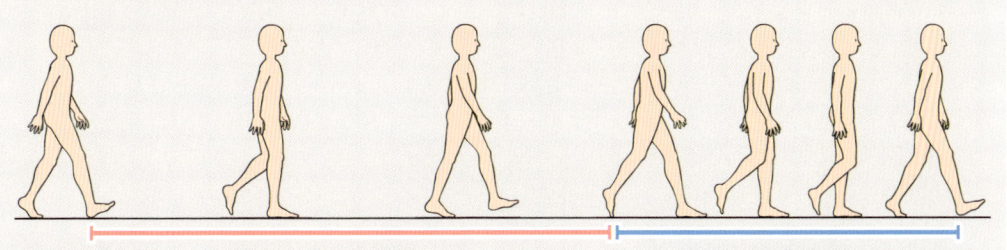

右足に着目すると…　**立脚相** かかとが接地してから、つま先で蹴るまで。　**遊脚相** つま先が浮いてから、前に振り出されて、次にかかとが接地するまで。

❶ 歩く（歩行）

動作評価 & 歩行練習

歩けない人の中には、体が「歩き方」を忘れているだけの人もいます。歩行のアセスメントを行い、自立歩行を目指した練習を行っていきましょう。

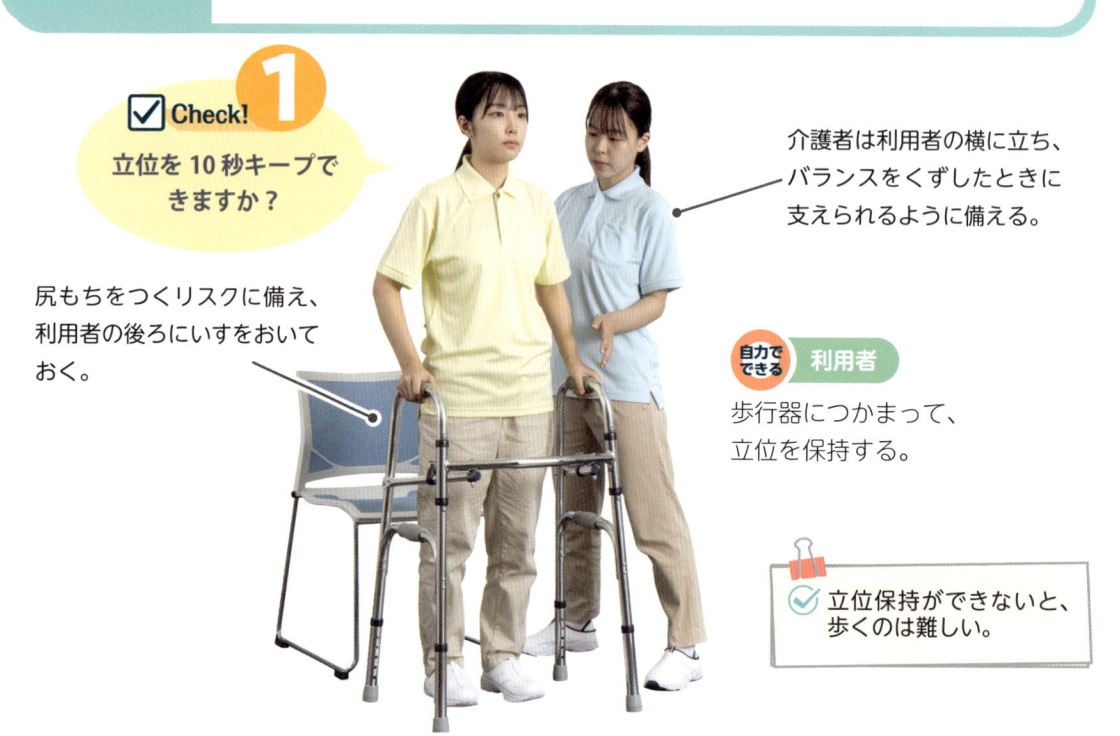

☑**Check!** ❶
立位を10秒キープできますか？

介護者は利用者の横に立ち、バランスをくずしたときに支えられるように備える。

尻もちをつくリスクに備え、利用者の後ろにいすをおいておく。

自力で できる 利用者
歩行器につかまって、立位を保持する。

✓ 立位保持ができないと、歩くのは難しい。

運動学の視点

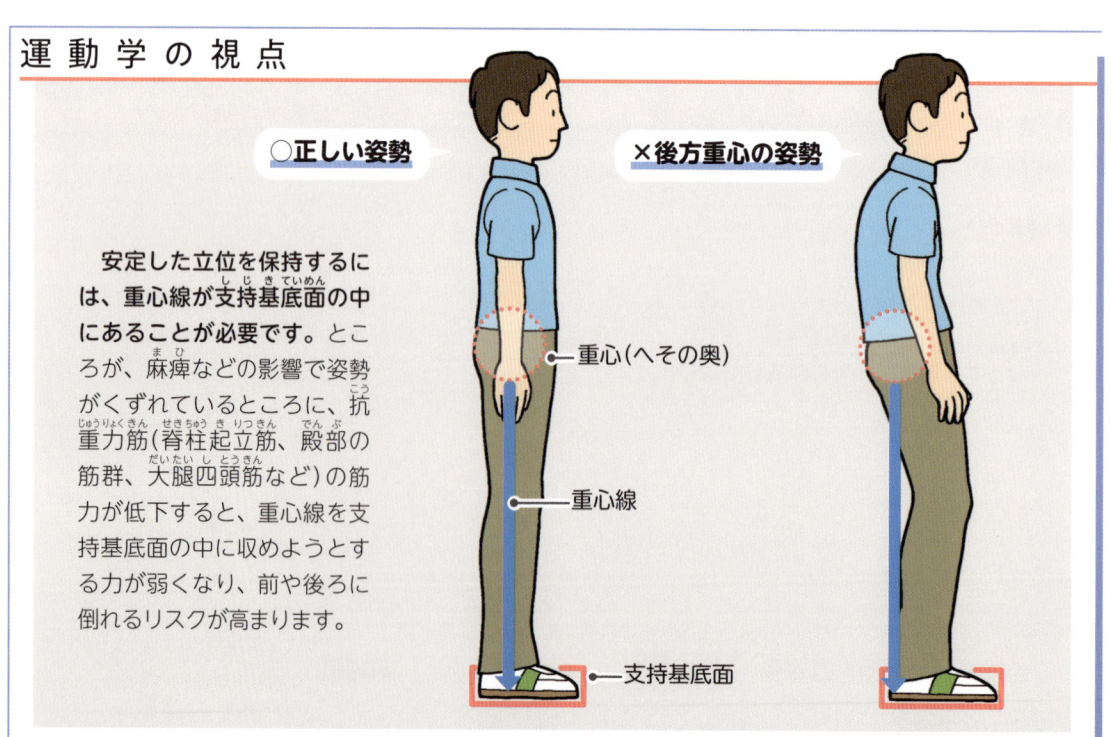

○**正しい姿勢**　×**後方重心の姿勢**

安定した立位を保持するには、重心線が支持基底面（しじきていめん）の中にあることが必要です。ところが、麻痺（まひ）などの影響で姿勢がくずれているところに、抗重力筋（こうじゅうりょくきん）（脊柱起立筋（せきちゅうきりつきん）、殿部（でんぶ）の筋群、大腿四頭筋（だいたいしとうきん）など）の筋力が低下すると、重心線を支持基底面の中に収めようとする力が弱くなり、前や後ろに倒れるリスクが高まります。

重心（へその奥（こう））

重心線

支持基底面

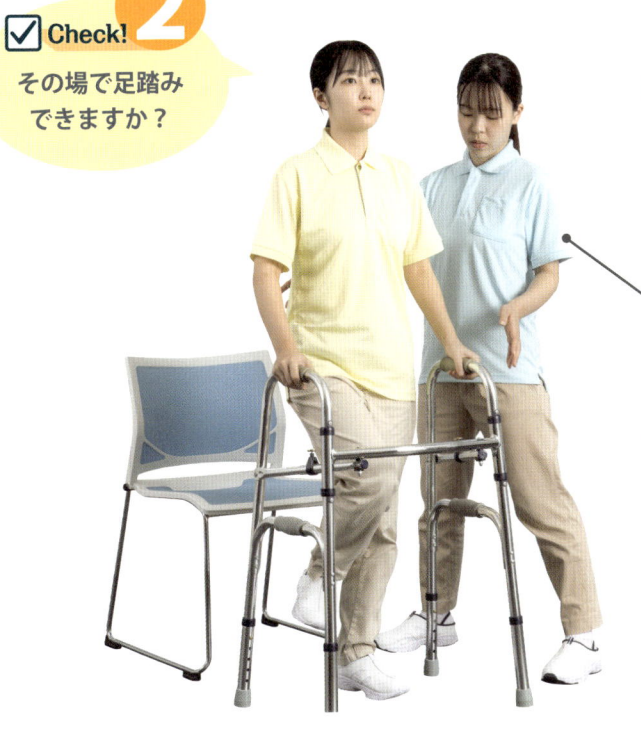

✓ Check! ②

その場で足踏み
できますか？

自力で できる 利用者

歩行器につかまって、
足踏みをする。

介護者は利用者の横に立ち、
バランスをくずしたときに
支えられるように備える。

📎 ✓ 左右の重心移動がうま
くできないと、足を上
げることはできない。

➡ 次ページに続く

運動学の視点

　左右の重心移動ができていないと、足は上がりません。**たとえば、右足を上げたいときは、いったん右足に重心を乗せてから左足に重心を移動させます。この重心移動によって、右足が上がります。**足踏みをするためには、左右に重心移動するコツをつかむことが必要です。

■ 重心移動の感覚をつかむ

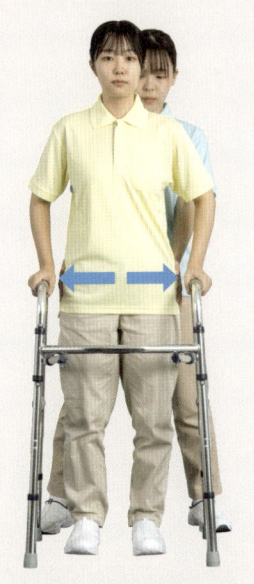

介護者は、利用者の後ろに
立つ。骨盤を支えて、左右
に重心を移動させる。

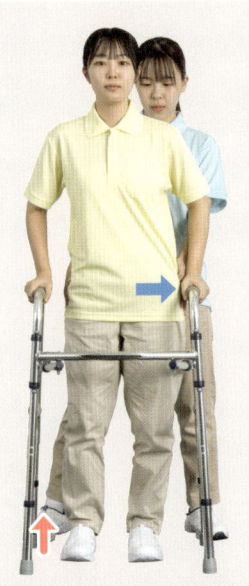

重心が一方の足にのると、
反対の足が自然と上がる。

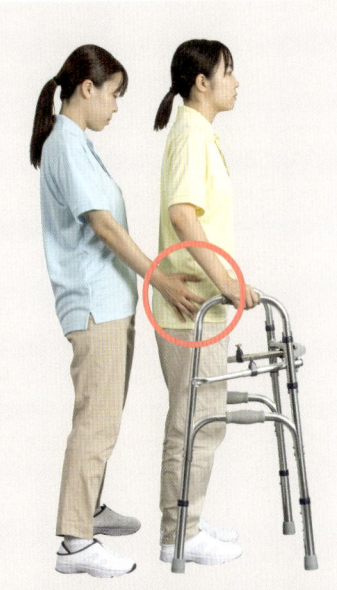

利用者の骨盤を支えて、左右
の重心移動をサポートする。

PART
4
移動の介助

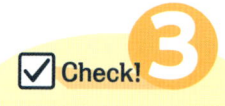

Check! 3

前に進めますか？

利用者

U字型歩行器を使用し、体重を預けることで前に進む。

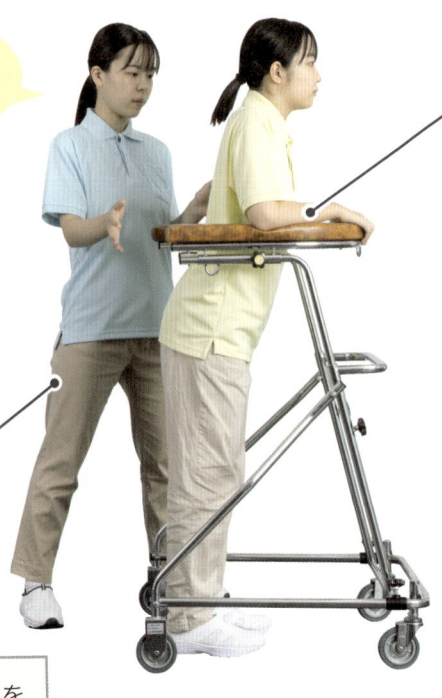

アームにのせた前腕が、地面と水平になる高さに調節する。

介護者は利用者の後ろに立ち、バランスをくずしたときに支えられるように備える。

☑ 体重を預けても、足を前に出すことができないと進めない。

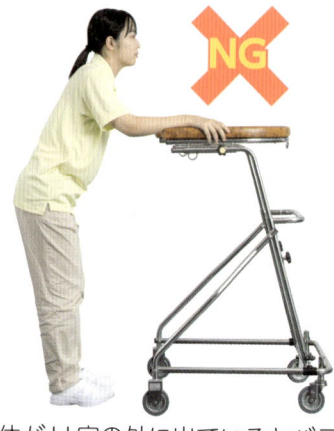

NG

体がU字の外に出ているとバランスをとるのが難しく、倒れやすくなる。

運動学の視点

　歩行の立脚相において、重心は足部を支点として弧を描くように移動（倒立振り子）します。**地面に着いている足が、地面に対して垂直になったときに重心がもっとも高くなり、そこから重心が落ちていく際に股関節が伸展して、前方への推進力が生まれています。同時に遊脚相では、股関節を支点にして振り子の運動になります。足が後ろに振り上げられると位置エネルギーが生まれ、そのエネルギーが足を振り子のように前方に振り出します。そのため、足を後方から前方に動かす力はあまり必要ありません。**

　ところが、円背（脊柱後弯<ruby>せきちゅうこうわん</ruby>）が強いと、重心の上下運動が小さくなるうえに、遊脚相の足は振り子運動になりません。そのため、足を前に出すためには多くの筋力を働かせることが必要となり、疲れやすくなります。

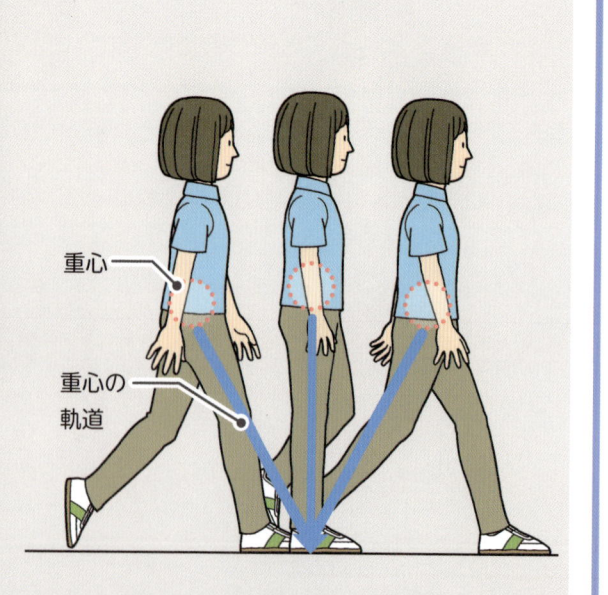

重心

重心の軌道

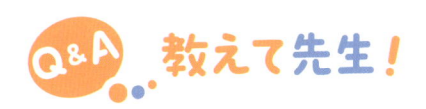

教えて先生！

Q U字型歩行器とシルバーカーは何がちがうんですか？

A　歩行器とシルバーカーの大きなちがいは、歩行器は利用者をかこむような形状ですが、シルバーカーはそうではないことです。

歩行器は、自立歩行が困難な利用者が安全に歩けるようにサポートするための福祉用具です。一方、シルバーカーは、**自立歩行が可能な利用者のための手押し車です。**利用者の体重を支えるようにはつくられていません。**1人で歩けるようになってから使うようにしましょう。**

歩行器には、U字型歩行器のようにキャスターのついているもの以外にも、本体を軽くもち上げて使う固定式歩行器や、左右交互に動かしながら使う交互式歩行器などがあります。利用者の歩行レベルや目的、使う場所に合わせて適切なものを選ぶようにしてください。

U字型歩行器

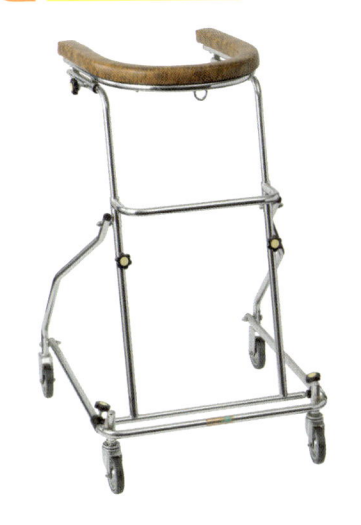

シルバーカー

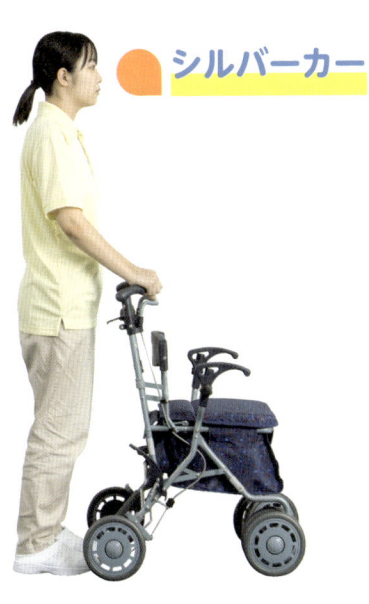

固定式歩行器

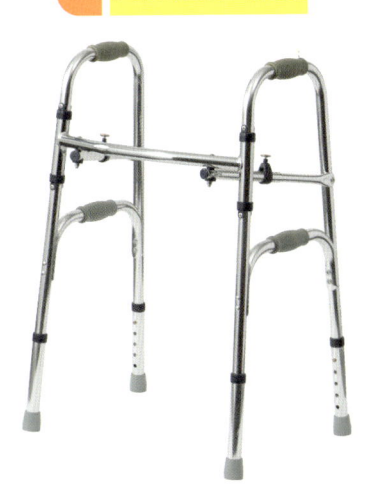

交互式歩行器

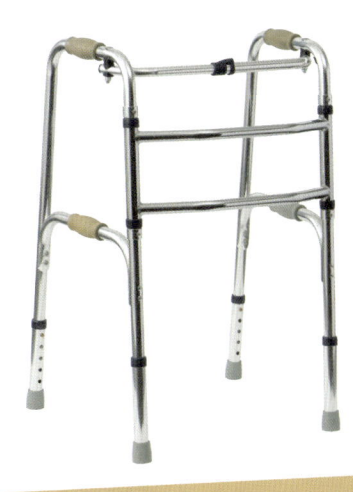

② 階段を上がる／下りる

階段は、転倒のリスクがとくに高い場所です。歩行の不安定な利用者が1人で階段を上り下りすることのないように注意しましょう。

自立動作 & 見守り	階段を2足1段で上り下りする動作について見ていきます。階段では、「上がるときも下りるときも、強いほう（痛みがないほう）の足が上」と覚えておくとよいでしょう。

階段を上がる

Start 階段に立つ

1 健側の足を
1段上にのせる

2 患側の足を
同じ段にのせる

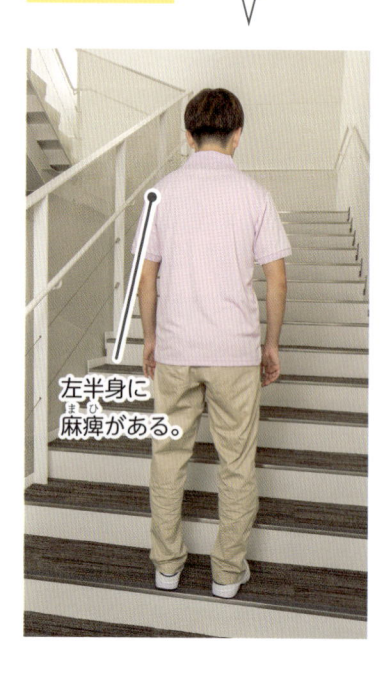

左半身に麻痺がある。

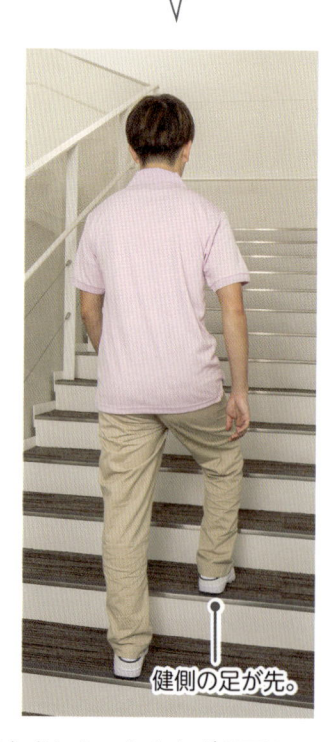

健側の足が先。

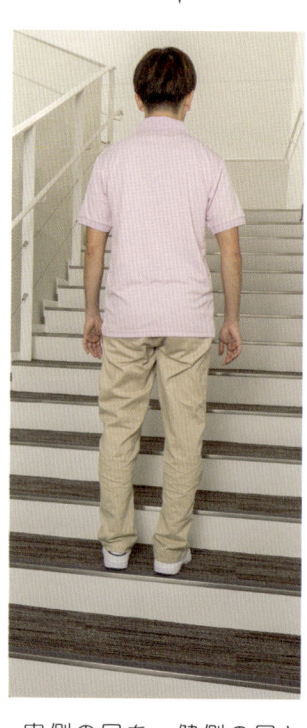

階段を上がるときにもっとも力が必要なのは、片足を上段にのせたあと、その足で全身を引き上げる場面。そのため、麻痺のないほうの足（健側）から上がる（これは痛みがある場合や筋力低下がある場合も同じ）。

患側の足を、健側の足と同じ段に引き上げる。これが2足1段の上り方。**1**、**2**の動作をくり返し、1段ずつ上がっていく。

Start 階段に立つ

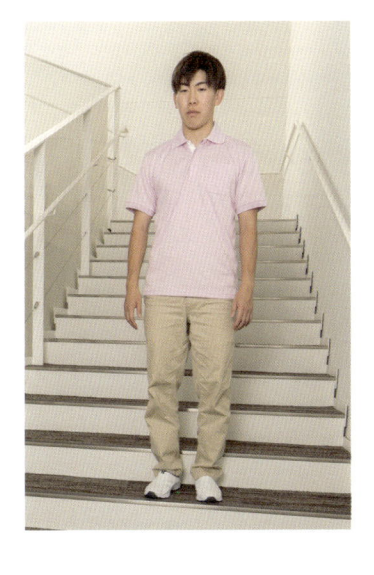

1 患側の足を 1段下に下ろす

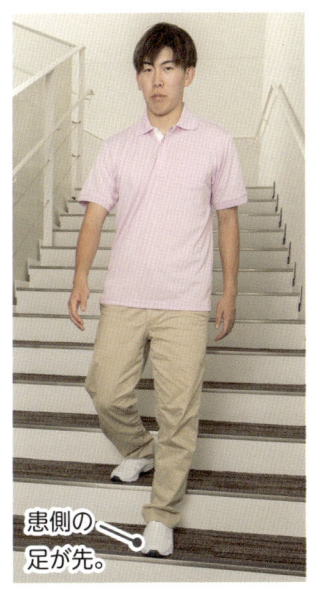

患側の足が先。

階段を下りるときにもっとも力が必要なのは、上段に残った足で全身を支えながら、片足を下ろす場面。そのため、麻痺のないほうの足（健側）を上段に残して、弱いほうの足（患側）から下ろす（痛みがある場合や筋力低下がある場合も同じ）。

2 健側の足を 同じ段まで下ろす

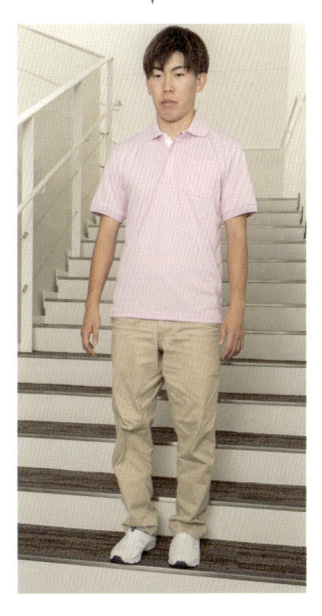

健側の足を下ろし、患側の足と同じ段まで下ろす。これが2足1段の下り方。**1**、**2**の動作をくり返し、1段ずつ下りていく。

見守りでの立ち位置

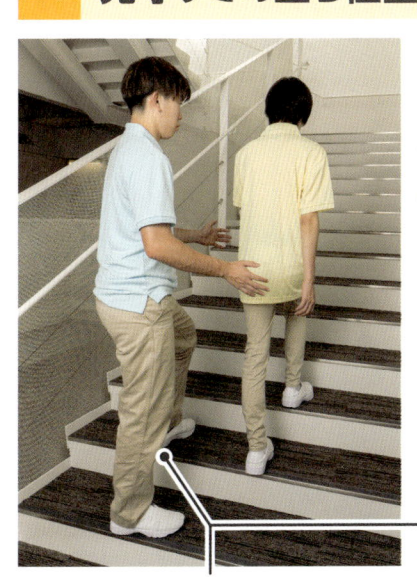

上がる

介護者は利用者の後ろ、患側の1段下に立つ。

下りる

介護者は利用者の前、患側の1段下に立つ。

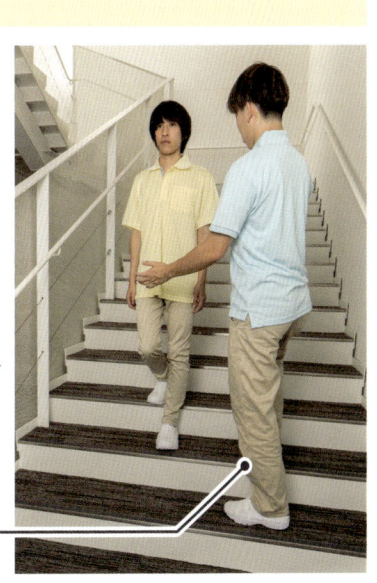

利用者が倒れてきたときにしっかりと支えられるよう、介護者は足を2段にまたがっておき、支持基底面を広くとっておく。

> **自立動作　手すりを使う**
>
> 手すりのある階段では、健側で手すりを使うように促します。ただし、利用者の患側（麻痺のある側）にしか手すりのない場合は、介護者が患側に立ってサポートをしましょう。

階段を上がる

Start

健側の手で手すりをつかむ

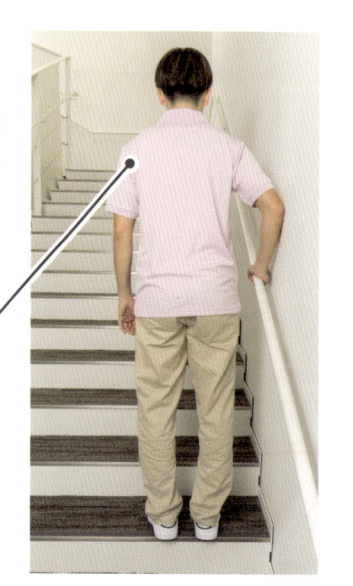

左半身に麻痺がある。

1 手すりをもつ手を少し上にずらす

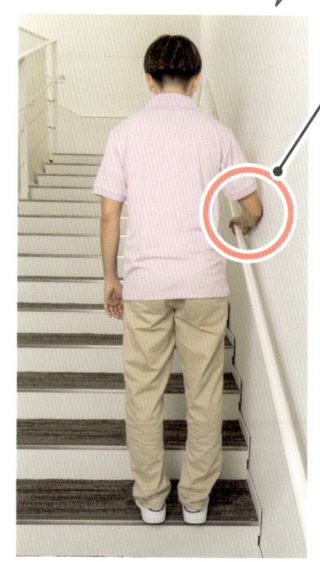

手を先に動かす。

1段上がったときに手すりとの距離が詰まってしまわないよう、手を先に動かす。

2 健側の足を1段上にのせる

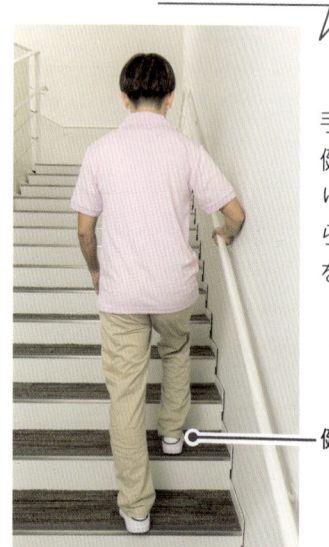

手すりをつかんだ健側の手でしっかりと体を支えながら、先に健側の足をもち上げる。

健側の足を上に。

3 患側の足を同じ段にのせる

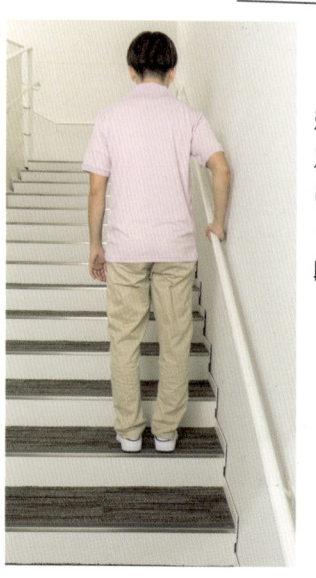

患側の足を、健側の足と同じ段に引き上げる。**1**、**2**、**3**をくり返しながら、1段ずつ上がっていく。

Start

健側の手で
手すりをつかむ

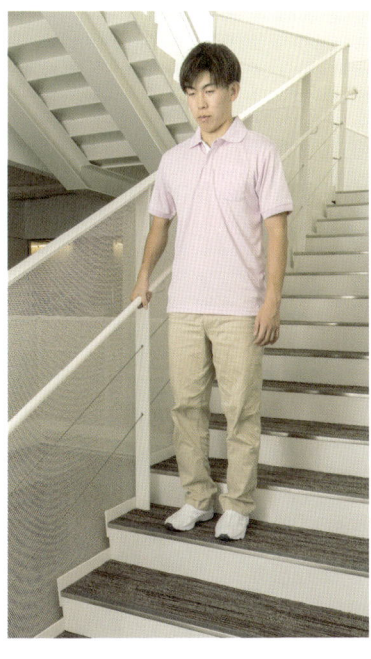

1 手すりをもつ手を
少し下にずらす

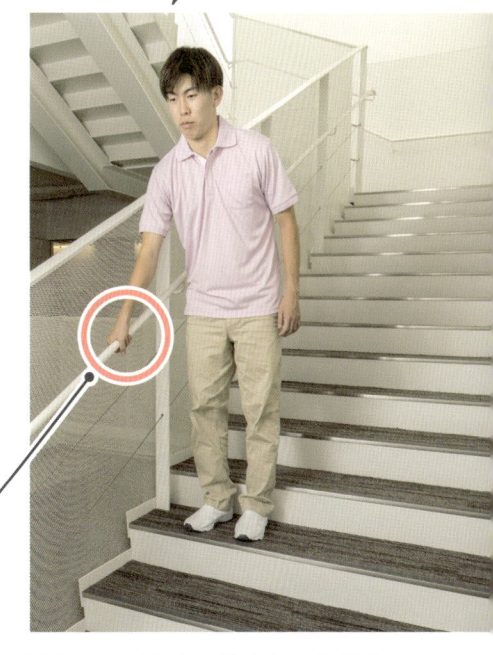

手を先に動かす。

下りていくときに体をしっかり支えられるような位置まで、手すりをもつ手を先にずらす。

2 患側の足を
1段下に下ろす

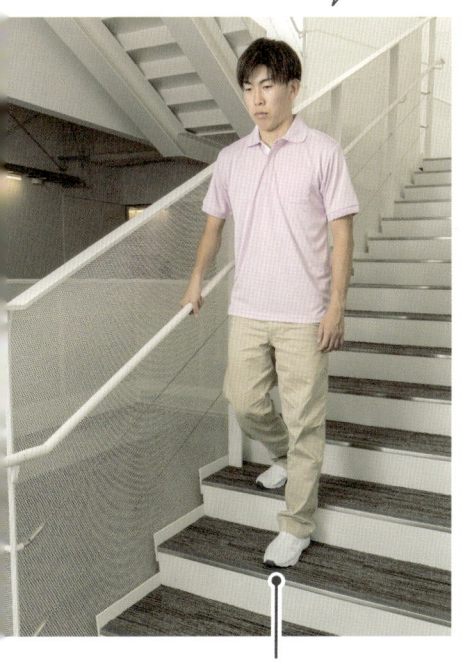

手すりをつかんだ健側の手と、後ろに残した健側の足で体を支えながら、患側の足を先に下ろす。

患側の足を下に。

3 健側の足を
同じ段まで下ろす

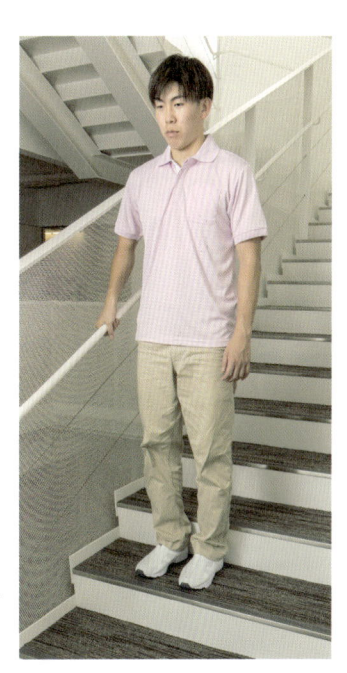

健側の足を、患側の足と同じ段まで下ろす。**1**、**2**、**3**をくり返しながら、1段ずつ下りていく。

③ 杖を使った歩行の基本

杖は麻痺や障害などがあって、歩行に不安がある人が使う福祉用具です。
杖をつくことで支持基底面が広くなり、安定して歩けるようになります。

体の状態や用途に合わせて選ぶ

　杖には、もっとも一般的なT字杖をはじめ、杖先が4点に分かれた安定性の高い4点杖、握力の弱い人が使いやすいようにカフのついたロフストランド杖、片手で使う歩行器のような形状をしたサイドケインなど、さまざまな種類があります。

　利用者の使っている杖が体の状態に合っているかどうかから、確認していきましょう。

T字杖

もち手部分がT字になっている杖。切って長さを調節するタイプ、調節機能のある伸縮タイプ、もち運びに便利な折りたたみタイプなどがある。

サイドケイン

重量があるので、半身不随があるような人でも体重をのせて安心して使える。

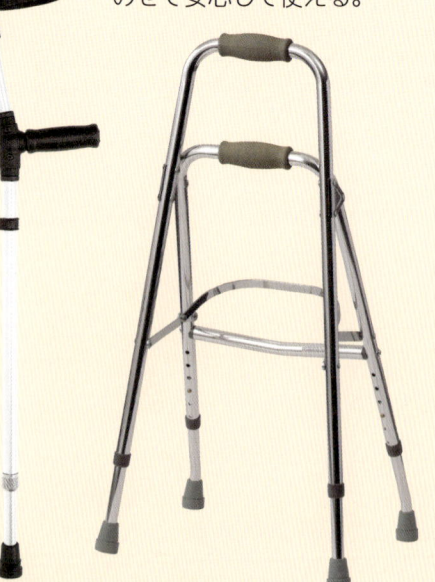

4点杖

杖先が4点に分かれ、安定性に優れた杖。杖先が広いラージタイプ（写真左）と、狭いスモールタイプ（写真右）がある。

ロフストランド杖

腕を通すカフのついた杖。握力が弱い人でも使いやすく、安定しやすい。

杖のもち方＆使い方

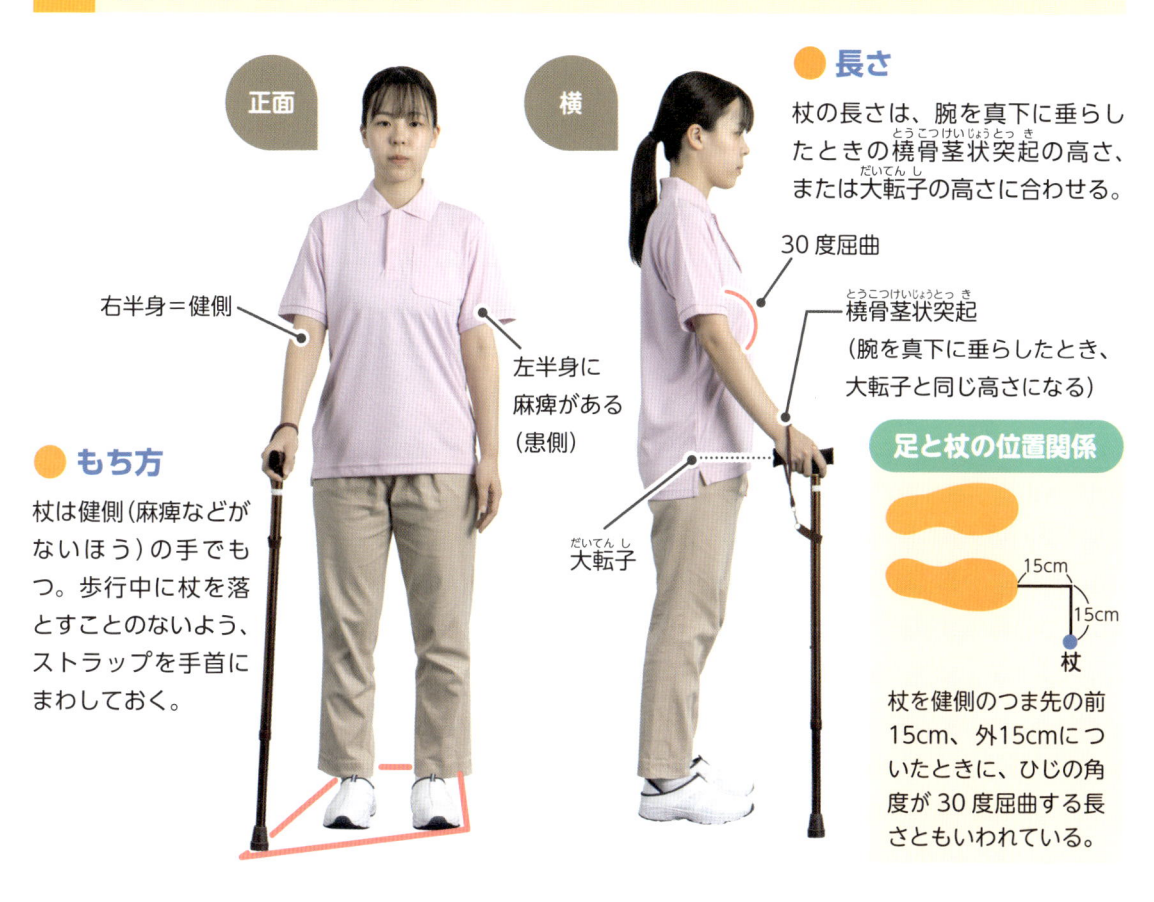

正面　　横

右半身＝健側

左半身に
麻痺がある
（患側）

● もち方

杖は健側（麻痺などが
ないほう）の手でも
つ。歩行中に杖を落
とすことのないよう、
ストラップを手首に
まわしておく。

大転子（だいてんし）

● 長さ

杖の長さは、腕を真下に垂らし
たときの橈骨茎状突起（とうこつけいじょうとっき）の高さ、
または大転子（だいてんし）の高さに合わせる。

30 度屈曲

橈骨茎状突起（とうこつけいじょうとっき）
（腕を真下に垂らしたとき、
大転子と同じ高さになる）

足と杖の位置関係

15cm
15cm
杖

杖を健側のつま先の前
15cm、外15cmにつ
いたときに、ひじの角
度が 30 度屈曲する長
さともいわれている。

● 杖をついたときの支持基底面

両足と杖をついた点を結んだ範囲が支持基底
面となる。杖をついた分だけ支持基底面が広
くなり、安定する。

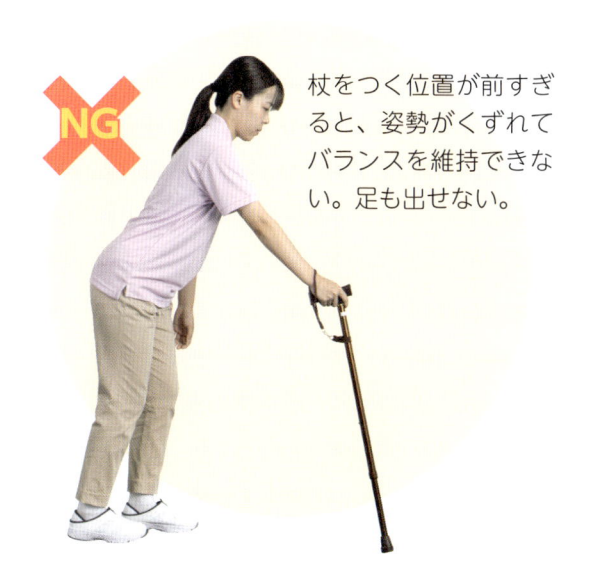

NG

杖をつく位置が前すぎ
ると、姿勢がくずれて
バランスを維持できな
い。足も出せない。

見守り時の立ち位置

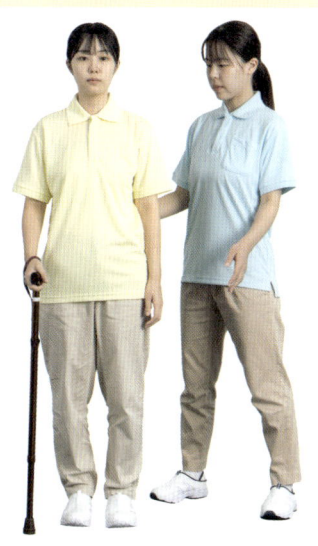

介護者は、杖をもつ手とは反対側（患側）の少し
後方に立つ。杖をもっている利用者に対して体
を密着させたり、腕を抱え込んだりすると、歩
きにくくなってしまうので注意しよう。

| 自立動作 3動作 歩行 | 「3動作歩行」は、歩行能力が低い場合や強い痛みがあるような場合に適した歩き方です。「後ろ型」「揃い型」「前型」の3パターンを見ていきましょう。 |

後ろ型

Start

健側の手で 杖をもって立つ

左半身に麻痺(まひ)がある。

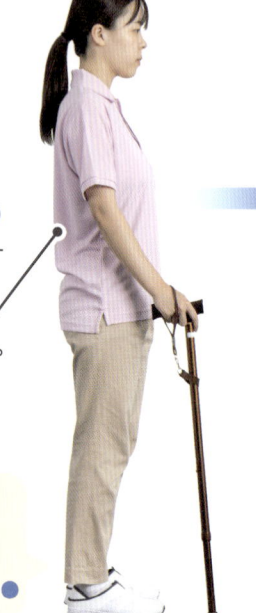

1 杖を前につく

足を1歩ふみ出すイメージで、杖を前につく。次に患側の足が、無理なく出せる距離を意識する。

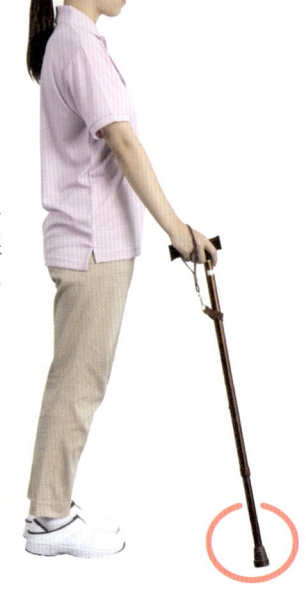

2 患側の足を 前に出す

患側の足を、杖をついたところまで出す。足を杖より前に出してしまうと、後ろ重心になって倒れやすくなるので注意。

体重を健側の足にのせると、患側の足を出しやすくなる。

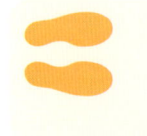

3 健側の足を 前に出す

健側の足を、患側の足の少し後ろの位置まで運ぶ。患側の足の支持性が弱いと、このように健側の足を少ししか出すことができない。歩幅がもっとも狭く、障害の程度が重い人に適した歩き方。

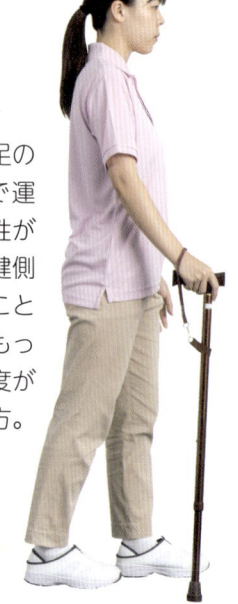

3 健側の足を前に出す

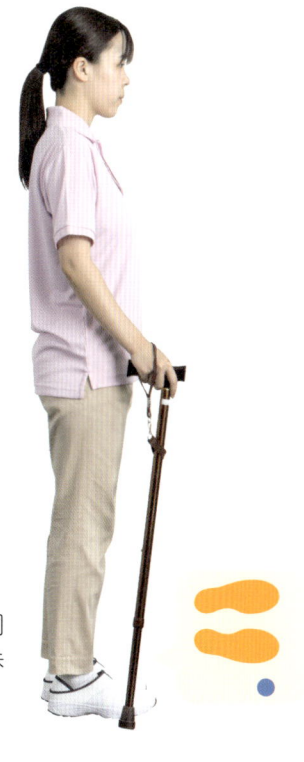

健側の足を出し、患側の足と同じ位置まで運ぶ。無理のない歩幅で、安定して歩ける。

2 患側の足を前に出す

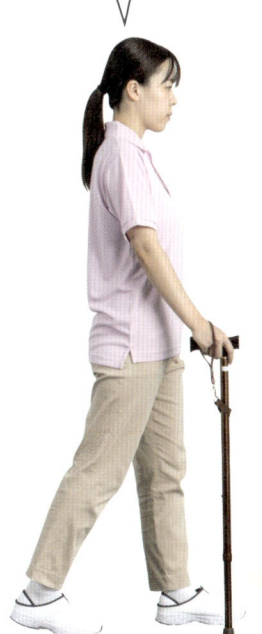
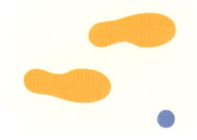

前型 ※ Start〜2までは「後ろ型」と同じ

3 健側の足を前に出す

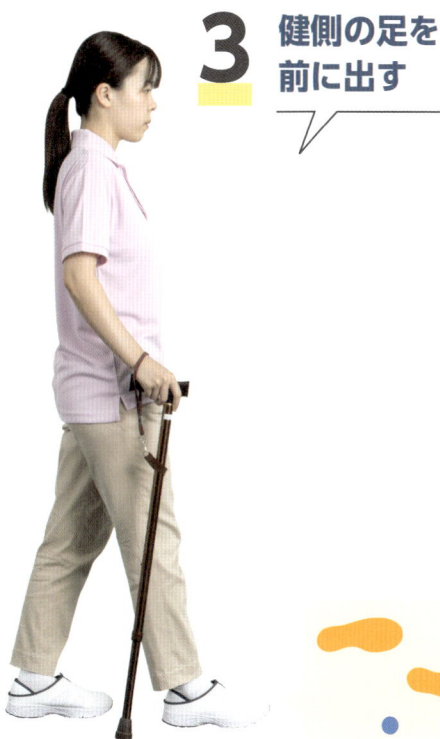

Point! 健側の足をどこの位置までもってくるかによって、歩行スピードや安定感が変わる。

健側の足を、患側の足より前の位置まで運ぶ。歩幅がもっとも広く、障害の程度が軽い人に適した歩き方。

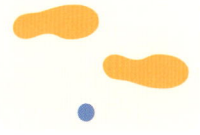

PART 4 移動の介助

147

自立動作 2動作 歩行

「2動作歩行」は杖と患側の足を同時に出したあとで、健側の足を出す歩き方。杖での歩行に慣れてきた人などに適しています。これも「後ろ型」「揃い型」「前型」を見ていきましょう。

後ろ型

Start

健側の手で杖をもって立つ

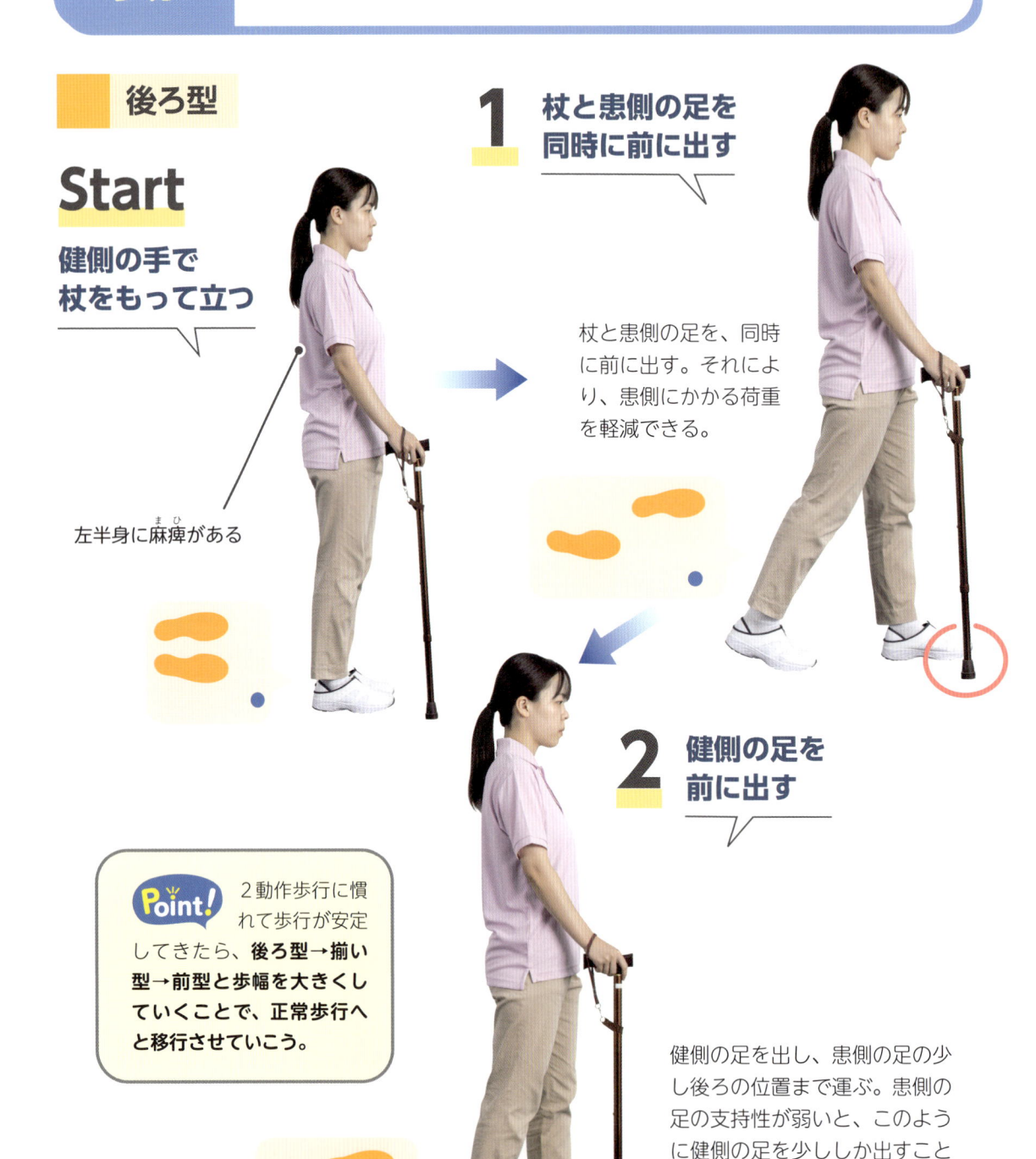

左半身に麻痺(まひ)がある

1 杖と患側の足を同時に前に出す

杖と患側の足を、同時に前に出す。それにより、患側にかかる荷重を軽減できる。

2 健側の足を前に出す

健側の足を出し、患側の足の少し後ろの位置まで運ぶ。患側の足の支持性が弱いと、このように健側の足を少ししか出すことができない。

Point! 2動作歩行に慣れて歩行が安定してきたら、**後ろ型→揃い型→前型と歩幅を大きくしていくことで、正常歩行へ**と移行させていこう。

1

杖と患側の足を同時に前に出す

1

杖と患側の足を同時に前に出す

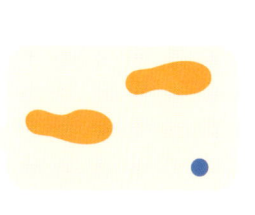

2

健側の足を前に出す

2

健側の足を前に出す

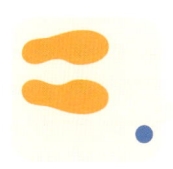

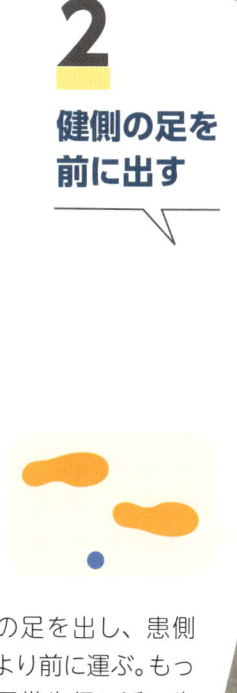

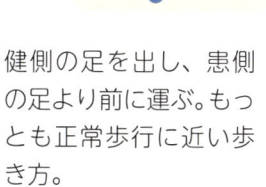

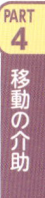

健側の足を出し、患側の足と同じ位置まで運ぶ。障害の程度が軽い人に適した歩き方。

健側の足を出し、患側の足より前に運ぶ。もっとも正常歩行に近い歩き方。

PART 4 移動の介助

4 杖歩行で階段を上がる／下りる

杖を使用しての階段の上り下りはバランスをくずしやすく、転倒のリスクが高いものです。利用者には、決して無理をさせないようにしましょう。

自立動作 & 見守り 杖を使用している場合は、上がるときも下りるときも、杖を最初に動かします（ただし、松葉杖の場合は異なります）。

階段を上がる

1 杖を1段上につく

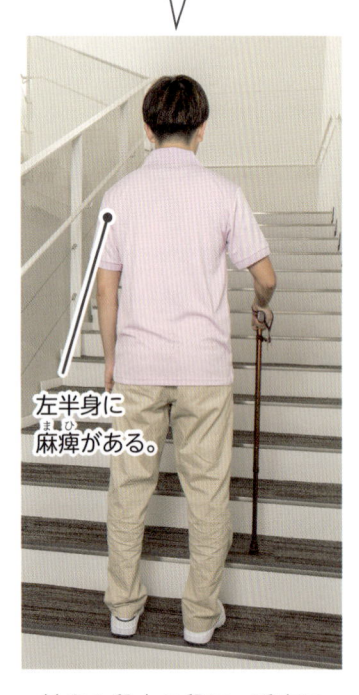

左半身に麻痺(まひ)がある。

杖を1段上の段に、垂直につく。ななめにつくと、すべりやすくなるので注意。

2 健側の足を上げる

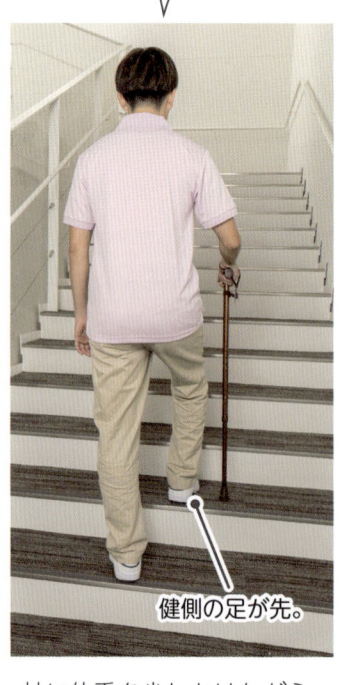

健側の足が先。

杖に体重を少しかけながら、健側の足を先に上げる。杖を使用するときも、強いほう（健側）の足が上。

3 患側の足を同じ段まで上げる

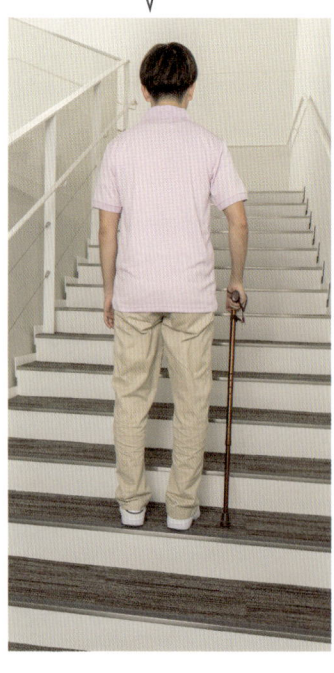

健側の足と杖で体重を支えながら、患側の足を同じ段まで引き上げる。**1**、**2**、**3**をくり返し、1段ずつ上がっていく。

階段を下りる

1
杖を1段下につく

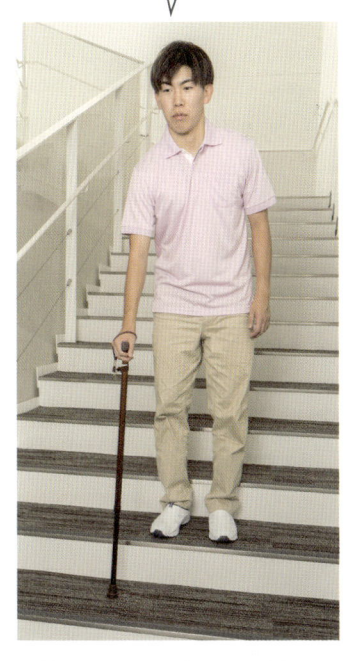

杖を1段下の段に、垂直につく。健側の足と杖のほうに、少し重心を移動させる。

2
患側の足を1段下ろす

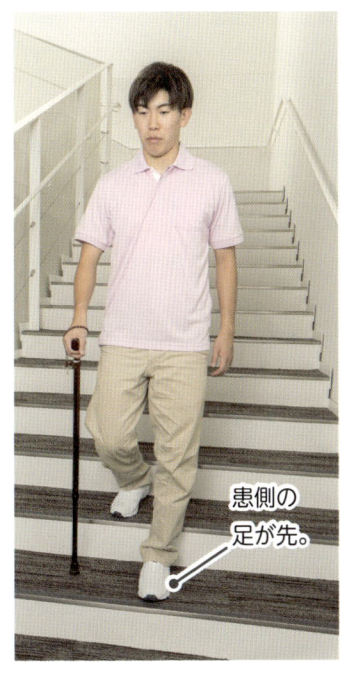

患側の足が先。

健側の足と杖で体を支えながら、患側の足を1段下に先に下ろす。

3
健側の足を同じ段まで下ろす

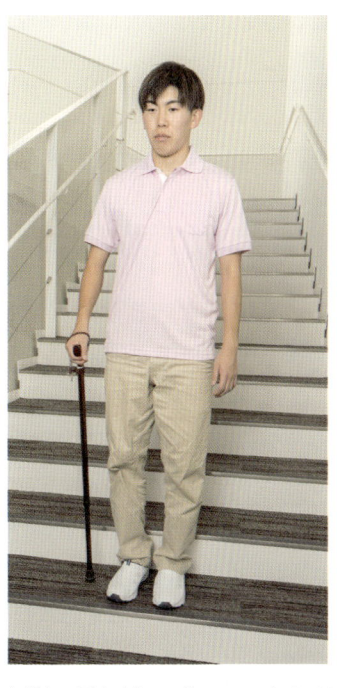

患側の足と杖でバランスをとりながら、健側の足を同じ段まで下ろす。**1**、**2**、**3**をくり返し、1段ずつ下りていく。

見守りでの立ち位置

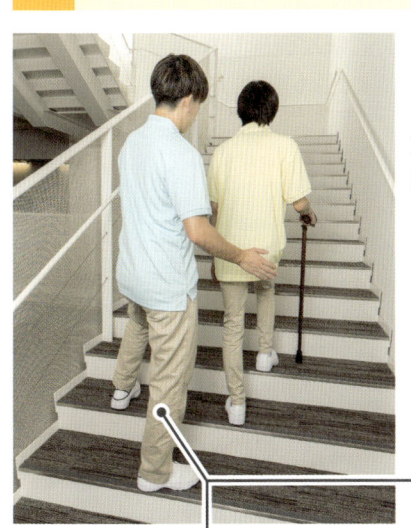

上がる

介護者は利用者の後ろ、患側の1段下に立つ。

下りる

介護者は利用者の前、患側の1段下に立つ。

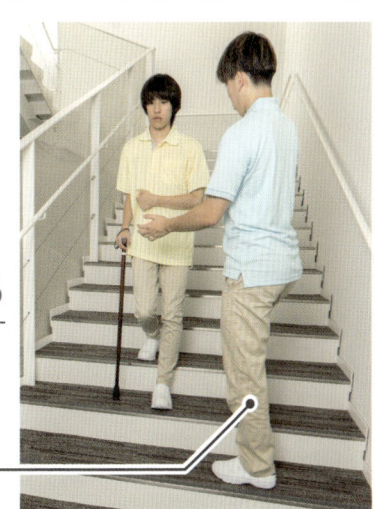

利用者が倒れてきたときにしっかりと支えられるよう、介護者は足を2段にまたがっておき、支持基底面を広くとっておく。

5 車いすを使った移動の基本

車いすは、介助を必要とする利用者の移動のために使います。安全な移動のために、基本的な操作技術をしっかりと身につけておきましょう。

正しい姿勢で座ることが重要

利用者が自走する場合も、介護者が操作する場合も、**正しい姿勢で座ってもらうこと（シーティング）が重要です**。日常的に姿勢の悪いまま車いすにのって移動していると、利用者の体に負荷がかかり、体の状態が悪化してしまいます。車いすを動かす前に、利用者がきちんと座れているかを必ずチェックしてください。

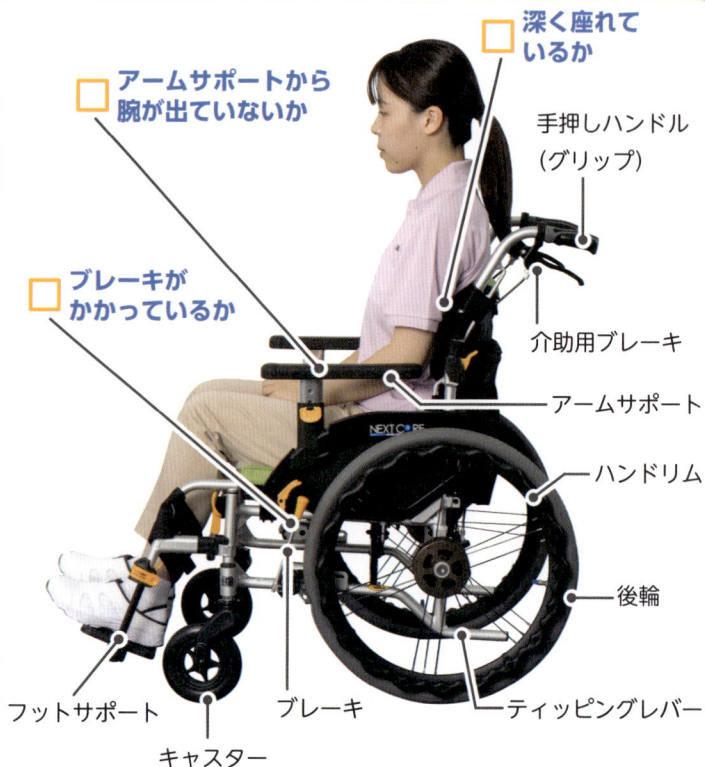

- □ 深く座れているか
- □ アームサポートから腕が出ていないか
- □ ブレーキがかかっているか

手押しハンドル（グリップ）

介助用ブレーキ

アームサポート

ハンドリム

後輪

ティッピングレバー

ブレーキ

キャスター

フットサポート

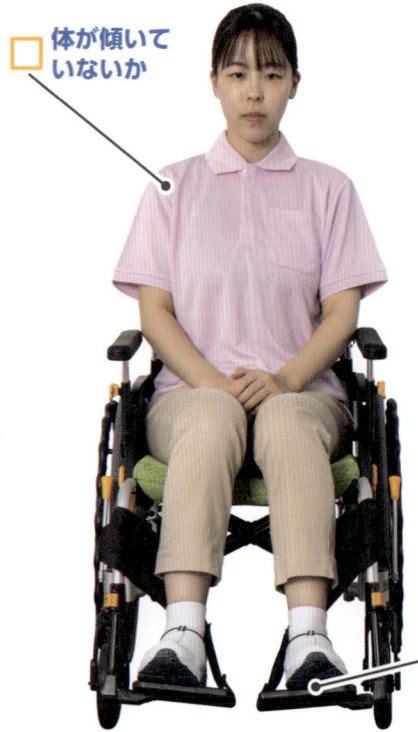

- □ 体が傾いていないか
- □ フットサポートに足がのっているか

● 骨盤が後傾し、腰椎が後弯した座り方（仙骨座り）はよくない!!

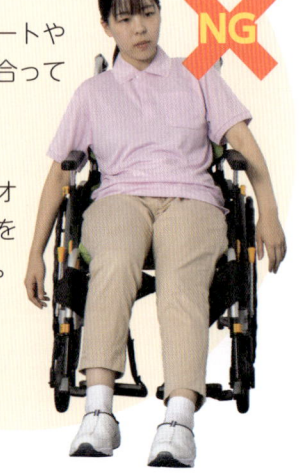

原因 車いすの座面シートや背もたれが体に合っていない。

対策 クッションやタオルなどで、隙間をうめて調整する。

NG

車いすを利用者自身で動かすときには、肩関節と肘関節の連動を意識してもらうことが大切です。介護者が操作するときは、利用者の体調を気づかうことを忘れないようにしましょう。

利用者自身で動かす

Point! 背もたれが高すぎると、肩甲骨の動きが阻害されてダイナミックに動かすことができない。**肩関節の可動域を確保することが大事。**

1 ハンドリムの後方を握る

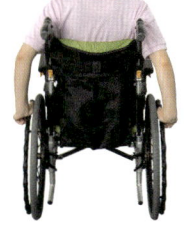
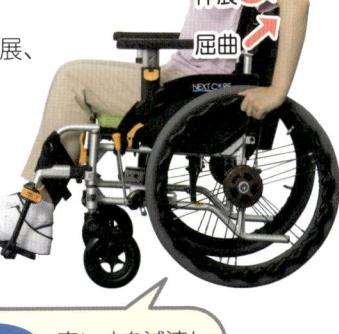

伸展
屈曲

肩関節が伸展、肘関節は屈曲する。

2 前に押し出すようにまわす

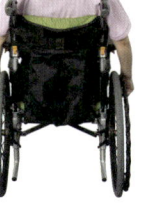
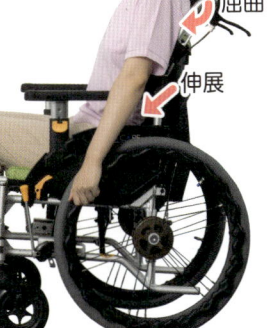

屈曲
伸展

肩関節が屈曲、肘関節は伸展する。

Point! 車いすを減速したり、停止したりするにはハンドリムを強く握り、回転を制御する。

介護者が操作する

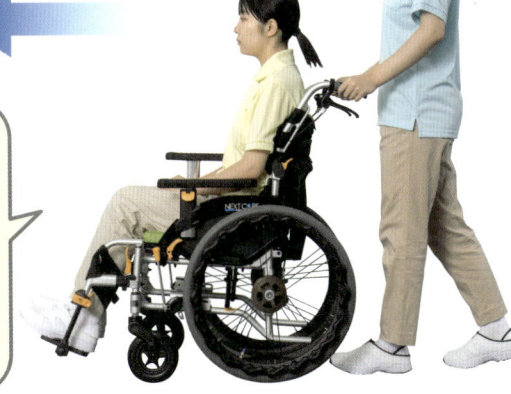

○○さん、車いすを動かしますね

介護者
手押しハンドル（グリップ）をもち、車いすを押して進む。

Point! 車いすにのっていると、体感速度が速くなる。**介護者はスピードが速くならないよう気をつけて、「ゆっくり」歩く。**

Point! 車いすを押しているときは利用者の顔が見えないので、**体調に異変がないか、声をかけて確認する。**

6 車いすで段差を上がる／下りる

車いすでは、わずかな段差でも車輪がつかえて上がれないことがあります。小さな段差でもしっかりとキャスター（前輪）を上げて、確実に越えるようにしましょう。

| 介助 | 段差を上がるために必要なキャスター上げの技術は、さまざまな場面で応用できます。安定する角度まで上げられるように練習しておきましょう。 |

段差を上がる

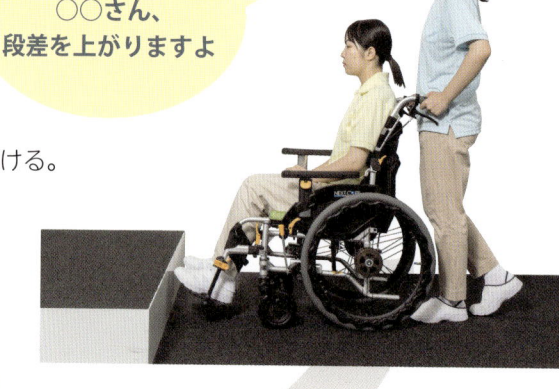

＼Start／

○○さん、段差を上がりますよ

介護者
車いすを段差に近づける。

1 車いすを少し傾けますね

介護者
ティッピングレバーをふんでグリップを押し下げ、車いすを傾ける。

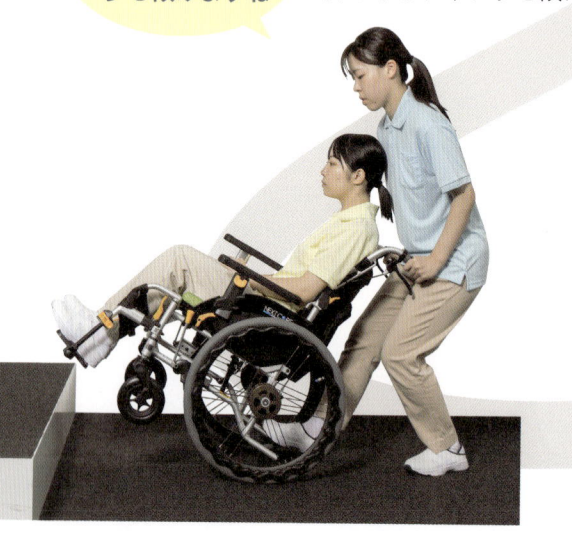

介護者
前輪が段差より高く上がったら、後輪を段差につけて止める。

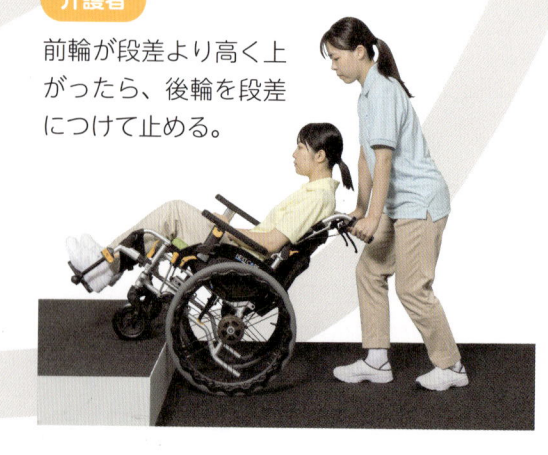

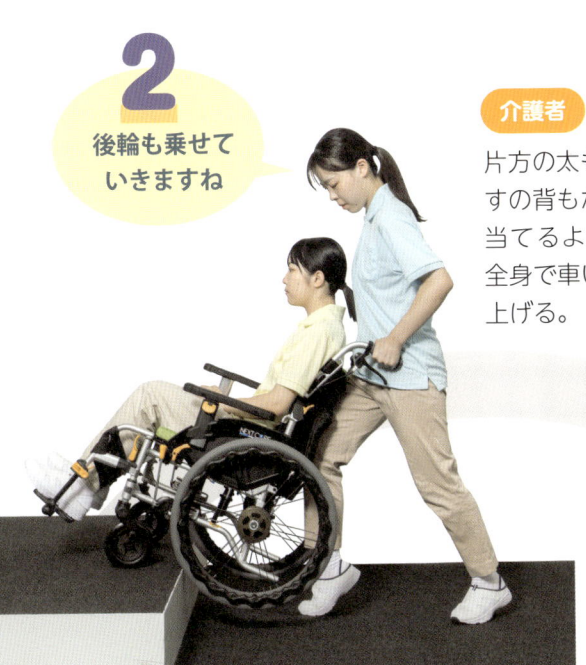

2 後輪も乗せて
いきますね

介護者
片方の太ももを車い
すの背もたれに押し
当てるようにして、
全身で車いすを押し
上げる。

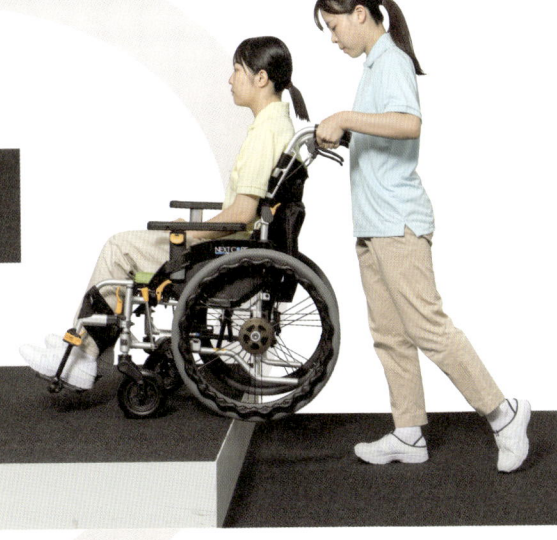

介護者
しっかりと車いすを支え、
後輪がすべて段差の上に
のるまで押す。

Point! 手だけでもち上げようと
しないこと。前後に足を
開いて広くスタンスをとって、しっ
かり支える。

3 上がれましたよ
私も上がりますね

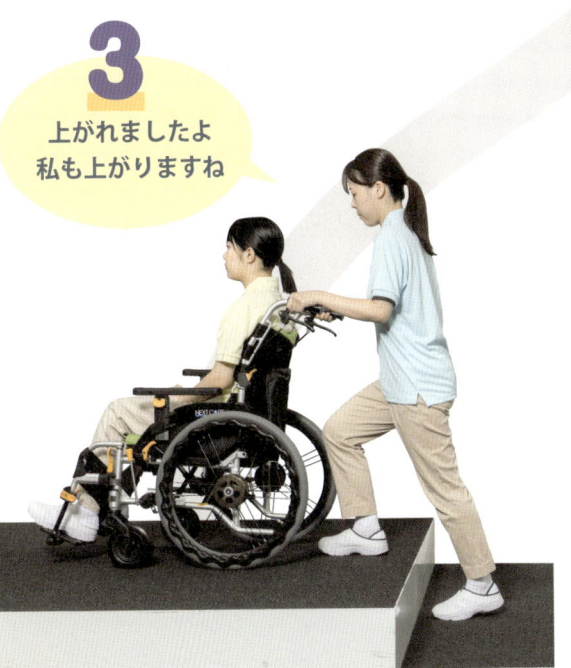

\ Goal /
大丈夫ですか？
怖くはなかったですか？

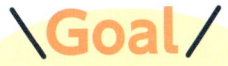

介護者
車いすが段上に上がったら、
介護者も上がる。

介護者
利用者の体調と姿勢を確認する。

PART
4
移動の介助

段差を下りる

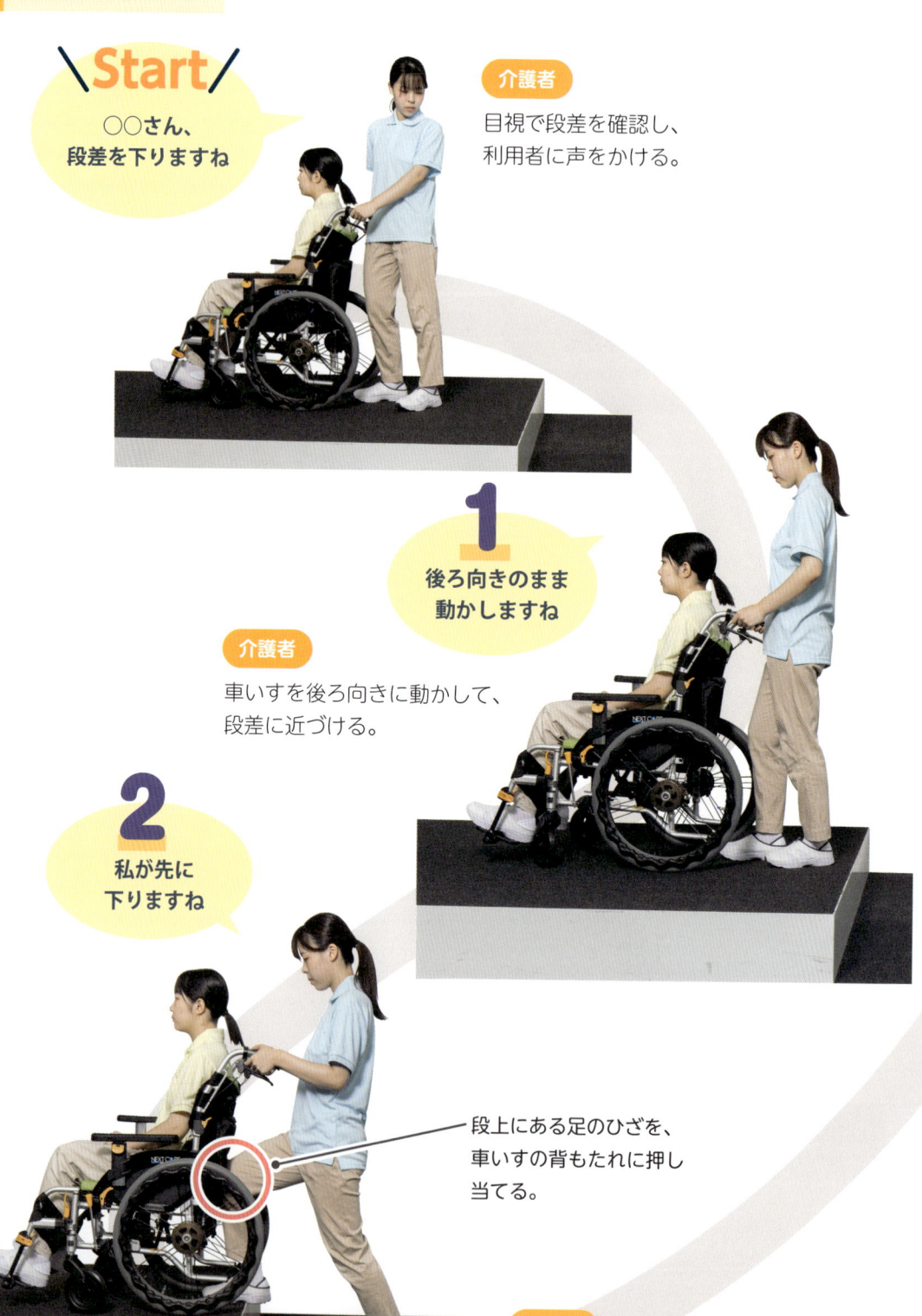

\Start/
○○さん、
段差を下りますね

介護者
目視で段差を確認し、
利用者に声をかける。

1
後ろ向きのまま
動かしますね

介護者
車いすを後ろ向きに動かして、
段差に近づける。

2
私が先に
下りますね

段上にある足のひざを、
車いすの背もたれに押し
当てる。

介護者
車いすのグリップをしっかりと
もったまま、自分の片足を下ろす。

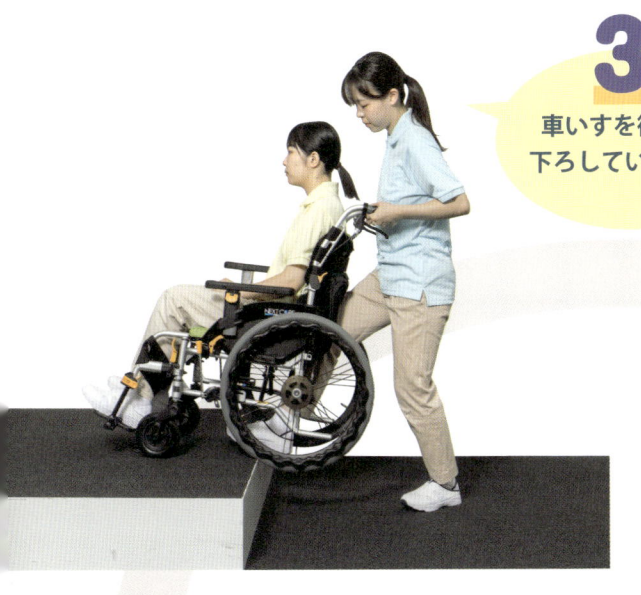

3

車いすを後輪から
下ろしていきますね

介護者

車いすの背もたれに太ももを
当てて支えながら、ゆっくり
と後輪を下ろす。

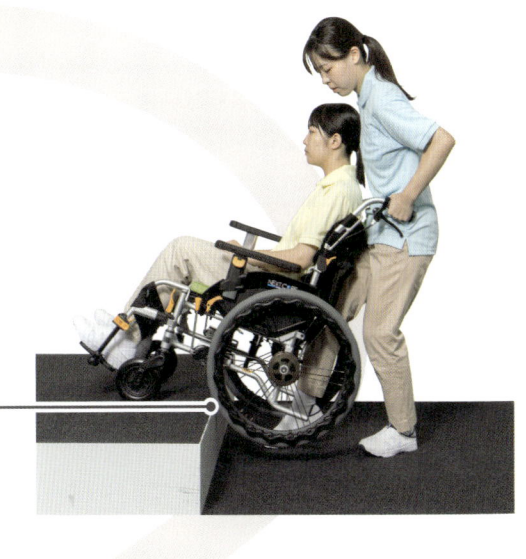

後輪を段差に密着させた
まま、下ろしていく。

4

このまま前輪も
下ろしていきますね

介護者

後輪が着地したら、
ティッピングレバーに
足をかける。

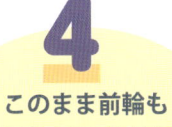
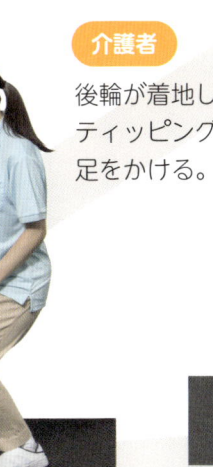

ティッピングレバーをふんで、
車いすの角度を調節する。

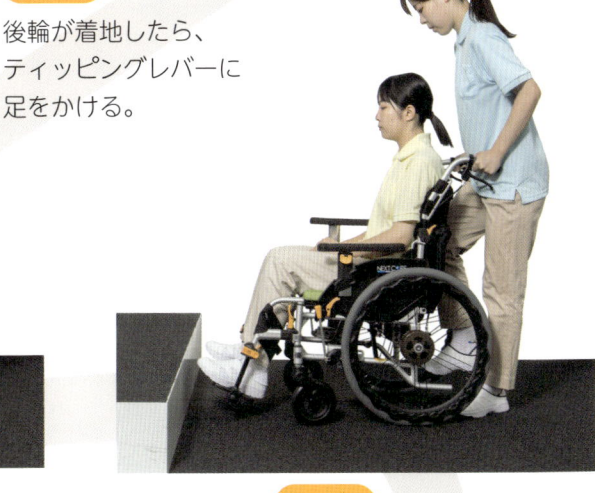

介護者

車いすを後ろに引きながら、
ゆっくりと前輪を下ろす。

\ Goal /

下りましたよ。
怖くはなかったですか？

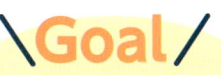

介護者

利用者の体調と姿勢を
確認する。

PART **4** 移動の介助

157

7 車いすで坂を上がる／下りる

歩いているときには気にならないような傾斜も、車いすにのっていると大きく感じます。
無理をせず、安全な操作を心がけましょう。

> **介助**　上り坂では、車いすを押し上げていく力強さが必要です。下り坂では、後ろ向きでの操作が基本となるので、目視で安全を確認してから動かす習慣をつけましょう。

坂を上がる

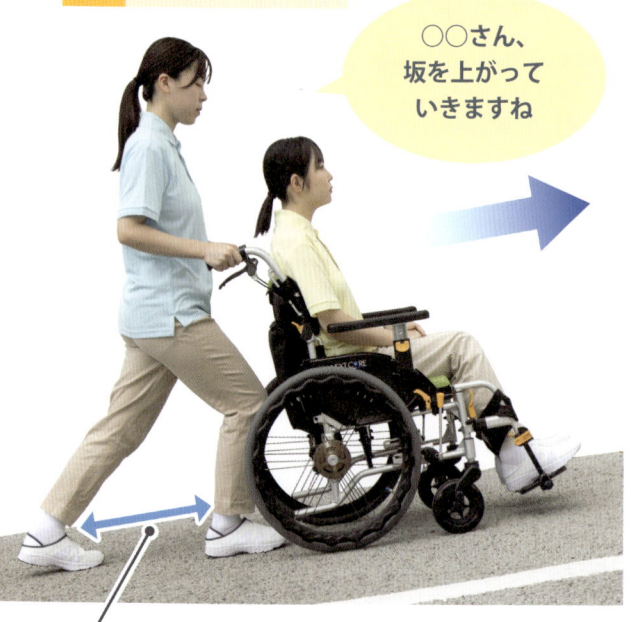

○○さん、坂を上がっていきますね

介護者
スタンスを前後に広くとってふんばりやすくし、押しもどされないように1歩ずつ、ゆっくりと進む。

Point! 坂を上がるときは前向き、坂を下りるときは後ろ向きで進みます。これは、車いすからの転落を防ぐためです。

スタンスを前後に広くとる。

坂を下りる

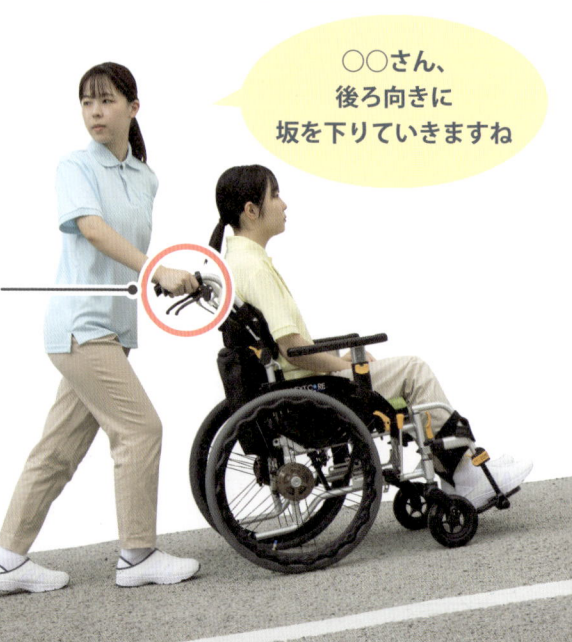

○○さん、後ろ向きに坂を下りていきますね

心配な場合は介助用ブレーキをゆるくかけながら進む。

介護者
後ろの状況を目視で確認しながら、後ろ向きにゆっくりと進む。

Q&A 教えて先生！

Q 車いすのキャスター上げがうまくできません。どうすればいいですか？

A 　キャスター上げを行うときの一番のポイントは、「安定する高さまで思い切って上げること」です。車いすには、キャスターを上げて後輪だけの状態で、安定して止まっていられる点（角度）があります。

　介護者同士で2人1組になり、1人が利用者役になって車いすにのった状態で、介護者がしっかりとキャスターを上げてみてください。角度が小さいと、介護者は車いすを重く感じ、腕に大きな負担がかかります。**そこから、さらに角度を上げていくと、バランスがとれて、介護者の腕への負担が小さくなる角度があることがわかるでしょう。このとき、利用者役も介護者役も、思ったより車いすが後方に傾いていることを体感できるはずです。**この角度が、バランスのとれている安定した角度です。実際に利用者をのせる前に練習しておくとよいでしょう。

● 自力でのキャスター上げ

バランスのとれるところまで上げると、安定して止まっていられる。

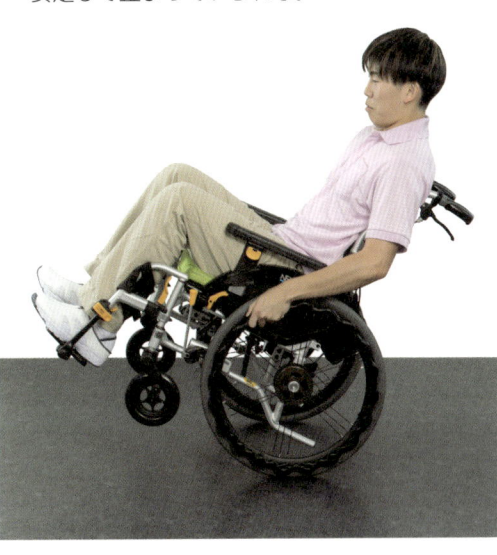

● しっかりと　キャスターを上げる

車いすが安定しているので、支えるのがラク！利用者も角度がつくわりに、安心感がある。

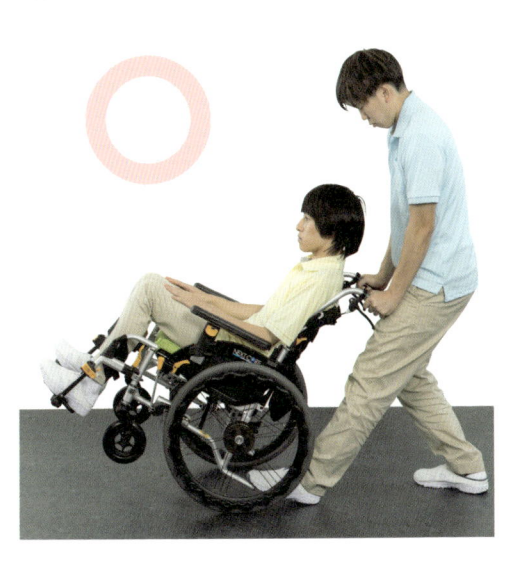

● 少ししか　キャスターを上げない

車いすが安定しないので、支えるのが大変。ふらつきやすいため、利用者は不安に感じる。

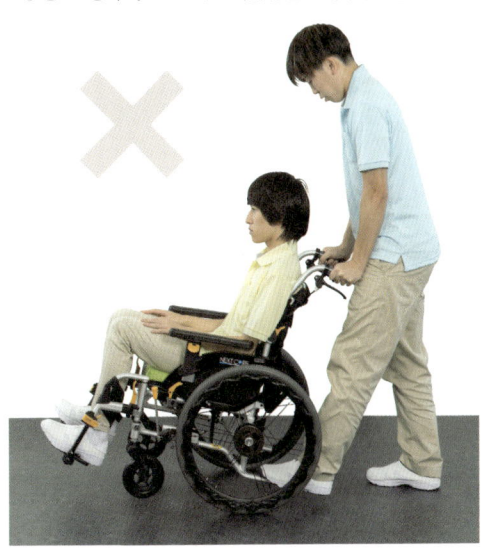

● 著者紹介

古川 和稔 (ふるかわ かずとし)

1968年生まれ。東洋大学福祉社会デザイン学部社会福祉学科教授。国際医療福祉大学大学院博士課程修了。博士(医療福祉学)。理学療法士、介護福祉士、社会福祉士、介護支援専門員。20歳から27歳までの約8年間、プロのコメディアンとして活動。引退後、28歳のときに高齢者福祉施設に勤務。その後、働きながら理学療法士の資格を取得。訪問リハビリテーションに従事した後、宇都宮短期大学、聖隷クリストファー大学の教員を経て、現在に至る。日本理学療法士協会優秀賞受賞(2006年)。

● STAFF

執筆協力	千葉淳子
本文デザイン・DTP	井林真紀 (チャダル108)
イラスト	丸口洋平
撮影	小塚恭子 (YKスタジオ)
撮影協力	東洋大学赤羽台キャンパス
モデル	長谷川明澄、藤村悠太、溝上菜々子、矢野宗靖
写真協力	株式会社松永製作所 ※P.144のロフストランド杖 (ロフストランドクラッチ)
編集協力	パケット

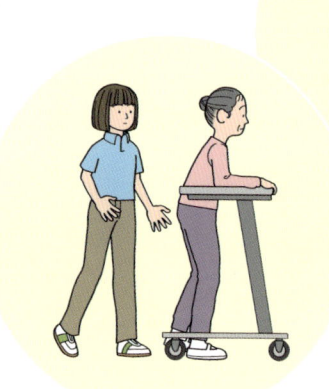

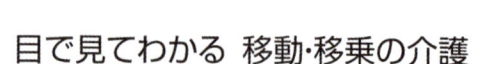

目で見てわかる 移動・移乗の介護

著 者	古川和稔 (ふるかわ かずとし)
発行者	深見公子
発行所	成美堂出版 〒162-8445 東京都新宿区新小川町1-7 電話(03)5206-8151 FAX(03)5206-8159
印 刷	株式会社フクイン